腰部脊柱管狭窄症のすべてがわかる

患者様とご家族が読む本

トータル・バランス・コンディショニングで
動いて良くなる教科書

腰部脊柱管狭窄症

—ようぶせきちゅうかんきょうさくしょう—

医療法人　さわやか会
安藤整形外科松代クリニック院長
安藤邦彦

日本トータル・バランス・コンディショニング
協会理事長
佐藤拓矢

南雲堂

はじめに

腰痛《ようつう》は、若年層から高齢者までごく身近に見られ、日常生活に支障をきたす病気です。さらにコシからアシまで痛む坐骨神経痛《ざこつしんけいつう》になれば、きわめて辛くなります。コシやアシの痛みに難渋して整形外科を受診すると、『腰椎椎間板《ようついついかんばん》ヘルニア』『腰部脊柱管狭窄症《ようぶせきちゅうかんきょうさくしょう》』『変形性腰椎症』『坐骨神経痛』『骨粗鬆症《こつそしょうしょう》』などと診断されることが多いでしょう。

いまや世間に一般化している病名だから、なんとなく理解したように感じる方々も多いと思います。でも、坐骨神経痛の原因が“腰椎椎間板ヘルニア”だとか、“腰部脊柱管狭窄症”だとか説明されても戸惑うかもしれません。困ったことに、アシ・コシが痛む病気を坐骨神経痛だと理解しているのに、「アシのシビレ」も「足首が動かしにくい」も坐骨神経痛だと説明されたらパニックになりそうですね。

このような腰痛を起こす病気を乗り越える糸口は「腰部の構造や坐骨神経痛」を理解することにあります。本書では坐骨神経痛の病態や解剖的特徴を解説し、「トータル・バランス・コンディショニング」の手法を用いて、病状に対応した適切なエクササイズを選択できるように構成してあります。本書が腰痛ならびに下肢痛《かしつう》の解消に役立てば幸いです。

2015年10月

安藤邦彦

動いて良くなる! 腰痛

目次

PART3
手術療法と手術のタイミング

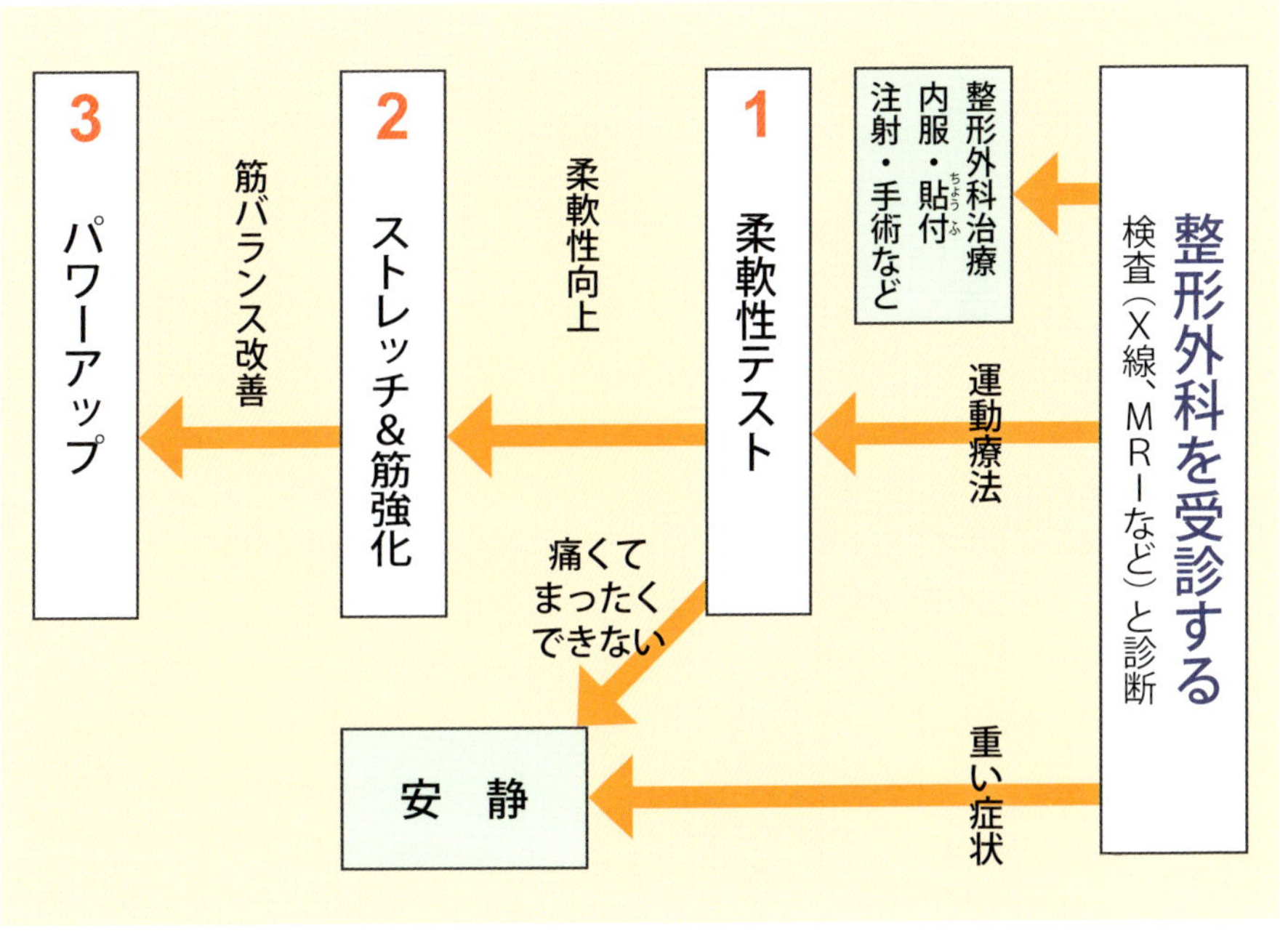

このところ、腰痛、下肢痛《かしつう》、シビレ、歩行障害などで困っているお年寄りが増えています。多くは『腰部脊柱管狭窄症《ようぶせきちゅうかんきょうさくしょう》』による症状で、日常生活の動作（ADL）や日常生活の質（QOL）を低下させる原因のひとつになっています。

ほとんどの方は手術療法以外の治療を希望します。特に、お手軽で有効な在宅運動（ホームエクササイズ）を望みますので、安全で有効な治療を提案しています。

それでは、運動を中心に、安全で簡単な予防・効果的な改善法を学びましょう。

● 今すぐ運動（エクササイズ）したい方

パート２の「柔軟性と筋力の調査」「効果的な運動」へ進みましょう。

◆腰部脊柱管狭窄症と診断され運動を指示された

◆腰部脊柱管狭窄症を予防したい

◆軽い腰痛がある（下肢に痛みやシビレはない）

◆軽い腰痛や軽いシビレがあって困っている

運動をはじめる前に、痛みの部位とレベル、しびれの部位、姿勢の変化と痛みの関連、筋肉の状態（筋力とか柔軟性など）を把握しましょう。安全で有効な体操（エクササイズ）を選択する手がかりになります。

むかしから“腹筋＆背筋運動”は腰痛に良く効くといわれています。
でも、「一般的なエクササイズやスポーツをしたら腰痛を起こしてしまった」、「運動を実践しているけれど、腰痛になってしまった」など、運動が無効だった方が多いことも現実です。

Q：どんな運動が安全で有効でしょうか。運動はいつから開始するのでしょうか。自身で効果的な運動を選択できるのでしょうか。

A：適切な対策は、腰痛の原因を調べて（補助検査にはレントゲン撮影、血液検査、骨密度測定、MRI 検査、CT 検査など）、原因に対応した治療法を検討した上で、有効で安全な運動の種類や開始の時期を選択することです。

Part 1

腰痛を知ることからはじめよう!

一口に『腰痛』といっても、いろいろな種類があります。
あなたの腰痛はどれなのか?
運動してよいのか? いけないのか?
まずは自分の腰痛を知って、治療に入ることが大切です。

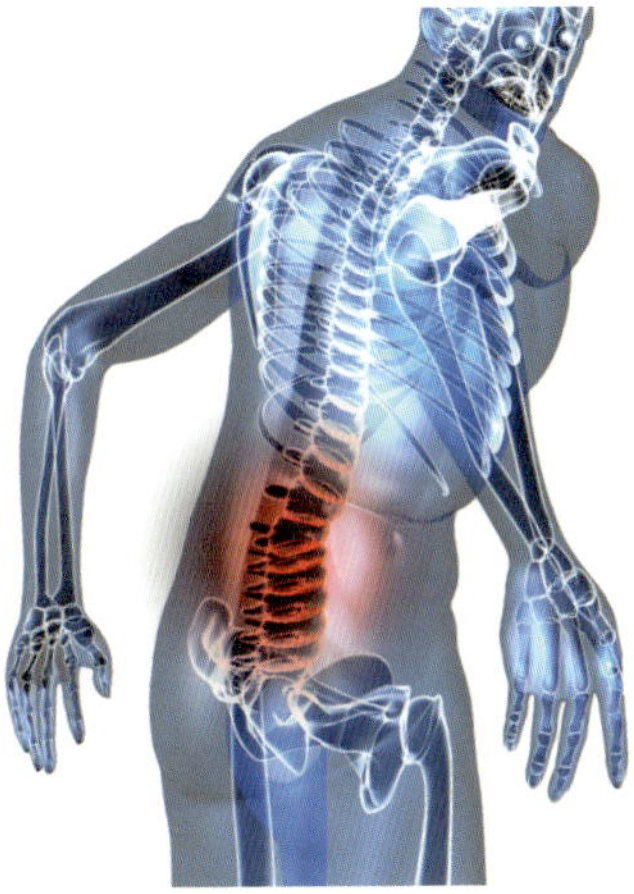

PART 1

腰痛を知ることからはじめよう!

150万年前に確立した起立歩行スタイル

250万年前ころ猿人は二足歩行をはじめました。そして、150万年前の原人によって、現在の起立歩行スタイルが獲得されたようです。このころから腰痛が出現したといわれています。

脊椎《せきつい》は、頸椎《けいつい》＋胸椎《きょうつい》＋腰椎《ようつい》＋仙椎《せんつい》＋尾骨《びこつ》で構成され、下《か》肢《し》と頭部を連結する柱です。身体を横から見たとき、成人の頸椎・胸椎・腰椎はS字状に弯曲《わんきょく》しています。直線形状の脊柱に比較して強度は約10倍になったと計算され、力学的に有利なメカニズムです。

この弯曲を「生理的弯曲」といいます。

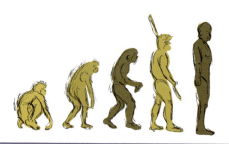

脊柱のしくみ

猿人は、250万年前頃から二足歩行をはじめたようです。原人（ホモサピエンス）は、150万年前ころから現在の歩行スタイルを獲得したといわれています。

身体の大黒柱を脊柱と呼びます。脊柱は、脊椎（頸椎＋胸椎＋腰椎＋仙骨＋尾骨）で構成されます。頭と骨盤は脊柱によって連結されています。頸椎は7個、胸椎は12個、腰椎は5個で、腰椎のあたりを腰部と呼びます。脊柱を横側からみると、ゆるやかなS字状に弯曲しています。これを「生理的弯曲」といいます。直線状の脊柱と比較して、S字状弯曲の強度は約10倍になったと計算されています。二足起立には有利な力学的構造です。脊柱の中心にある脊柱管の中を脊髄～馬尾神経が通ります。重要な神経なので守られているのです。

ヒトの脊柱の発達

生理的弯曲のS字状は、頸椎が前弯、胸椎が後弯、腰椎が前弯によって作られています。タワミ効果によって、直線脊柱に比較して10倍の強度を獲得しました。

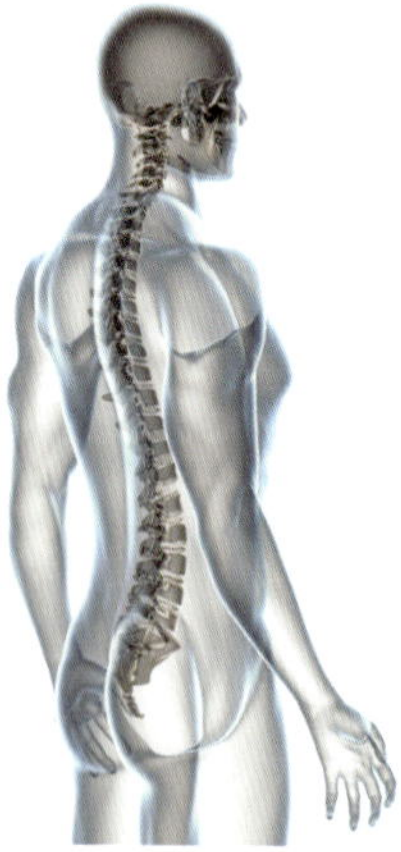

四足《しそく》動物の脊柱は背部側に弯曲し、重い内臓を吊り下げることに適しています（背部側へ弯曲することを「後弯《こうわん》」といいます）。

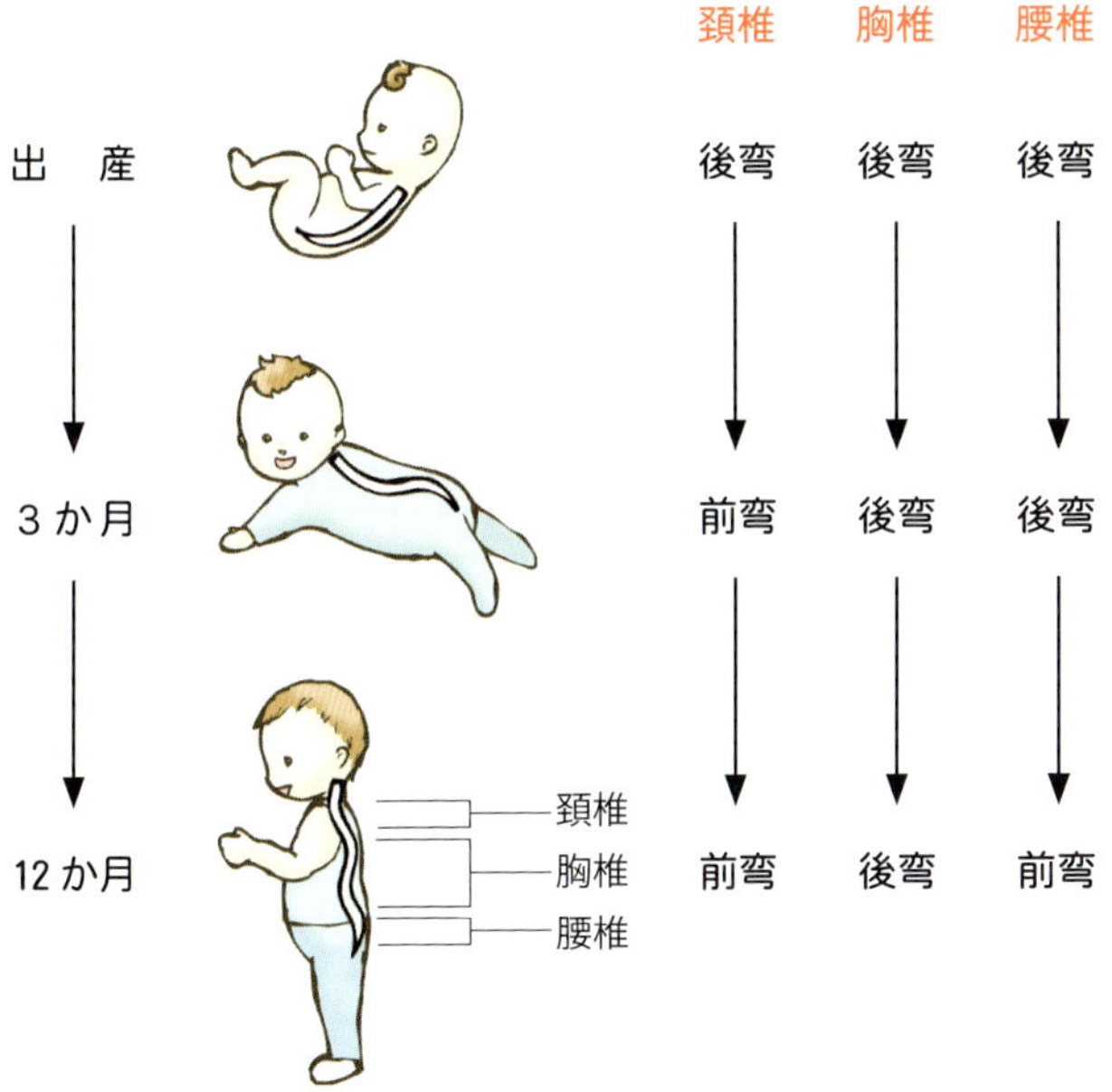

ヒトの子宮内では胎児の頸椎・胸椎・腰椎はすべて後弯を示します。生後3か月になり「クビがすわる」ころになると、頸椎はノド側へ弯曲します。これを前弯《ぜんわん》と呼びます。

1歳（つかまり立ち～歩行ができるころ）には、腰椎に前弯（腹部側へ弯曲する）が出現します。「頸椎→前弯、胸椎→後弯、腰椎→前弯」が完成し、二足歩行に適した生理的弯曲になるのです。なお、仙椎と尾骨は骨盤の一部になっているので、ここでは「頸椎・胸椎・腰椎」を脊柱とします。

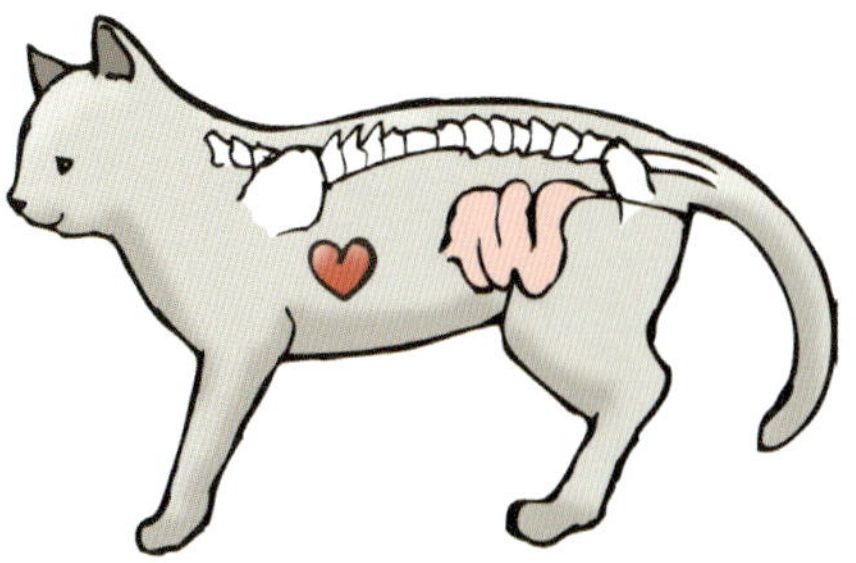

動物の脊柱は後弯です。
四足動物の背骨のイメージは地面に平行です。背骨は内蔵を吊り下げていますから、重力に対抗して猫背のように後弯になっています。
起立したヒトの内蔵は背骨の前にあるので、腰を反ってバランスをとっています。

PART 1

腰痛を知ることからはじめよう!

ヒトの脊柱の構成と特徴

脊柱《せきちゅう》の役割は、①脊髄《せきずい》の保護、②体幹《たいかん》・上肢《じょうし》・頭部の支持、③体幹の運動です。24個の椎骨《ついこつ》が連結していますが、頸椎《けいつい》は7個、胸椎は12個、腰椎は5個で、骨盤の構成要素である仙椎《せんつい》・尾骨《びこつ》へ連続します。骨盤は食卓テーブルの天板のような役割で、脊柱を主軸にして体幹部・上肢・頭部を載せています。

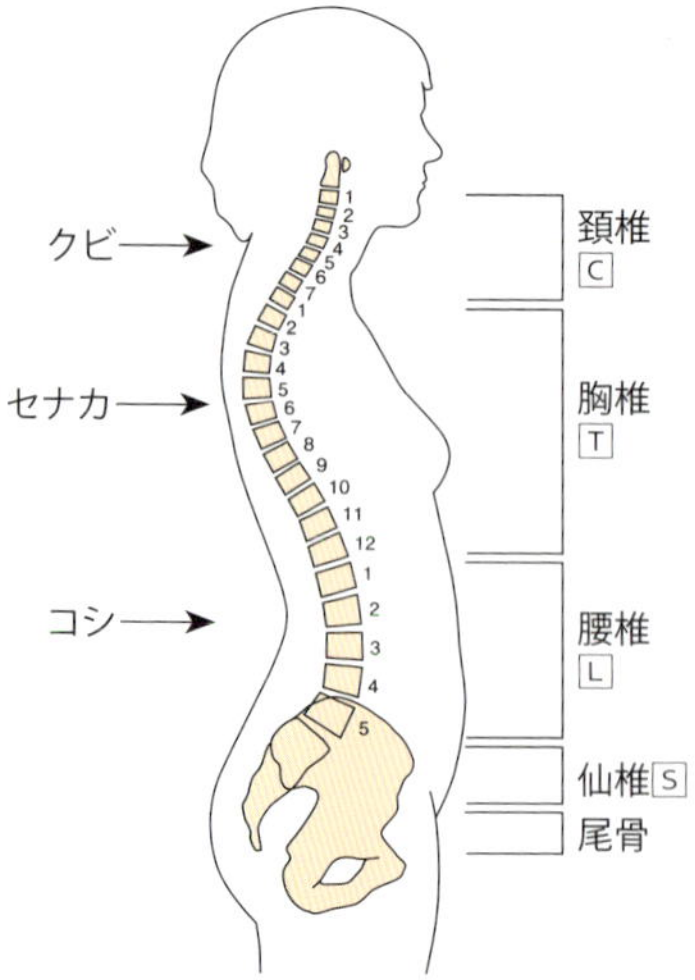

脊柱　側面

脊柱は、頸椎7個、胸椎12個、腰椎5個の椎骨を連結しています。腰椎を上から見ると椎骨には椎体と椎弓があって、脊柱管の中を馬尾神経が通ります。馬尾神経は、細い神経が集まって束状になっています。一見して馬の尻尾に似ています。

椎骨のほぼ中央には椎間関節《ついかんかんせつ》があって椎体と椎体を連結させています。椎間関節より腹部側に椎体があって、椎体と椎体の間に軟骨円板《なんこつえんばん》が挟まれています。一般的に「椎間《ついかん》板軟骨《ばんなんこつ》」と呼ばれクッションとして働きます。椎間関節の背部側には骨性《こっせい》の突起があって、これを「棘突起《きょくとっき》」と呼び、頸部～背部～腰部の真ん中あたりで触れる骨です。棘突起同士は「棘間靭帯《きょくかんじんたい》」で連結されて、体幹を支える重要な要素になっています。

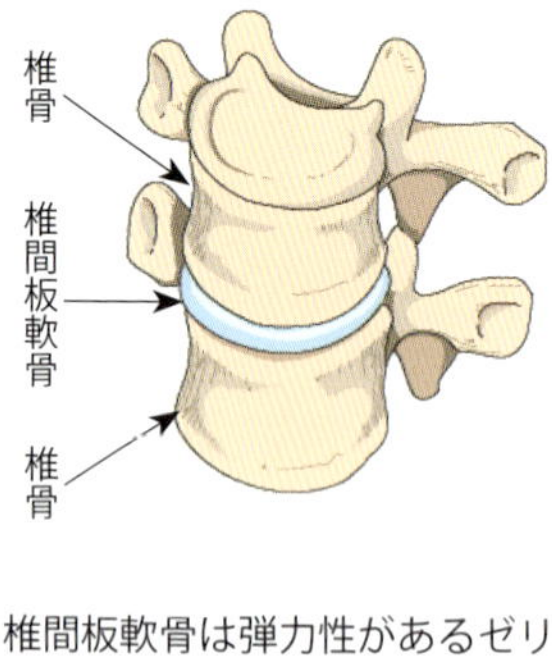

椎間板軟骨は弾力性があるゼリー様物質を袋で包んだ“饅頭”のような構造。

それぞれの椎骨にある穴は連続して管状にみえます。これを脊柱管《せきちゅうかん》といい、脳から出発した脊髄が通ります。脊髄は神経線維の太い束で、脳から発信した信号を身体各部位へ伝達する大事なラインなので、骨性のパイプである脊柱管で保護されています。

脊柱管　側面

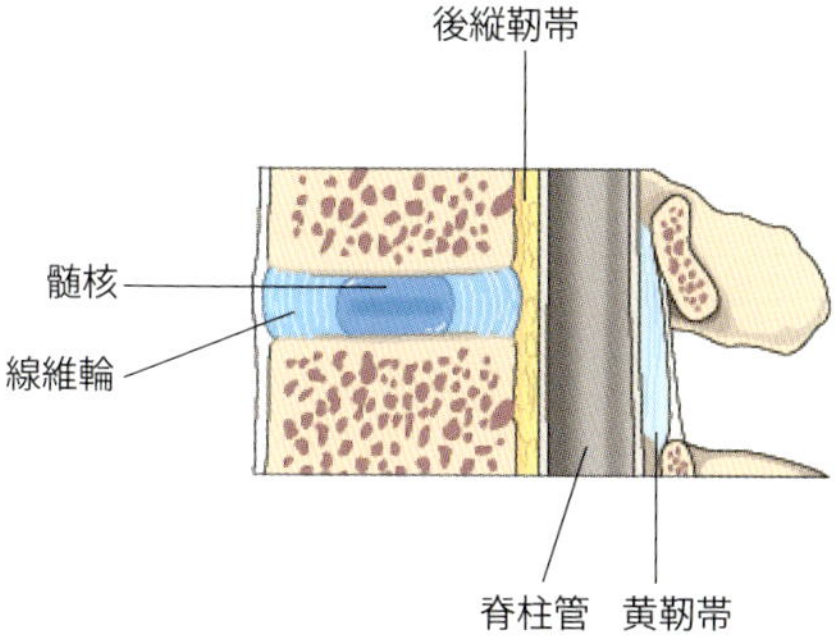

脊柱を横から見ると脊柱管の前方部に後縦靭帯（椎骨の後部になります）、脊柱管の後部に黄靭帯があります。椎体と椎体の間に椎間板があります。椎間板は、ゼリー状でクッションの働きをする髄核とそれを収納している線維輪で構成されています。椎間板の脱出や靭帯の肥厚などは馬尾神経を圧迫する要素になります。

解剖学では、頸椎部の脊髄を頸髄《けいずい》、胸椎部では胸髄《きょうずい》、腰椎部では腰髄《ようずい》といい、腰髄は第2腰椎付近で細い神経線維に分かれて下降します。一見したところ馬の尻尾《しっぽ》に似ているので「馬尾神経《ばびしんけい》」と呼ばれて区別されます。

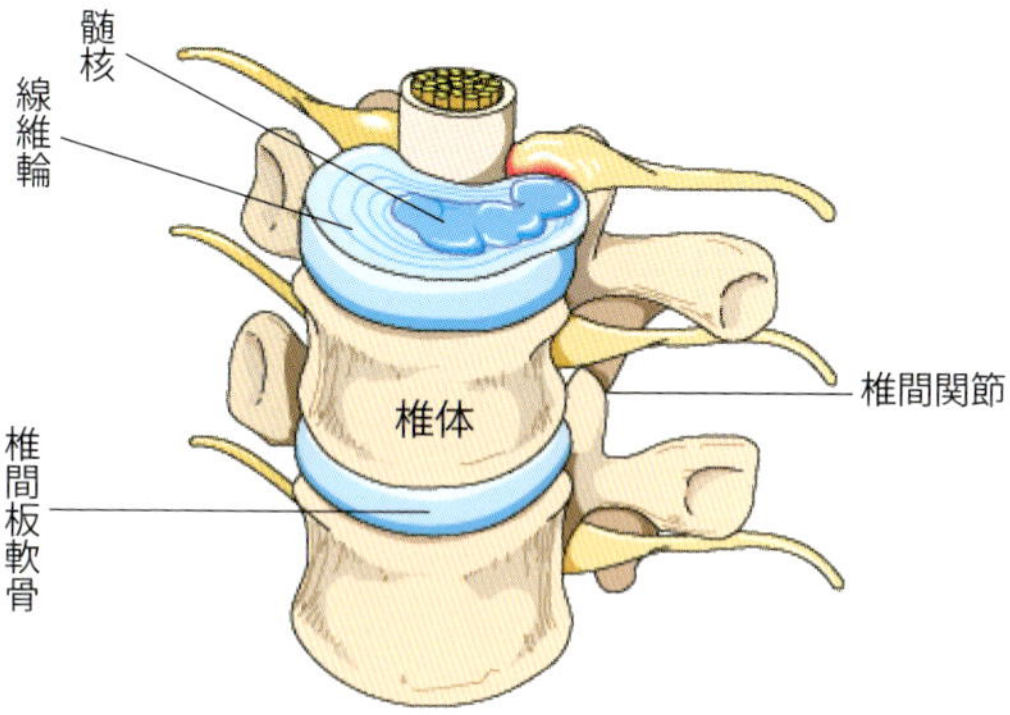

脊柱の中心には脊柱管があって、中を脊髄が通ります。脊髄は腰椎のあたりで馬尾神経と呼ばれる細い神経の束になります。神経の束は分かれて下肢へ伸びて坐骨神経、大腿神経などになります。殿部～脚部～足部、腸や陰部をコントロールしているので、腰部脊柱管狭窄症では、脚や陰部などに症状が出現します。

松村譲兒：イラスト解剖学４版：中外医学社、2004

PART 1

腰痛を知ることからはじめよう!

腰椎部の構成と特徴

『腰椎椎間板《ようついついかんばん》ヘルニア』という病名は一般化していますが、「腰椎」「椎間板」「ヘルニア」などと病名を分解してみると、どうやら理解が簡単な病気ではなさそうです。

腰椎は5個の椎体が積み重なっていて第3腰椎を中心に約30度前弯《ぜんわん》していますが、脊柱《せきちゅう》の基部を形成するパーツなので力学的に負担が大きく、いろいろな障害が起きやすいのが特徴です。

腰椎の動きは複雑ですが、屈曲《くっきょく》（おじぎ動作）、伸展《しんてん》（反り返り動作）、回旋《かいせん》（ゴルフスイングなどのひねり動作）、側屈《そっくつ》（サッカーのフェイント動作など）の要素に分けることができます。

お子さんが必ず行う夏休み早朝の定番で、だれもが知っているNHKラジオ体操はこれらの動きをすべて含むので、確認するのもいいですね。しかしながら、骨・関節・椎間板軟骨・靭帯《じんたい》だけで複雑な運動をスムーズに行うことは困難なので、周辺の筋群（体幹筋群《たいかんきんぐん》）がサポートします。

日常生活動作の自立度は、バーセル・インデックス（Barthel index）で評価されます。この評価項目は、「①食事、②移動（車イス⇔ベッド）、③整容《せいよう》（頭髪を整えたり歯をみがいたりすること）、④トイレの出入、⑤身体を洗う、⑥平地歩行、⑦階段昇降、⑧更衣《こうい》、⑨排便コントロール、⑩排尿コントロール」で、ほとんどがアシ・コシに関わる項目です。だから腰（コシ）は身体の要といわれるのでしょう。

解剖学的形態から頸椎《けいつい》・胸椎・腰椎はそれぞれ得意な運動方向があります。頸椎は各方向に動きやすく、肋骨《ろっこつ》が付着する胸椎は比較的動きにくく、腰椎は前後方向（屈曲伸展）が得意です。この特徴にしたがって腹側筋群《ふくそくきんぐん》と背側筋群《はいそくきんぐん》がバランスを保ちながら活動します。

セルフチェックしましょう！

腰痛が「起こったときの動作」や「発症した時期」のほかに、以下の５項目は、整形外科の診察に重要です。痛みの部位（簡単な人体イラストに印をつける）、痛みレベル（痛み段階をスケール上に書き込む）をメモしておくと痛み情報になります。

- 自発痛：安静にしていても痛むことです。椎間板炎などで感じます。
- 運動時痛：動いたときに痛むことです。腰椎椎間板ヘルニア、腰部脊柱管狭窄症などです。
- 圧痛：押すとその部分が痛むことです。捻挫などでみられます。
- 放散痛：腰痛がありますが、動いたときに腰以外の部位（お尻や脚や足など）に痛みが起こることです。
- 関連痛：動きとは無関係に腰部や腰背部《ようはいぶ》が痛むことです。尿管結石《にょうかんけっせき》、急性膵炎《きゅうせいすいえん》などでみられます。

痛みレベルの記録

VAS（ビジュアルアナログスケール）法を使用します。痛みの程度を 100mm のスケール上で長さに換算して読み取ります。基準は「痛みはない」は 0mm に、「耐えられない痛み」は 100mm で、痛みなしと耐えられない痛みの中間の痛みは 50mm になります。

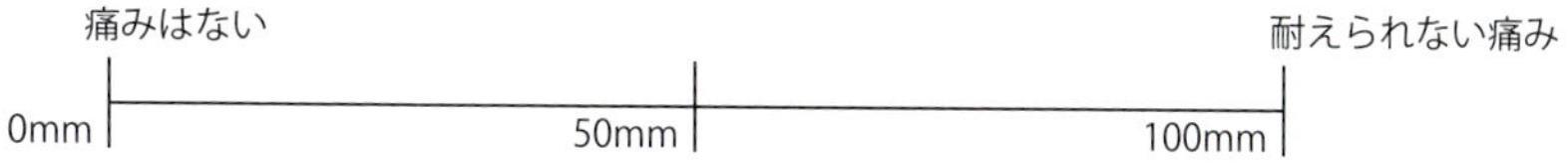

バーセル・インデックスの評価

	介助	自立
❶ 食事をすること（食事を刻んであげるとき：介助）	5	10
❷ 車椅子・ベッド間の移乗を行うこと（ベッド上の起き上がりを含む）	5～10	15
❸ 洗面・整容を行うこと（洗顔、髪の櫛《くし》入れ、髭剃《ひげそ》り、歯磨き）	0	5
❹ トイレへ出入りすること（衣服の着脱、拭く、水を流す）	5	10
❺ 自分で入浴すること	0	5
❻ 平坦地を歩くこと（あるいは歩行不能であれば、車椅子を駆使する）	10	15
❼ 歩行不能の場合	0	5
❽ 階段を昇降すること	5	10
❾ 更衣（靴紐の結び、ファスナー操作を含む）	5	10
❿ 便禁制〔便が漏れない〕	5	10
⓫ 尿禁制〔尿が漏れない〕	5	10

＊基準を満たせない場合、得点は０点とする。
＊詳細な得点基準は割愛させていただきます。
Mahoney fl, Barthel DW: Functional evaluation: The Barthel Index. Md State J 14:61-65, 1965

体幹と骨盤

体幹筋群の働き

腹側筋群《ふくそくきんぐん》は前腹壁《ぜんふくへき》と側腹壁《そくふくへき》に分けて考えます。前腹壁の筋肉は腹直筋《ふくちょくきん》、側腹壁は腹横筋《ふくおうきん》と内・外腹斜筋《ふくしゃきん》で構成されます。腹直筋は肋骨《ろっこつ》（第5～7肋骨）と剣状突起《けんじょうとっき》から恥骨《ちこつ》へ連なる筋肉で、腰椎を屈曲《くっきょく》させ、肋骨を引き下げて骨盤を固定します。外腹斜筋は肋骨（第5～12肋骨）から腹直筋の白線へ連なります。内腹斜筋は外腹斜筋に直行して走行します。内・外腹斜筋は腰椎《ようつい》の屈曲・回旋《かいせん》・側屈《そっくつ》に関与しながら、いわゆるウエストの「くびれ」を作ります。

排便や分娩では、腹筋群を緊張させ、腹腔内圧《ふっくうないあつ》を上昇させ「いきむ」ことが不可欠で、排便のときには必ず腰部が屈曲することを経験しているはずです。骨盤が固定されていれば腹筋群の緊張で腰椎は屈曲するのです。

体幹の筋群　腹側筋群

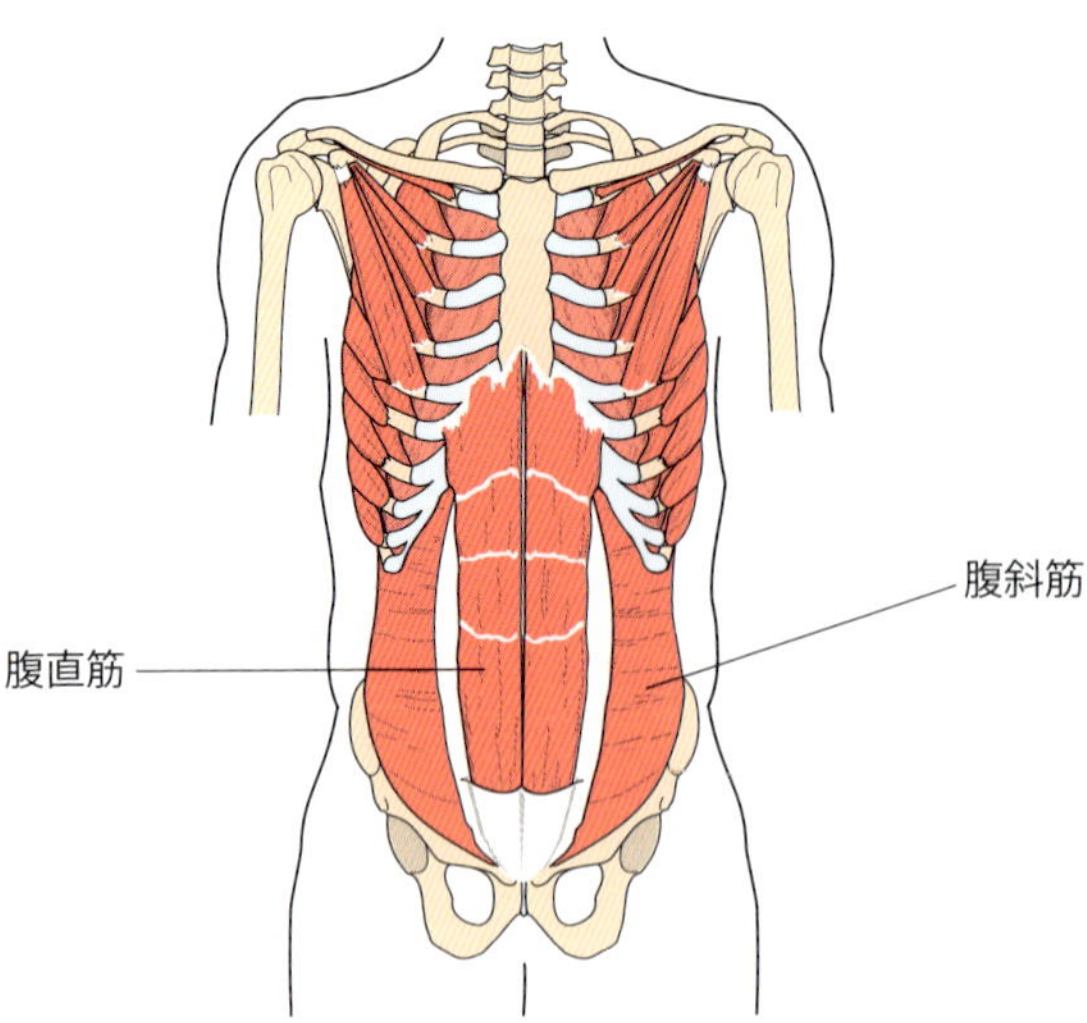

背側筋《はいそくきん》群の構成は腰方形筋《ようほうけいきん》・大腰筋《だいようきん》・脊柱起立筋《せきちゅうきりつきん》で、腹筋群に対抗して腰椎を伸展させ、バランスを保っています。とりわけ腰方形筋は肋骨・腰椎横から骨盤へ連なる筋で、腰椎の伸展と側屈に関与します。

腹筋が弱くなると腰椎前弯《ぜんわん》や骨盤の前方傾斜はだんだん増強し腰痛が出現することが知られています。腰椎の生理的前弯（第3腰椎を中心に約30度）と骨盤前方傾斜（約15度）は互いに影響し合っているのです。

背側筋群

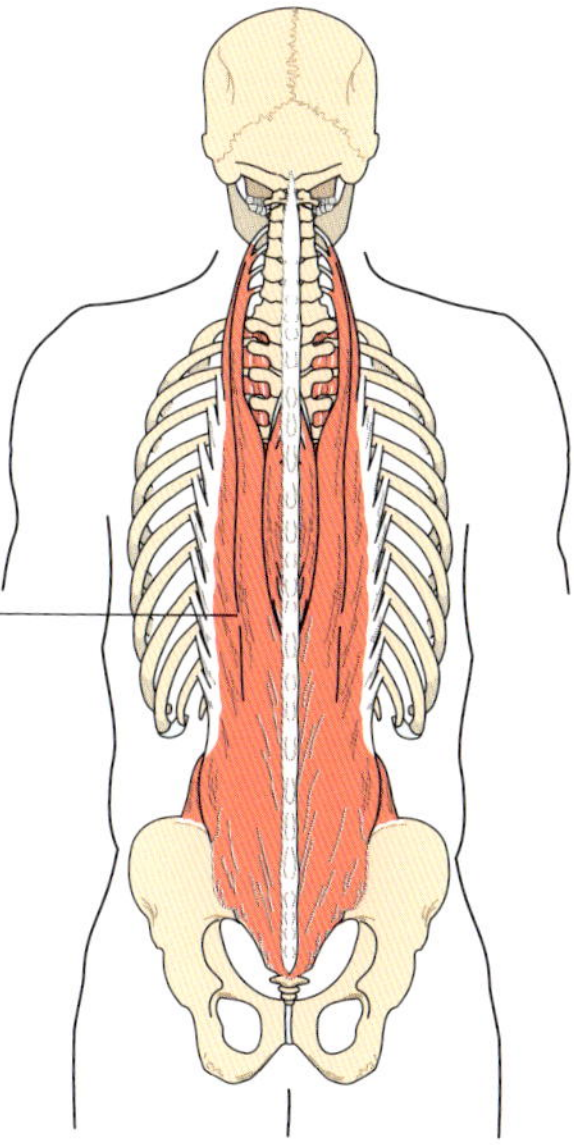

骨盤の役割

骨盤は食卓テーブルの天板に似ており、下肢《かし》（脚）が安定して揺るがなければ天板に載っている体幹も安定します。脊柱のてっぺんに搭載されている頭部はいつも水平を保ちたいので、骨盤が傾けば対応して脊柱の弯曲は変化します。たとえば股関節《こかんせつ》周囲筋群のうち、中殿筋《ちゅうでんきん》が弱くなって骨盤が横に傾けば脊柱は側弯《そくわん》になり、大腿四頭筋《だいたいしとうきん》が硬くなって前方へ傾けば腰椎前弯が強くなります。

股関節周囲筋群は起立や歩行などの主役で、骨盤や腰椎から下肢の骨へ付着しますので、フルパワーを発揮するためには骨盤の安定が求められます。見方を変えれば、骨盤を安定させる筋群は体幹筋群と骨盤周囲筋群（股関節周囲筋群）で、骨盤を中心にそれらの筋群が影響し合っているのです。

PART 1

腰痛を知ることからはじめよう!

腰痛疾患の原因

腰痛の原因は、脊椎《せきつい》、脊髄《せきずい》、椎間板《ついかんばん》などが多いものですが、腎臓《じんぞう》や膵臓《すいぞう》などの内蔵の病気が影響して腰部に痛みを感じることもあります。

どこが痛い？

通常の腰痛とは、ウエストあたりが痛むことをいいます。

整形外科では、肋骨《ろっこつ》の最も下あたりからお尻の溝までの部分を「腰部」といい、この範囲の痛みを「腰痛」といっています。病気や症状により痛みの部位は「腰のあたり」「背中に近いあたり」「お尻のあたり」などにあって、範囲は広いものです。痛みが強くてお尻から背中まで感じることもあるのです。

痛みは期間によって、『急性腰痛』『亜急性腰痛』『慢性腰痛』といいます。痛みの原因がまったくわからない場合は『非特異性腰痛』といいます。

急性腰痛：痛みはじめから4週間以内
亜急性腰痛：4週間から3ヶ月
慢性腰痛：痛みはじめてから3ヶ月以上

整形外科の診断

診察は、日常生活動作やスポーツ活動の不都合や症状を確認し、痛みやシビレの部位や範囲の把握、筋力テストなどを行います。補助検査は、レントゲン撮影、血液検査、CT検査、MRI検査、超音波検査、神経や筋肉の電気生理検査などの中から適切な方法を選んで実施します。診断にしたがい有効な治療法を提案します。患者様やご家族と相談しながら速やかに治療を開始します。

整形外科の治療

整形外科で行われる腰痛治療には、「手術療法」と「保存療法（手術を行わない）」があります。保存療法は、薬剤療法（内服薬、坐剤《ざざい》、貼付剤《ちょうふざい》などの処方）、安静療法、コルセット療法、理学療法、運動療法、局所ブロック療法などがあります。神経ブロック療法はペインクリニック科で行われ、整形外科との併用治療になります。保存療法の効果が不十分だったときは、手術療法に踏み切ります。

腰痛の情報は大切

症状把握と検査から診断し、対応した治療を提案します。疼痛《とうつう》やシビレの部位や種類は診断の大事な要素です。自身の症状を把握してメモしておくことは、整形外科を受診するとき、あるいは運動（エクササイズなど）の種類や強度を選択するときに役立ちます。

整形外科の外来診療でよく見られる病気

❶変形性腰椎症
❷腰部脊柱管狭窄症《ようぶせきちゅうかんきょうさくしょう》
❸腰椎椎間板《ようついついかんばん》ヘルニア
❹腰椎分離症、腰椎分離すべり症
❺腰椎変性すべり症
❻骨粗鬆症《こつそしょうしょう》
❼腰部捻挫《ようぶねんざ》

などです。原因のほとんどは、スポーツ活動、日常生活活動、そして加齢などです。

❶変形性腰椎症は、加齢現象によって腰椎が変形したり、椎間板（髄核《ずいかく》）の弾力性が低下したり失われたりして、体重を支えることが困難になることが腰痛の原因です。

❷腰部脊柱管狭窄症は、60歳以上の高齢者に多い病気です。加齢現象による腰椎の変形やすべり症、椎間板の脱出や靭帯《じんたい》（黄色靭帯《おうしょくじんたい》）肥厚《ひこう》によって脊髄や神経束《しんけいそく》（馬尾《ばび》神経《しんけい》）が通過しているチューブ（脊柱管）が細くなって発症します。

症状の特徴は、歩行するとシビレたり痛みますが、休息すると軽快する「間欠跛行《かんけつはこう》」です。

❸腰椎椎間板ヘルニアは、椎間板の一部（髄核の一部）が脊柱管側へ飛び出して神経を圧迫し疼痛を起こします。腰部だけではなく、下肢《かし》〜足へも症状が出現します（坐《ざ》骨神経痛《こつしんけいつう》）。

❹腰椎分離症のほとんどは、成長期のスポーツ活動などに

よって発症する疲労骨折です。レントゲン写真から、腰椎の一部に亀裂を観察します。

腰椎分離すべり症は、腰椎分離症の骨折部が癒合《ゆごう》しなかった場合、しだいに進行して椎骨《ついこつ》がずれて神経を圧迫します。

❺**腰椎変性すべり症**は、疲労骨折による分離症はありませんが、加齢現象によって椎間板や椎骨と椎骨をつなぐ靭《じん》帯《たい》が変形すると椎骨はずれてきます。

❻**骨粗鬆症《こつそしょうしょう》**は、閉経後の女性に多く発症します。脊椎《せきつい》のカルシウムが減少してしだいに弱くなると、小さな衝撃でも脊椎圧迫骨折が起きます。

❼**腰部捻挫《ようぶねんざ》**は、「ぎっくり腰」とか「びっくり腰」とか「急性腰痛」と呼ばれています。腰をひねったり、重量物を中腰で持ったりすると腰部の靭帯、椎間板、関節、筋肉などが損傷します。

腰痛の原因別分類

原因別に、脊椎由来〜心因性のジャンルに分類します。「原因が明らかな場合」、「原因は不明なのに腰が痛い場合」に分け、それぞれを分類して判断します。明らかな原因の中でも、腫瘍、感染、ケガなどは、至急な対応や処置が迫られます。

腰痛があり下肢《かし》にシビレや痛みがある場合、ほとんどが坐骨神経《ざこつしんけい》のトラブルです。腰痛はないけれど下肢の症状（シビレや痛み）がある場合は、坐骨神経トラブルのほかに血管トラブル（動脈硬化等）などのことがあります。

【脊椎由来】

腰椎椎間板《ようついついかんばん》ヘルニア
腰部脊柱管狭窄症《ようぶせきちゅうかんきょうさくしょう》
分離性脊椎すべり症
変性脊椎すべり症
代謝性疾患（骨粗鬆症、骨軟化症《こつなんかしょう》など）
脊椎腫瘍（転移性腫瘍など）
脊椎感染症（化膿性脊椎炎、脊椎カリエスなど）
脊椎外傷（椎体骨折など）
筋筋膜性腰痛
腰椎椎間板症
脊柱靭帯骨化症《せきちゅうじんたいこっかしょう》
脊柱変形

【神経由来】

脊髄腫瘍《せきずいしゅよう》、馬尾腫瘍《ばびしゅよう》

【内蔵由来】

腎尿路《じんにょうろ》系疾患（腎結石、尿路結石、腎盂腎炎《じんうじんえん》など）

婦人科疾患（子宮内膜症など）、妊娠

その他（腹腔《ふくくう》内病変、後腹膜《こうふくまく》病変など）

【血管由来】

腹部大動脈瘤《ふくぶだいどうみゃくりゅう》、解離性大動脈瘤《かいりせいだいどうみゃくりゅう》など

【心因性】

うつ病、ヒステリーなど

【その他】

PART 1
腰痛を知ることからはじめよう!

腰痛疾患の症状

坐骨神経痛

神経の走行に沿って起きる痛みを『神経痛』といい、坐《ざ》骨神経痛《こつしんけいつう》は腰椎椎間板《ようついついかんばん》ヘルニアや腰部脊柱管狭窄症《ようぶせきちゅうかんきょうさくしょう》などによって起きる症状です。坐骨神経は腰部の神経からスタートして大腿部《だいたいぶ》～下腿部《かたいぶ》～足先まで広く走行します。運動、知覚、自律神経の線維を含んでいるので、障害されると痛み・しびれ・運動障害が出現します。

発症頻度が高く若年者～高齢者にまで広くみられる腰椎椎間板ヘルニアでは、腰痛・下肢痛《かしつう》、足部《そくぶ》の筋力が低下して、歩行時にスリッパが脱げたりアシが冷たくなったりビリビリしびれたりします。診断は症状や神経学的な検査、ＭＲＩ（核磁気共鳴断層画像《かくじききょうめいだんそうがぞう》）によって行われます。

坐骨神経痛の検査には下肢伸展テスト（ＳＬＲテスト）が行われます。仰向けになって膝《ひざ》を伸ばしたまま股関節《こかんせつ》を曲げたとき、腰部～下肢の痛みがあれば陽性です。

坐骨神経は腰部から殿部《でんぶ》を通って大腿《だいたい》へ走行します。殿部の中央付近を指で押すと坐骨神経を刺激することができ、痛みがあれば陽性です。

坐骨神経とは？

坐骨神経は脊柱管内の馬尾神経《ばびしんけい》からスタートし、坐骨結節《ざこつけっせつ》と大転子《だいてんし》の間を通過して大腿の後面を垂直に走行し、総《そう》腓骨神経《ひこつしんけい》と脛骨神経《けいこつしんけい》に分枝《ぶんし》して足先へ到達する、身体の中で最も長い神経です。坐骨神経に障害があってアシ・コシに症状（痛み・シビレ・筋力低下など）が出現すると『坐骨神経痛』と呼びます。股関節を屈曲して坐骨結節と大転子の間を探ると触知できます。

坐骨神経

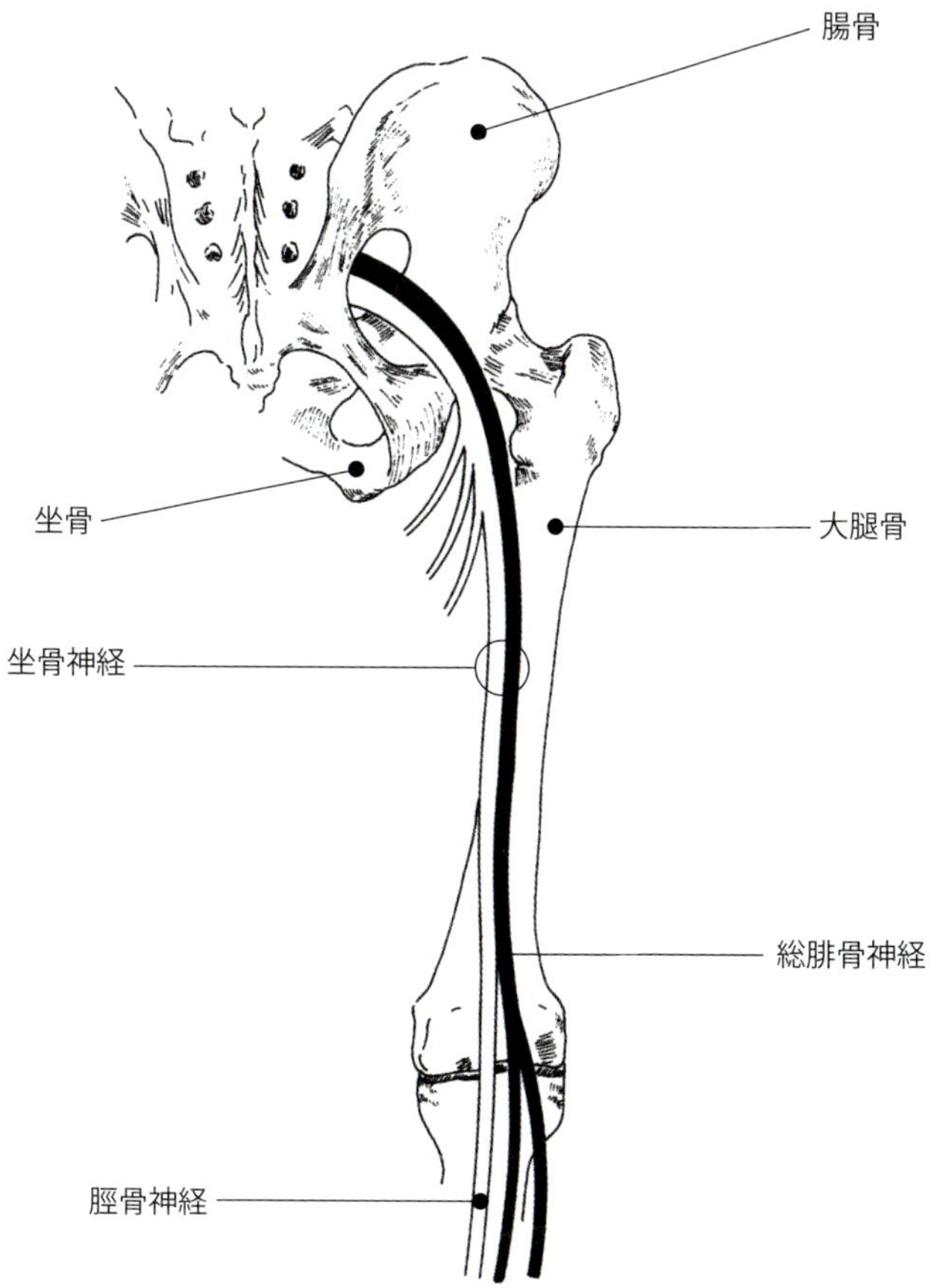

＊ Chusid, J.G.: Correlative neuroanatomy and functional neurology. Maruzen Asian Ed., Maruzen Asia (Pte) Ltd., Singapore, 17th Ed., p.133, 1979.

神経障害が及ぼす影響

神経障害	筋力低下	しびれ
L4 神経根（L3－4 椎間板）	前脛骨筋	下腿＆足部内側
L5 神経根（L4－5 椎間板）	長母趾伸筋	下腿外側＆足背
S1 神経根（L3－S 椎間板）	長短腓骨筋	足部外側

PART 1
腰痛を知ることからはじめよう!

腰痛の２大疾患

腰椎椎間板ヘルニア

腰椎椎間板《ようついついかんばん》ヘルニア（Lumbar disc herniation）は、最も有名な坐骨神経痛《ざこつしんけいつう》の原因疾病です。椎間板が突出して馬尾神経根《ばびしんけいこん》を刺激することで症状が出現します。疼痛《とうつう》・シビレ部位・筋力低下など神経学的所見とＭＲＩ（核磁気共《かくじききょう》鳴断層画像《めいだんそうがぞう》）により診断されます。徒手試験《としゅしけん》は下肢伸展挙《かししんてんきょ》上試験《じょうしけん》（ＳＬＲテスト）、ラゼーグテスト（Laségue test）があります。

ＳＬＲテスト

仰臥位《ぎょうがい》になり、膝《ひざ》を伸ばした状態で、下肢をゆっくり痛みが現れる位置まで挙上（屈曲）させていきます。臀部《でんぶ》・大腿《だいたい》後側に放散痛《ほうさんつう》＊がある場合（坐骨神経痛《ざこつしんけいつう》症状）、腰椎椎間板ヘルニアを疑います。

SLR（下肢伸展挙上テスト）

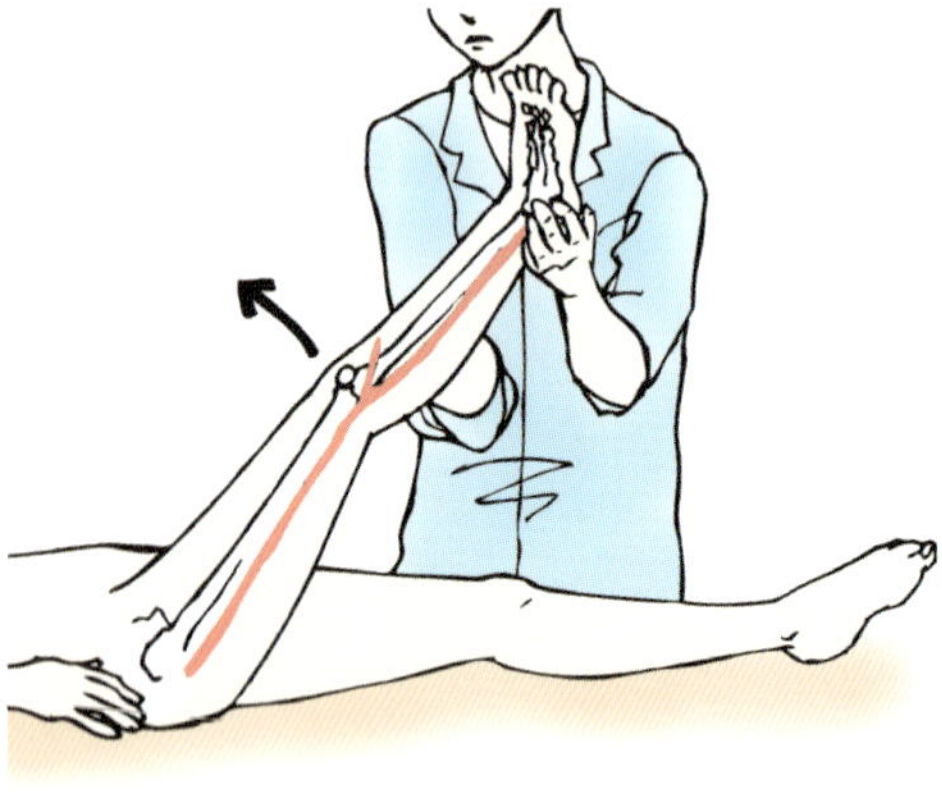

下肢を伸展して股関節を屈曲すると、椎間板ヘルニアによる神経線維の圧迫が強くなり、下肢の疼痛が増強、あるいは出現する。

＊神経の情報伝達の錯綜《さくそう》により、患部だけでなく正常な部位にも痛みを感じてしまうこと。

MRI 像（腰椎椎間板ヘルニア）

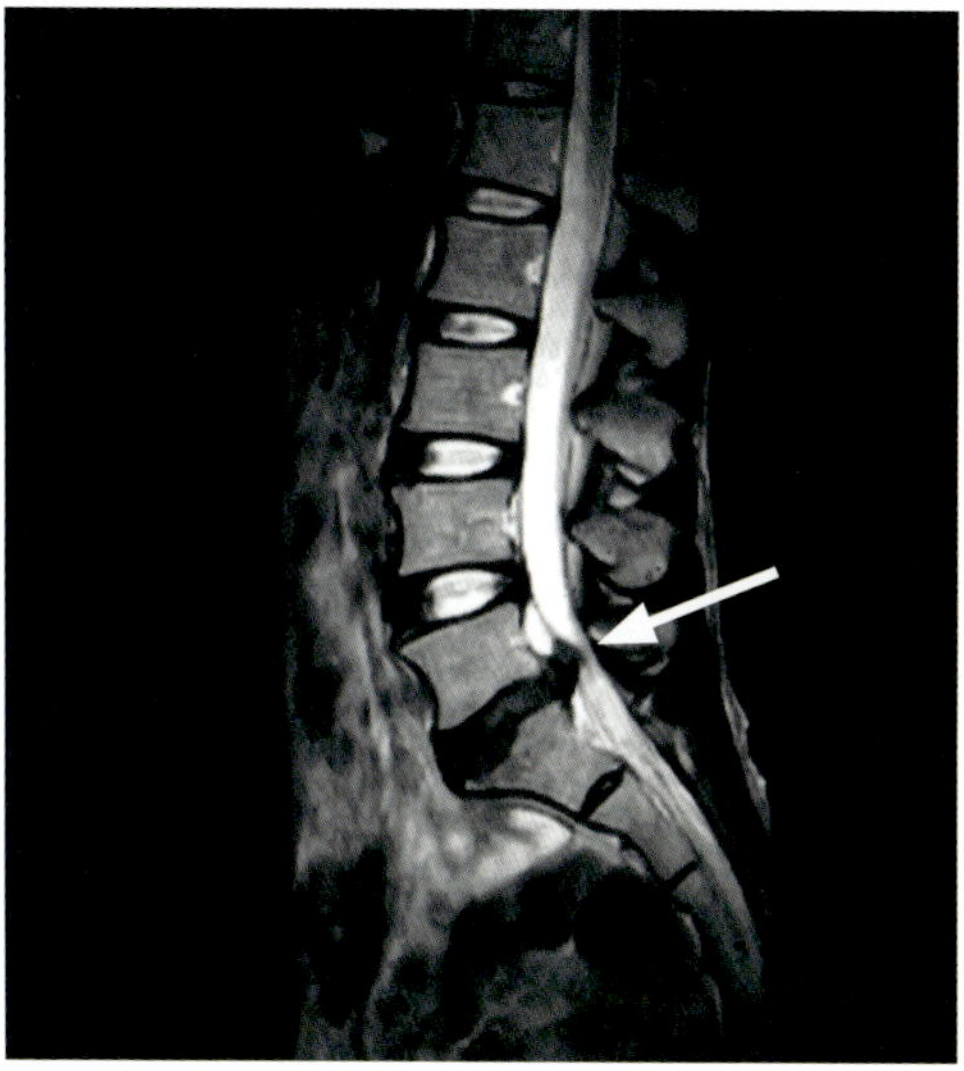

第５腰椎と仙骨の間の椎間板軟骨は脊柱管方向へ突出している。

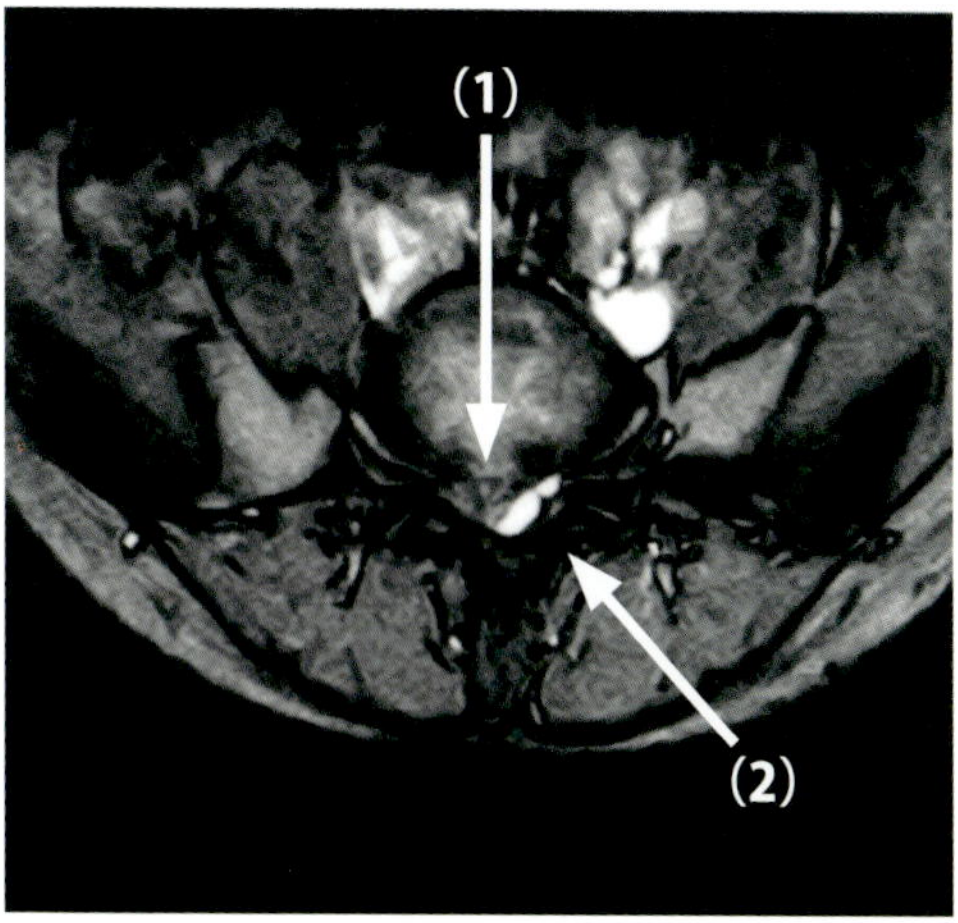

横断像（第５腰椎と仙骨の間）
脊柱管内へ脱出した巨大ヘルニア(1)によって脊柱管(2)は狭窄されている。

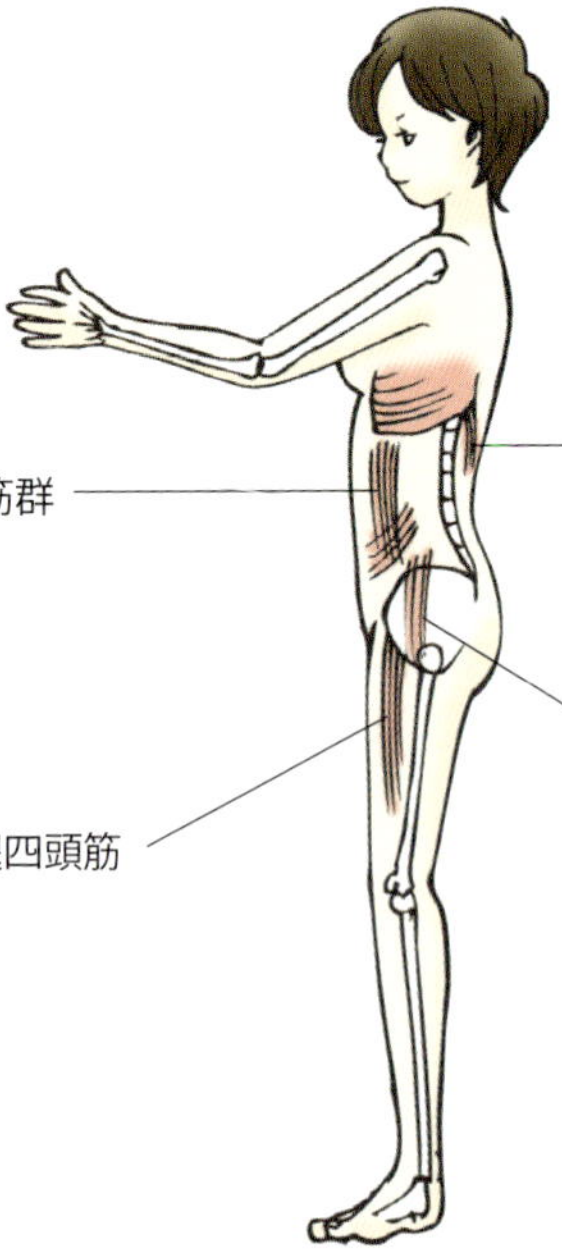

腰椎椎間板ヘルニアの原因としてあげられる反り腰や中腰。腹筋群、背筋群、股関節部筋群（腸腰筋、大腿四頭筋など）の筋力や柔軟性、さらには左右・前後のバランスが崩れることによって起こる。

腰椎椎間板ヘルニア（MRI による分類）のグレード

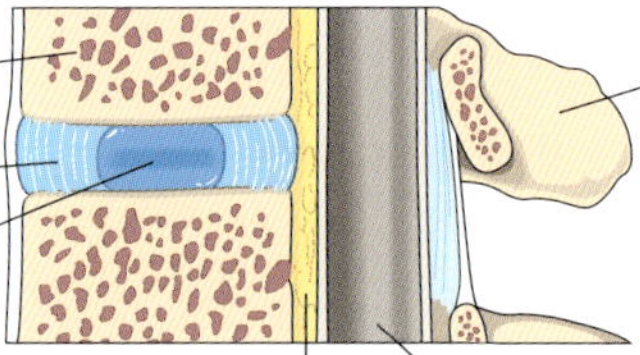

正常（側面）

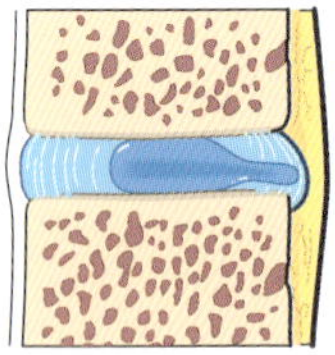

G1：線維輪に亀裂がある。
靭帯の断裂はない。
髄核の脱出はない。

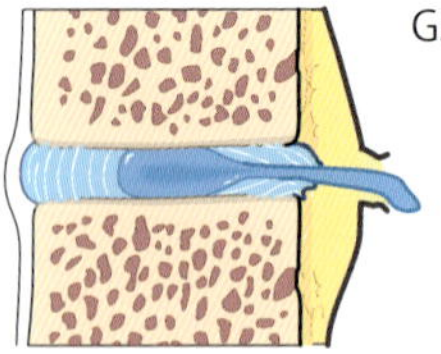

G3：線維輪に亀裂がある。
靭帯は断裂。
髄核は脱出。

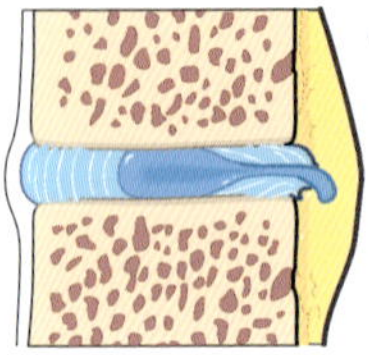

G2：線維輪に亀裂がある。
靭帯の断裂はない。
髄核は脱出。

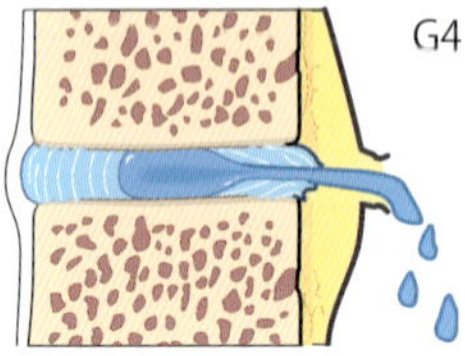

G4：線維輪に亀裂がある。
靭帯は断裂。
髄核は脱出し、
分離散乱する。

腰部脊柱管狭窄症

60歳以上の高齢者に多い病気で、加齢による腰椎《ようつい》の変形やすべり症、椎間板の脱出や靭帯《じんたい》（黄色靭帯《おうしょくじんたい》）肥厚《ひこう》によって脊髄《せきずい》や神経束《しんけいそく》（馬尾神経《ばびしんけい》）が通過しているチューブ（脊柱管《せきちゅうかん》）が細くなり、神経が圧迫されてさまざまな症状が出現します。頸椎《けいつい》部～胸椎部～第2腰椎部までを脊髄と呼びます。第2腰椎部から仙骨《せんこつ》部までは、細い神経線維の集合になります。馬のしっぽのような形状なので、「馬尾神経」と呼びます。馬尾神経は、腰部あたりで分かれて大腿部《だいたいぶ》～下腿部《かたいぶ》～足先へ伸びているので、腰痛のほかに下肢《かし》にも症状が出ます。歩行によって症状が出現する間欠跛行《かんけつはこう》が特徴です。

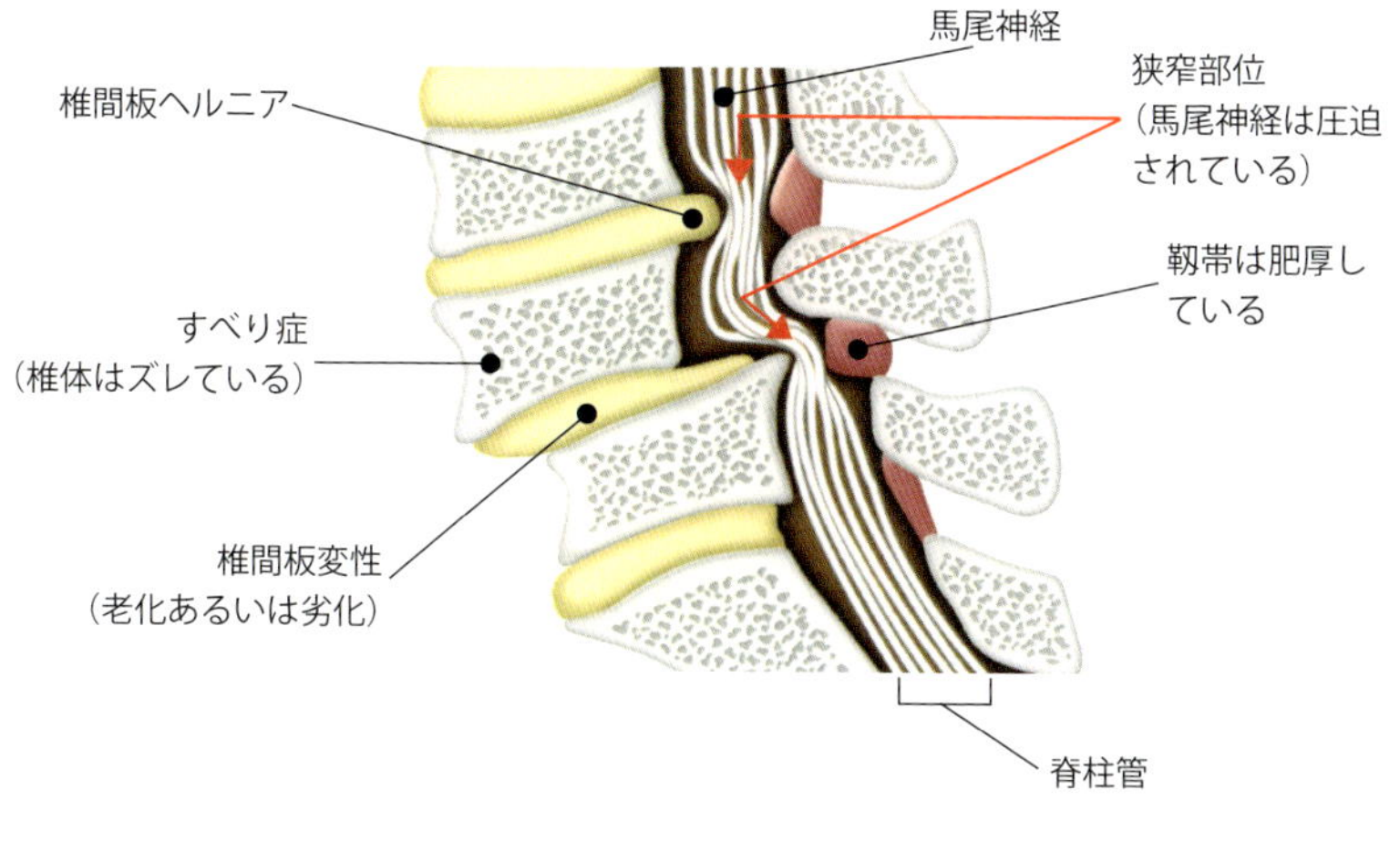

腰部脊柱管狭窄症は、高齢者に多い疾患です。しばらく歩いたり、起立していると、腰部や下肢に痛みやシビレが出現します。腰を曲げて休息すると症状は軽快します。
主に加齢によって脊椎のパーツ（椎骨、靭帯、椎間板軟骨など）が変性すると脊柱管が細くなります。馬尾神経は細くなっても脊柱管内を走行するので、圧迫により腰部～下肢に疼痛やシビレが出現するのです。

脊柱管狭窄症のタイプ

神経の圧迫には3タイプあります。タイプにより症状はわずかに異なります。

■神経根《しんけいこん》が圧迫される「神経根型」は、神経の根元で圧迫されるタイプです。神経根は左右にありますから、どちらか一方が圧迫されることが多く、片方の下肢に痛みが出ます。シビレや排尿障害や排便障害はほとんどありません。

■脊柱管内を通過する馬尾神経《ばびしんけい》全体が圧迫される「馬尾型」は、両下肢《かし》のシビレや麻痺、そして排尿障害や排便障害が多く起きます。

■神経根も馬尾神経も圧迫される「混合型」は、腰痛、両下肢のシビレ、痛み、麻痺《まひ》、そして排尿障害や排便障害が多く起きます。

腰部脊柱管狭窄症《ようぶせきちゅうかんきょうさくしょう》の症状は、腰の動きに影響され、反らせると出現します。反り腰は、腹部と腰殿部《ようでんぶ》の筋肉バランスに直接影響されます。

また、股関節《こかんせつ》の柔軟性不足は腰の動きに関与します。股関節の柔軟性不足を解消すれば反り腰は少なくなります。

腰部脊柱管狭窄症チェック

腰部脊柱管狭窄症の診断サポートツール（紺野真一：日本腰痛会誌）
整形外科を受診するときは医師へ渡しましょう。

5点：シビレや痛みはしばらく歩くと強くなり休むと楽になる
5点：しばらく立っていると太もも～ふくらはぎやスネにシビレや痛みがある
4点：60歳以上である
3点：両足の裏側にシビレがある
3点：おしりのまわりにシビレがある
2点：シビレや痛みは両側（左右）にある
1点：前かがみになるとシビレや痛みは楽になる
1点：シビレはあるが痛みはない
－1点：シビレや痛みで、腰を曲げるのがつらい
－1点：シビレや痛みで、靴下をはくのがつらい

＊合計の点数が13点以上だったら、腰部脊柱管狭窄症の可能性があります。

さらに、股関節は膝関節《しつかんせつ》の動きに影響され、足関節《そくかんせつ》の動きは膝関節の動きに関与します。反り腰に関与している筋群の状態を調査して正常化すれば、発症を予防し症状を改善することが可能になります。たとえば、殿部の筋力が低下すると、ほとんどの方は、お尻を突き出して反り腰になってバランスをとりながら歩きます。片脚で起立してもらうと、フラフラしながら、起立した脚の方へ上半身を傾けてバランスをとります。これも症状の出現や悪化に関与します。起立時や歩行時の姿勢を知ることだけでも、有効なエクササイズの種類を選択することができるのです。

ちょっとした日常の工夫

腰部脊柱管の特徴は、腰を反らせると狭くなり、腰を曲げると広くなるので、背伸びを頻繁にするような体操によって症状が出現したり、悪化することがあります。脊椎《せきつい》、靭帯《じんたい》、椎間板《ついかんばん》、筋肉は、弱くなっていると、重量物を持ったり、腰をひねったりしたときに症状は出現し、悪化します。

腰を前かがみにすると脊柱管は広くなって痛みは軽快するので、シルバーカーを押したり、やや短い杖をもったり、自転車に乗ったりすることで、症状は出現しにくくなります。反り腰にならない良好な姿勢を身体に覚えさせ、反り腰を改善する運動（エクササイズ）を行いましょう。

腰部脊柱管狭窄症の分類

腰部脊柱管狭窄症は、老化をはじめ椎間板や靭帯のトラブル、脊椎の不安定性など多くの原因から発症します。

❶先天性狭窄　発育性狭窄

特発性

軟骨形成不全症

❷後天性狭窄

(a)変性性・中心性・外側性・変性すべり症

(b)混合性

先天性、発育性狭窄、変性性狭窄、椎間板ヘルニアなどが合併

(c)腰椎すべり症・分離すべり症

(d)医原性

椎弓《ついきゅう》切除後・固定術後・化学的髄核融解術《ずいかくゆうかいじゅつ》後

(e)外傷

(f)その他

PART 1

腰痛を知ることからはじめよう!

跛行の種類と分類

疾患により歩行の状態が異常になることを「跛行（はこう）」といいます。以下に示す跛行の種類によっても、疾患の特定が可能になることもあるので、一通り紹介します。

間欠性跛行

歩行により下肢痛《かしつう》・筋力低下・シビレが現れますが、休息すると再び歩行が可能になることです。馬尾神経性間欠《ばびしんけいせいかんけつ》性跛行《せいはこう》は、休息と腰部の屈曲で症状が軽快し、腰椎椎間板《ようついついかんばん》ヘルニア、腰部脊柱管狭窄症《ようぶせきちゅうかんきょうさくしょう》で起きます。脊髄腫瘍《せきずいしゅよう》、閉塞《へいそく》性動脈硬化症《せいどうみゃくこうかしょう》は血管性間欠性跛行（腰部を屈曲しなくても休息だけで症状が軽快）を示します。

間欠跛行の特徴

腰部脊柱管狭窄症では、しばらく歩行すると腰部や下肢にシビレや痛みが出現し歩行困難になります。腰を曲げて休息すると症状は軽快し、歩行できるようになります。シルバーカーなどを使用し腰を曲げて歩行したり、自転車走行では、症状はありません。残念ですが、しだいに進行し症状が悪化すると、立っているだけでも、寝ていても強い痛みが出現し難渋します。手術を決めるときの判断基準のひとつです。

閉塞性動脈硬化症による間欠跛行

馬尾神経圧迫のほかに、循環障害による跛行があります。しばらく歩行すると腰部や下肢にシビレや痛みが出現し歩行困難になります。腰を曲げなくても休息するだけで軽快し歩行できるようになります（腰を曲げなくても症状が改善することが腰部脊柱管狭窄症と異なります）。

動脈硬化症は、血管にコレステロールが沈着して血管壁が厚くなるので、血液の流れが滞り循環障害が起きます。

回避跛行（疼痛性跛行）

下肢の疼痛《とうつう》を軽減させようとする跛行で、可能な限り足《そく》部《ぶ》の接地を短時間にしようとします。靴底の不具合（ミッドソールの形態・靴底の釘）、フィットしない靴（小さい・大きい）、捻挫《ねんざ》、骨折、坐骨神経痛《ざこつしんけいつう》、関節炎、半月板断裂《はんげつばんだんれつ》などでみられます。

墜下跛行《ついかはこう》

体重を支える脚の対側の殿部《でんぶ》が下がりお尻を振るようになります。「中殿筋《ちゅうでんきん》跛行」とか「アヒル跛行」といわれ、中殿筋筋力低下、3cm以上の脚長差、トレンデレンブルグ現象、先天性股関節脱臼《こかんせつだっきゅう》、筋ジストロフィーなどでみられます。正常歩行では、立脚側の股関節を中心にして骨盤は4度前方へ回旋《かいせん》し、立脚側へ約2.5cm移動します。立脚側の中殿筋は緊張して骨盤を水平に保持しています。

麻痺性跛行

別名、鶏歩《けいほ》といいます。ニワトリのようにつま先から接地する歩き方で、腰椎椎間板ヘルニア、腰部脊柱管狭窄症、腓骨神経麻痺《ひこつしんけいまひ》、ポリオなどでみられます。足部背屈関連筋《そくぶはいくつかんれんきん》群《ぐん》の筋力低下（前脛骨筋《ぜんけいこつきん》、長趾伸筋《ちょうししんきん》、長母趾伸筋《ちょうぼししんきん》）が原因で下肢に弛緩性麻痺《しかんせいまひ》がある場合に起きます。

排尿や排便の障害は困った症状

馬尾神経の圧迫が進行してくると腸や膀胱《ぼうこう》をコントロールしている神経が障害されてきます。肛門の周囲や陰部のほてり、排尿が悪くなったり、漏れたり、排便が困難になります。手術を決めるときの判断基準のひとつです。

馬尾神経障害のほかに泌尿器《ひにょうき》疾患（前立腺肥大《ぜんりつせんひだい》による尿障害など）や脳神経疾患などのトラブルでも発症することがあります。

腰部の病気以外の歩行障害

歩行障害は、関節の病気（変形性股関節症、変形性膝関節症《しつかんせつしょう》、変形性足関節症《そくかんせつしょう》など）、内科の病気（心疾患、呼吸器疾患、糖尿病性末梢神経障害《とうにょうびょうせいまっしょうしんけいしょうがい》等）などでも起こります。

PART 1

腰痛を知ることからはじめよう!

腰痛　主な症例別の特徴と注意点

腰椎分離症

スポーツ活動を行う学童や青少年の疾病で、ほとんど成長期（12～17歳頃）に好発します。繰り返す腰部の伸展や回旋《かいせん》負荷が主な原因で、椎体《ついたい》後方の椎弓《ついきゅう》に疲労骨折が起きて発症します。

明らかな原因がないのに頑固な腰痛を訴えるスポーツ少年や少女は要注意です。

腰椎分離症

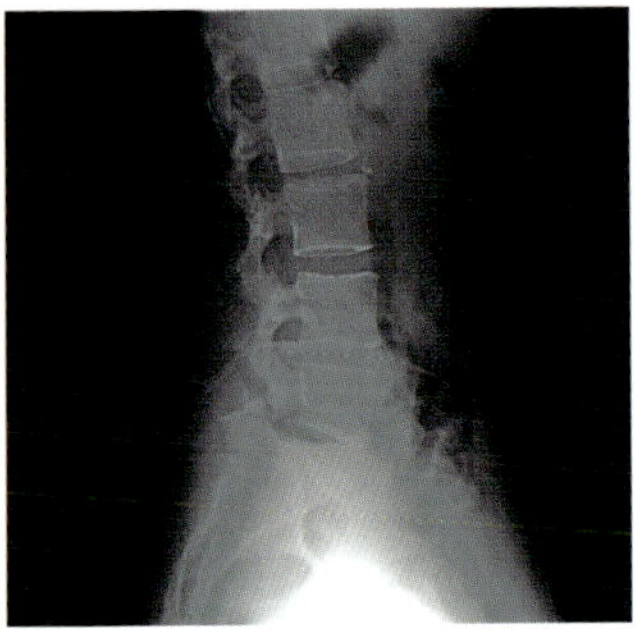

成長期のスポーツ活動などが原因で起こる疲労骨折のひとつ。体幹の伸展や回旋によって椎弓部に機械的な力が繰り返し加わって骨折する。

サッカー、バレーボール、体操競技などの選手に多く、成長期中にコルセット療法を行うと癒合《ゆごう》が可能になります。

腰椎すべり症（腰椎分離すべり症、腰椎変性すべり症）

腰椎分離症が進行して発症するタイプ（腰椎分離すべり症）と、老化によって発症するタイプ（腰椎変性すべり症）があり、これらは腰部脊柱管狭窄症《ようぶせきちゅうかんきょうさくしょう》の原因のひとつです。

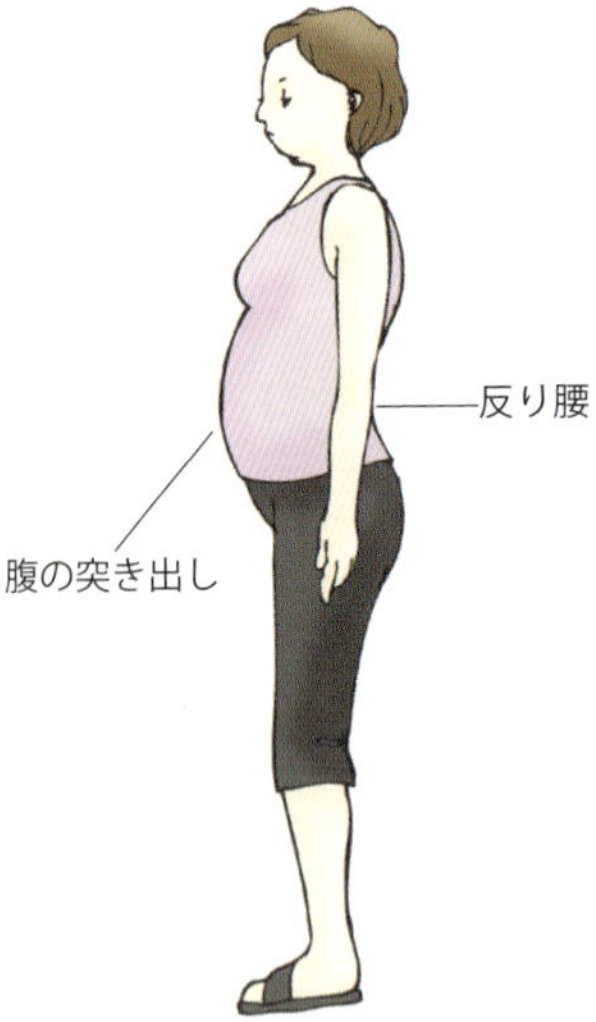

反り腰になる（腰椎の前弯が増強する）と、椎間板軟骨への負担が大きくなる。

腰椎分離すべり症は、学童期から青少年期のスポーツ活動などによって発症した腰椎分離症に引き続いて、椎体と椎体がズレた状態になることです。また、反り腰が継続することで椎間板《ついかんばん》が変性して発症します。

腰椎変性すべり症は、腰椎分離症はないけれど、変形症が原因で椎体と椎体がズレた状態になることです。

腰椎すべり症は脊柱管を狭窄しやすい

腰椎分離症は、学童や青少年の病気で、成長期のスポーツ活動などにより起こります。反り腰やひねり動作が繰り返されて起きる疲労骨折で、レントゲン写真から腰椎の一部に亀裂を観察します。成長期中に発見したらコルセット療法を行い癒合させます（コルセットの装着は約３ヶ月間で、この期間はスポーツ活動を禁止します）。

腰椎分離症の骨折部が癒合しなかった場合、しだいに進行して椎骨《ついこつ》がずれて神経を圧迫します（腰椎分離すべり症）。疲労骨折による分離症はありませんが、加齢現象によって椎間板や椎骨と椎骨をつなぐ靭帯《じんたい》が変形すると、椎骨はズレてきます（腰椎変性すべり症）。

腰椎分離すべり症

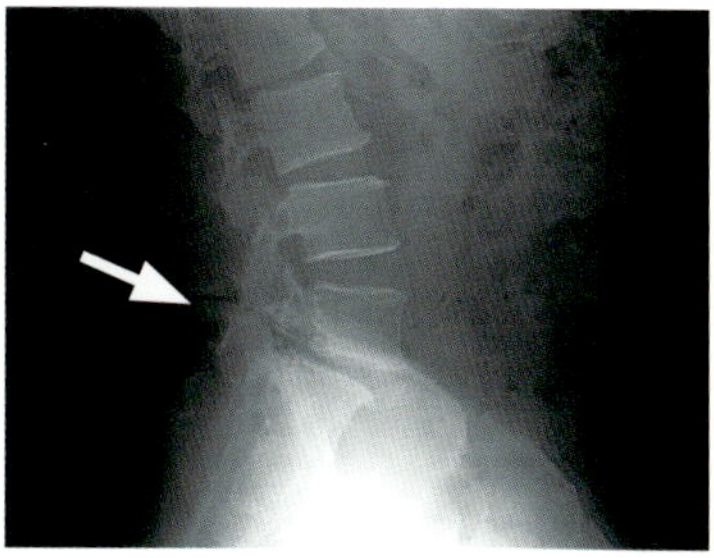

第５腰椎は仙骨（仙椎）上を前方へ移動している。画像は、腰椎分離症に続発したすべり症で、腰椎前弯の増強は腰椎すべり症を悪化させる一因となる。

腰椎変性すべり症

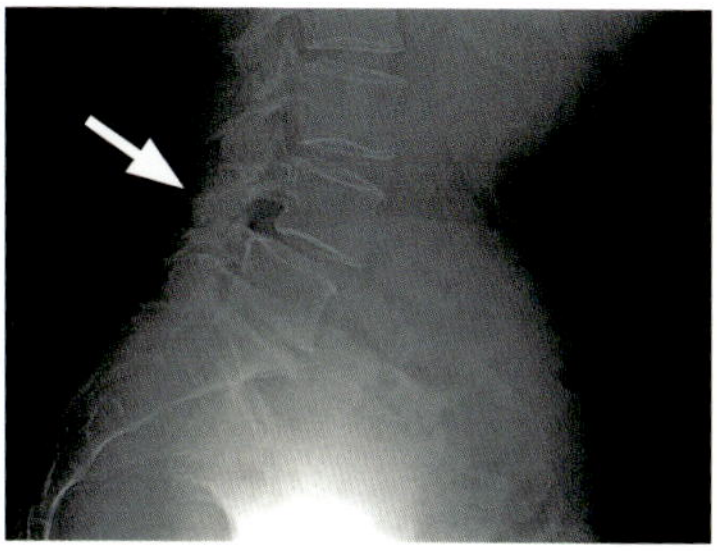

側面では第４腰椎は前方へ移動している。これを第４腰椎すべり症という。腰椎分離はなく、変性すべり症である。

＊腰痛の主な原因となる『腰椎椎間板ヘルニア』『脊柱管狭窄症』については、22～27ページで詳しく述べていますので、そちらを参照してください。

リチャード病

一般的には、第3腰椎《ようつい》の横突起《おうとっき》が最も大きいのですが、第5腰椎の横突起が第3腰椎の横突起よりきわめて大きくなって、関節を形成しています。

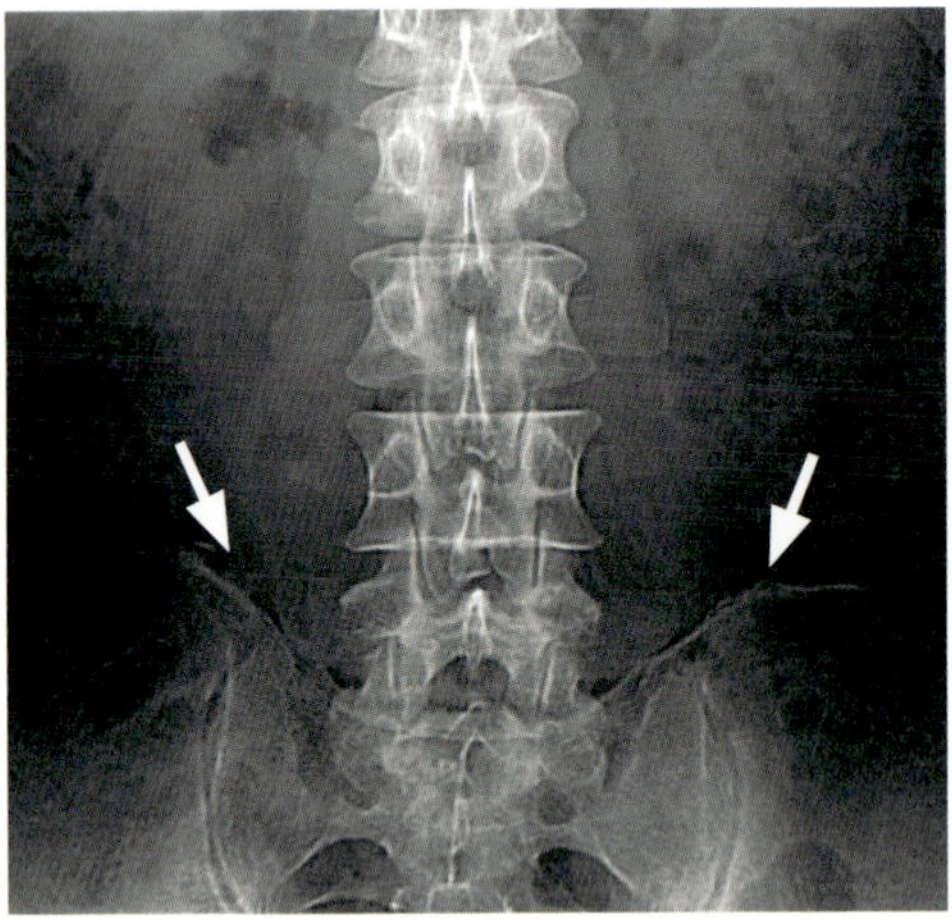

第５腰椎横突起と仙骨は関節を形成する。

仙骨の腰椎化、腰椎の胸椎化

胸椎には肋骨《ろっこつ》が付着して胸郭《きょうかく》を形成し、腰椎には横突起があり腰部の側方屈曲を可能にしています。仙椎《せんつい》が癒合《ゆごう》した仙骨は、腸骨と関節を形成して安定した骨盤になります。

癒合しなかった第1仙椎には仙骨の間に椎間板があり、横突起があって、第6腰椎のようにみえます。

第1腰椎に、横突起に小さな肋骨を観察することがあります。胸椎なのか、腰椎なのか悩むことがあります。

このような状態では、胸部と腰部の体幹配分がアンバランスなので、体幹筋群に力学的な負担が多くなります。

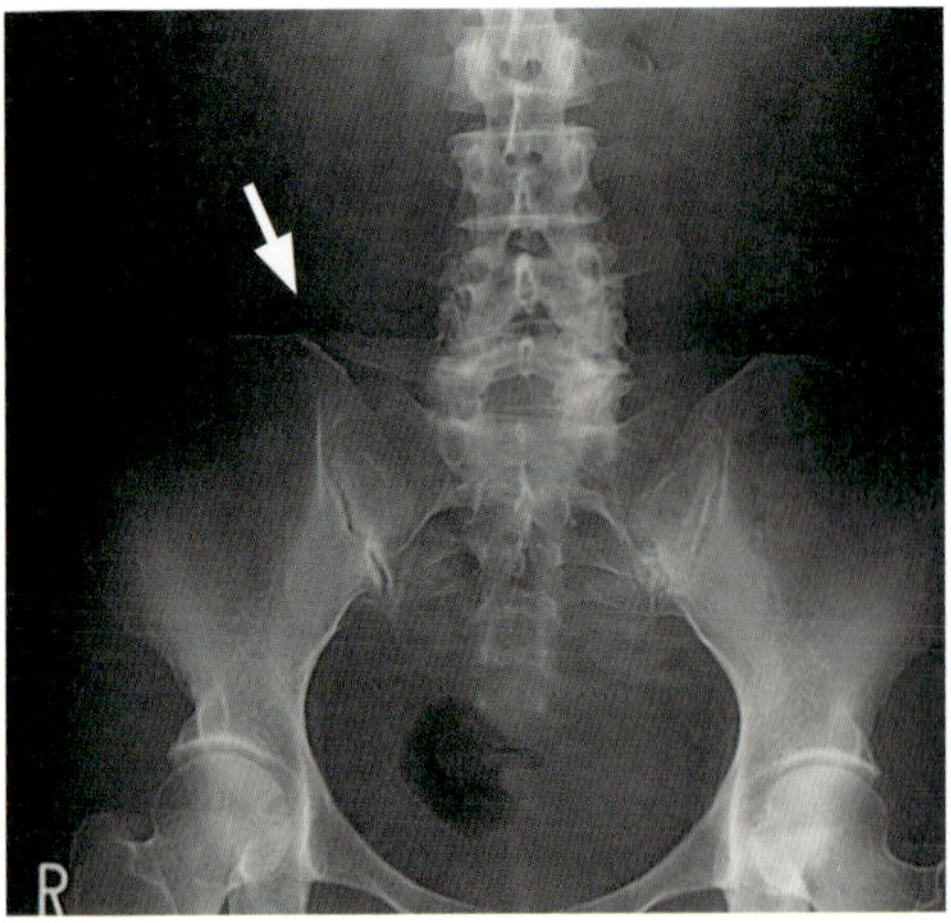

第５腰椎横突起と腸骨は関節を形成する。

骨粗鬆症

閉経や老化などによって、骨へのカルシウム取り込み（骨形成）と排出（骨吸収）バランスが崩れて骨内カルシウム（骨量）が減少すると、骨の強度が低下して骨折が起こりやすくなります。

腰椎下部の圧迫骨折は腰部《ようぶ》脊柱管狭窄症《せきちゅうかんきょうさくしょう》の原因になります。地球の重力はおよそ一律なので、対応できる骨の強度が求められます。

骨粗鬆症《こつそしょうしょう》の症状は、「腰部背部痛・身長の短縮・円背《えんぱい》・骨折しやすい」などです。骨粗鬆症は骨折しやすく癒合しにくいので、寝たきり状態になりやすいのも特徴です。

骨粗鬆症の診断基準

	骨密度値	脊椎Ｘ線画像での骨粗鬆症
正常	YAM の 80%以上	なし（骨萎縮なし）
骨量減少	YAM の 70%以上～ 80%未満	疑いあり（骨萎縮度Ⅰ）
骨粗鬆症	YAM の 70%未満	あり（骨萎縮度Ⅱ以上）

＊YAM（Young Adult Mean）：若年成人（20 ～ 44 歳）の平均値

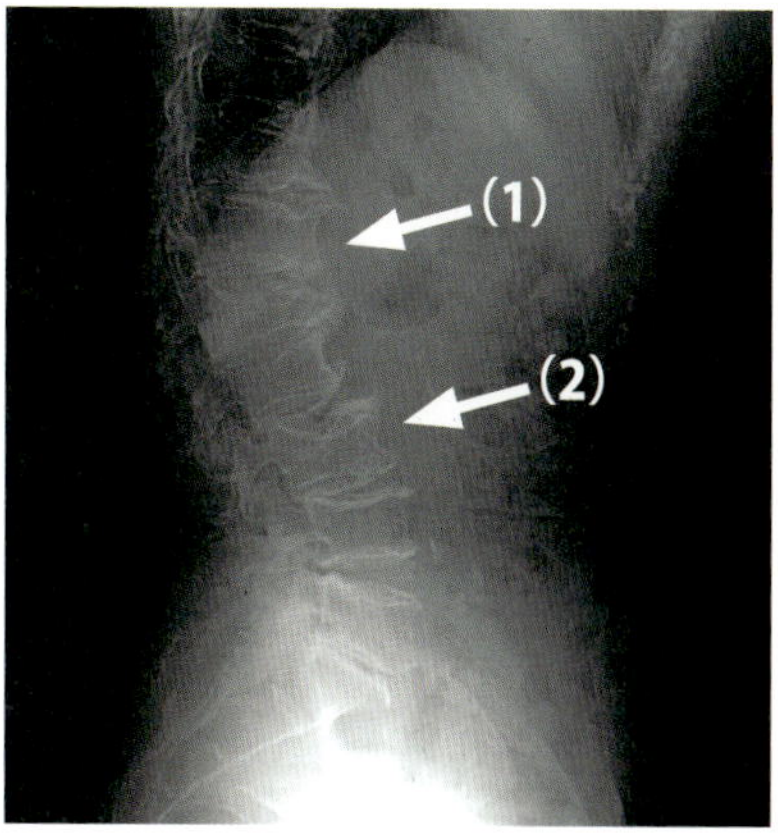

側面像

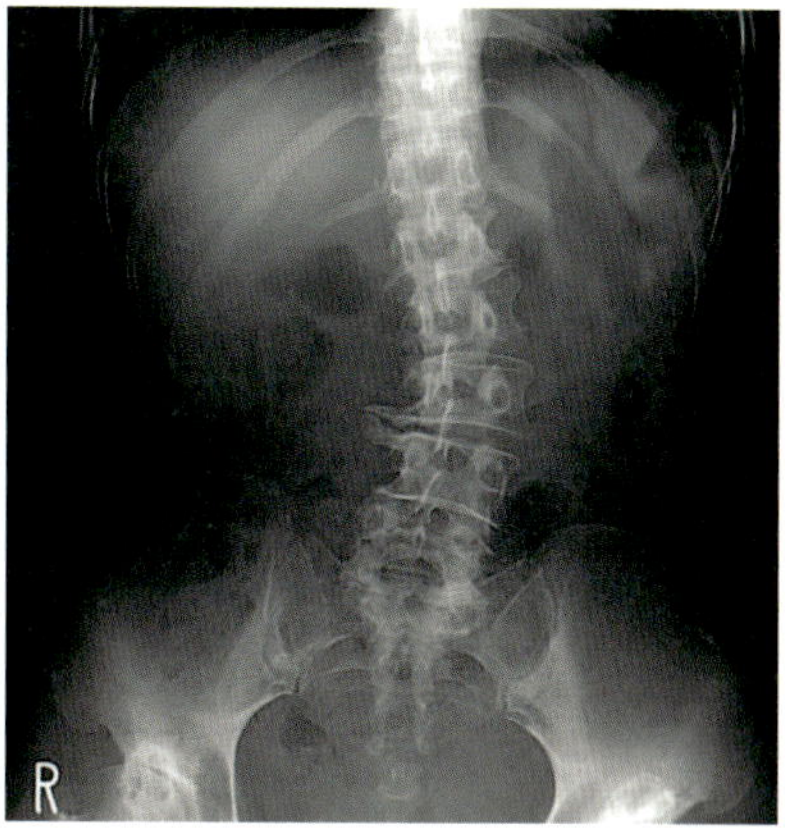

正面像

側面で、第 1 腰椎（1）はクサビ状、第 3 腰椎（2）は陥没様の圧迫骨折を観察する。後弯が増強して円背になっている。第 4 – 5 腰椎付近で前弯（反り腰）は増強しており、前弯増強は腰痛の原因にもなる。正面では、側弯変性を観察する。

脊柱側弯症

脊柱《せきちゅう》は真正面（あるいは真後ろ）から見ると直線状ですが、真横から見ると生理的弯曲を観察します。側弯症《そくわんしょう》とは、真正面から見たときに弯曲異常を示していることです。先天性・特発性・神経筋性・変性などがあります。

特発性側弯症は、発症時期から3タイプに分けます。3歳以下の『乳幼児期側弯症』は男児に多く、高度な側弯変形になりやすいのが特徴です。4～9歳頃に発症する『学童期側弯症』は男女差がなく進行性ですが、機能性側弯（姿勢が悪いなど）では軽快することもあります。主に10歳以上の女子に好発するのは『思春期側弯症』で、発症例は最も多く成長期なので進行します。

側弯が高度になると脊髄神経《せきずいしんけい》に障害が起きたり、胸郭《きょうかく》が変形すれば心肺機能障害を起します。成長期には体操や装具装着など保存療法が実施されますが、変形の程度、神経症状や心肺機能障害などによって手術も選択されます。

腰椎変性側弯症

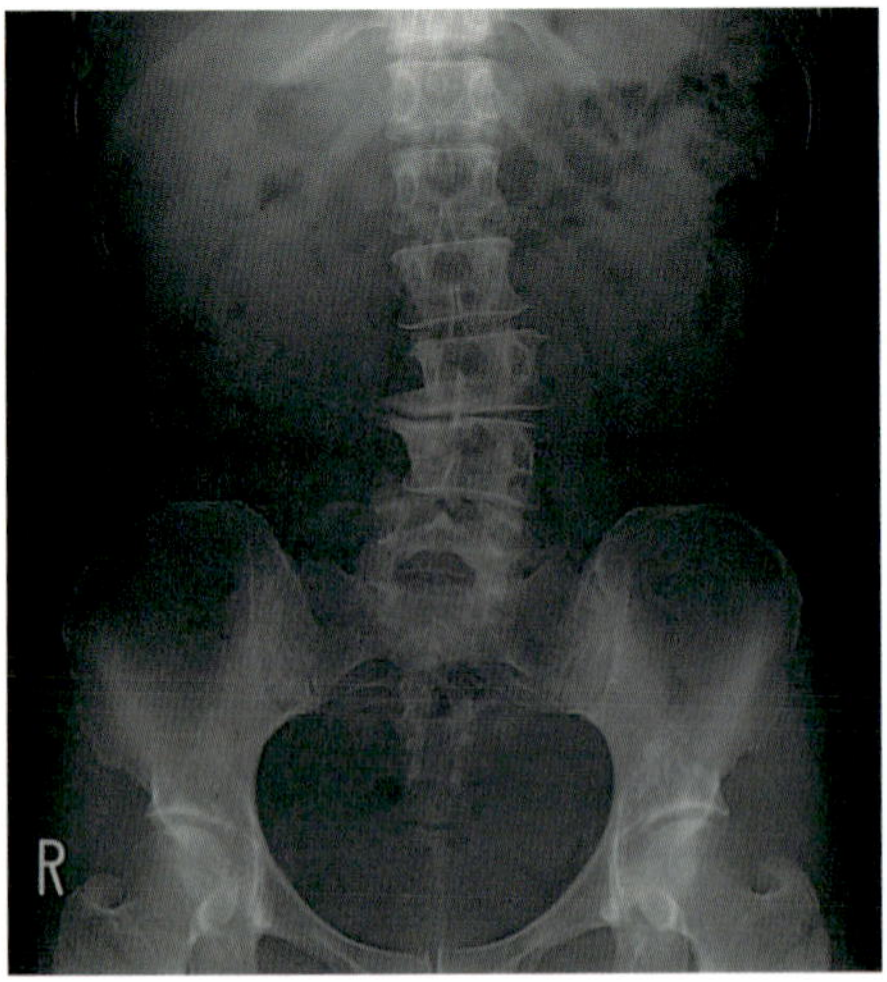

変形性腰椎症で側弯を示すものが腰椎変性側弯症。側弯すると、骨関節に関連する疼痛や筋肉のアンバランスによる腰痛も生じる。

変形性腰椎症

変形性腰椎症《へんけいせいようついしょう》は加齢現象が主体で、X線で椎体の骨棘《こつきょく》形成や椎間関節症《ついかんかんせつしょう》などを観察します。側弯（腰椎変性側弯症）を示すこともあり、骨関節に関連する疼痛《とうつう》に加え、筋群のアンバランスによる腰痛も出ることがあります。

通常は保存療法が選択されますが、膀胱直腸障害《ぼうこうちょくちょうしょうがい》や歩行障害が出現した場合は手術を行う場合があります。

特発性側弯症

原因不明で脊柱が側方へS字状に弯曲する。筋肉のバランスが乱れ、腰痛や肩こりの原因になる。弯曲に伴い脊柱は回旋するので、進行すると胸郭が変形して心肺機能に影響してしまう。

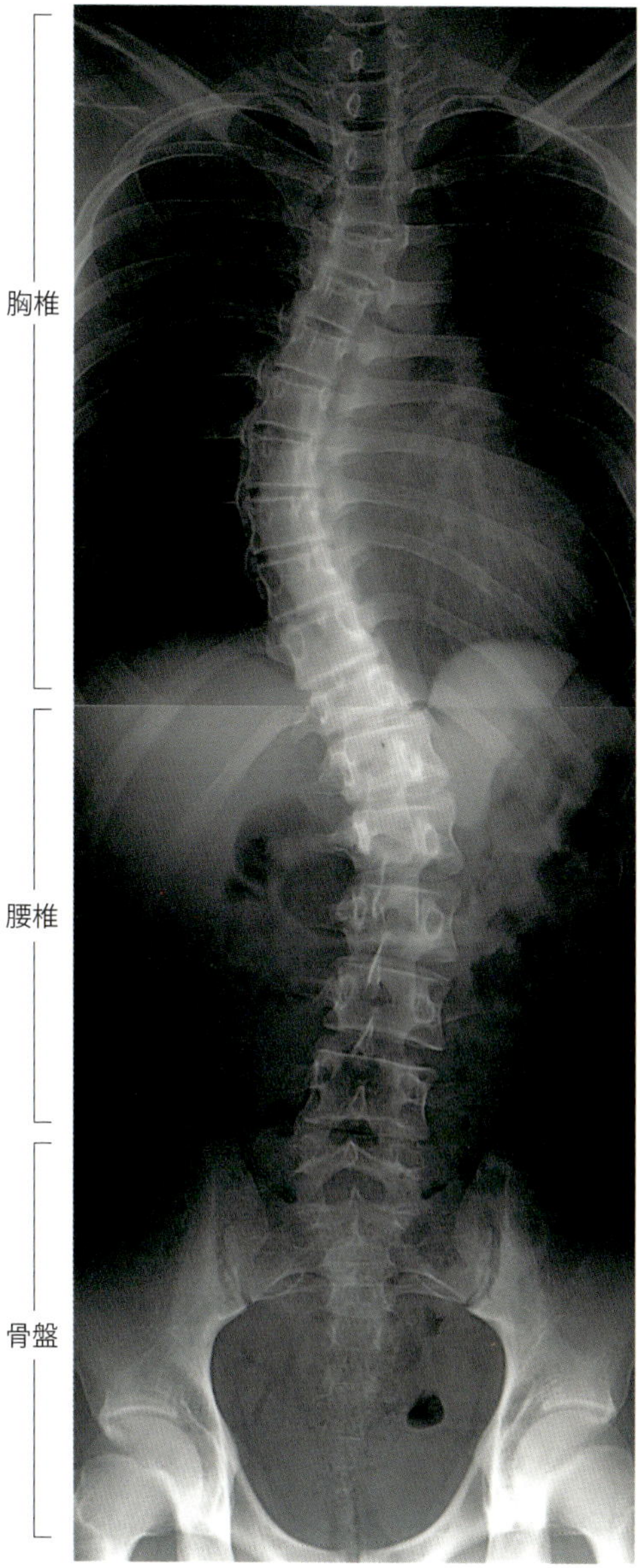

腰椎椎間板ヘルニア・坐骨神経痛・疼痛性側弯の患者の場合

ヒトの身体は、骨盤は幅広く、腰部は細く、肩甲帯は幅広いので、横向き臥床《がしょう》（イラストのような姿勢）の場合、重力に影響されて腰部は床に接触しようと床方向に凸の側弯になる。疼痛性側弯は椎間板ヘルニアが神経根を圧迫しない方向へ弯曲しているので、疼痛性側弯を解消しようとする横向き臥床では坐骨神経痛は悪化する。

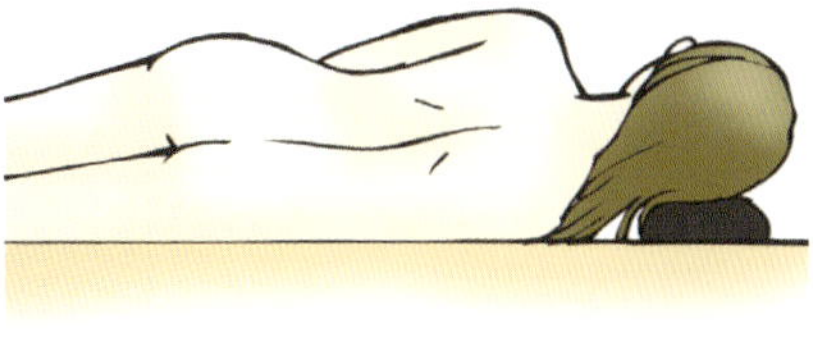

シュモール結節

シュモール結節《けっせつ》は、椎体《ついたい》内ヘルニアのことです。椎間板は、椎体と椎体の間にあって、中心部の髄核《ずいかく》はジェル状で、コラーゲンの線維輪《せんいりん》によって包まれ、いわゆるクッションとして働きます。髄核の内圧は高く維持されています。

椎間板ヘルニアは、坐骨神経痛《ざこつしんけいつう》などの原因になる疾病です。椎間板の一部（髄核など）が後ろ側へ脱出して神経根《しんけいこん》を圧迫して発症します。

シュモール結節は、髄核が上下方向に脱出し椎体へ陥入した状態なので、神経根を圧迫しません。さらに、椎体内には痛みを感じる神経がないので多くは無症状です。レントゲン写真の腰椎側面像からシュモール結節（椎体の凹《へこ》み）を観察することができます。

シュモール結節

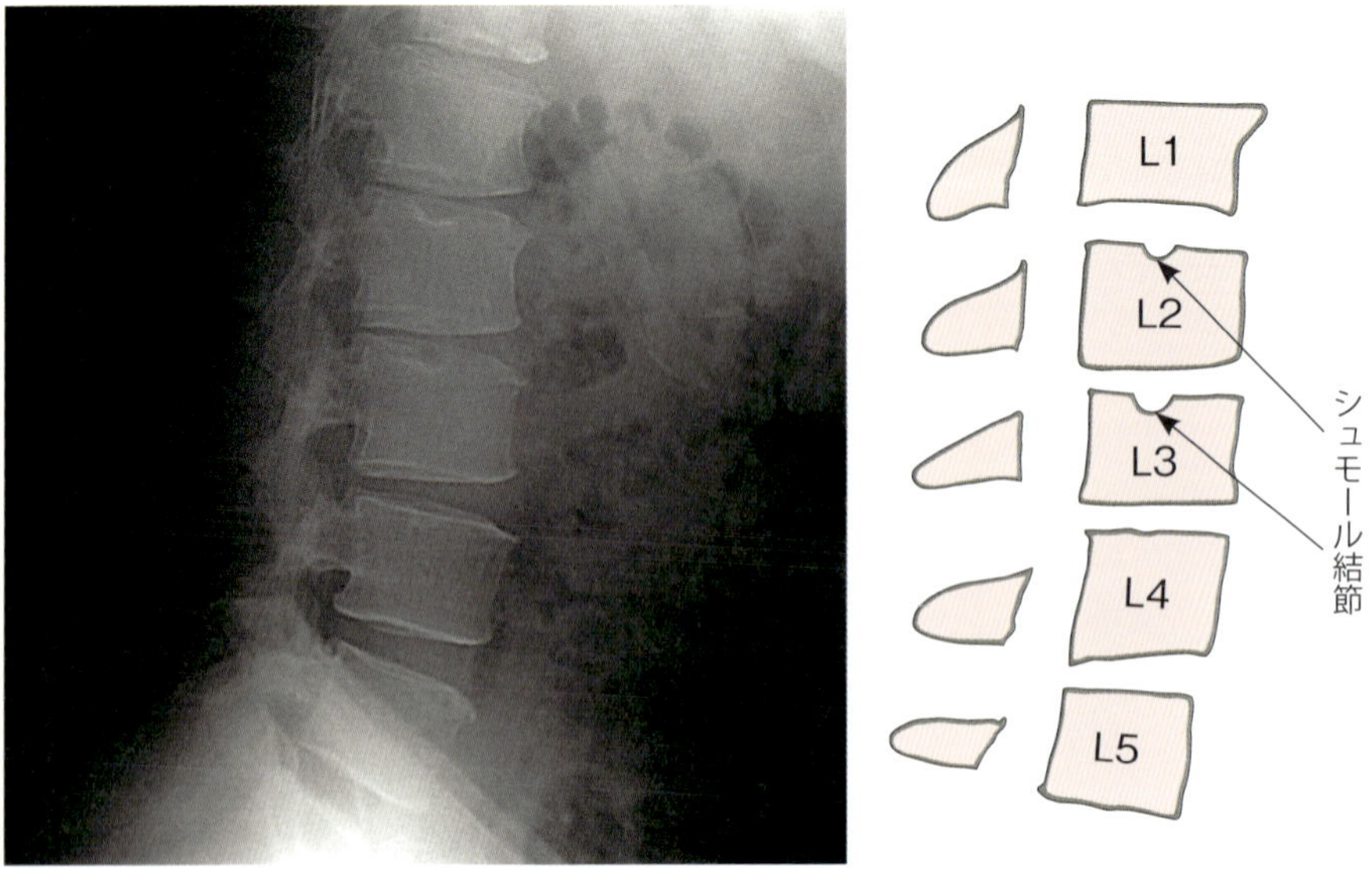

二分脊椎

生まれつき脊椎の癒合《ゆごう》が不完全（椎弓《ついきゅう》癒合不全という）で、脊柱管《せきちゅうかん》の一部が開いたままの状態にある疾病です。主に腰椎や仙椎《せんつい》に発症する先天異常で脊椎披裂《せきついひれつ》ともいいます。脳の命令を伝達する脊髄（神経の束）は脊柱管を走行しているので、運動機能の障害や知覚の異常が起きることがあります。

披裂部から脊髄や髄膜《ずいまく》が脱出するタイプを「嚢胞性二分《のうほうせいにぶん》脊椎《せきつい》」といい、脱出がないタイプを「潜在性二分脊椎《せんざいせいにぶんせきつい》」といいます。嚢胞性二分脊椎には重症な場合が多く、下肢の運動障害、膀胱《ぼうこう》や直腸の機能障害、脊髄形成不全などを起こすことがあります。

腰椎披裂症

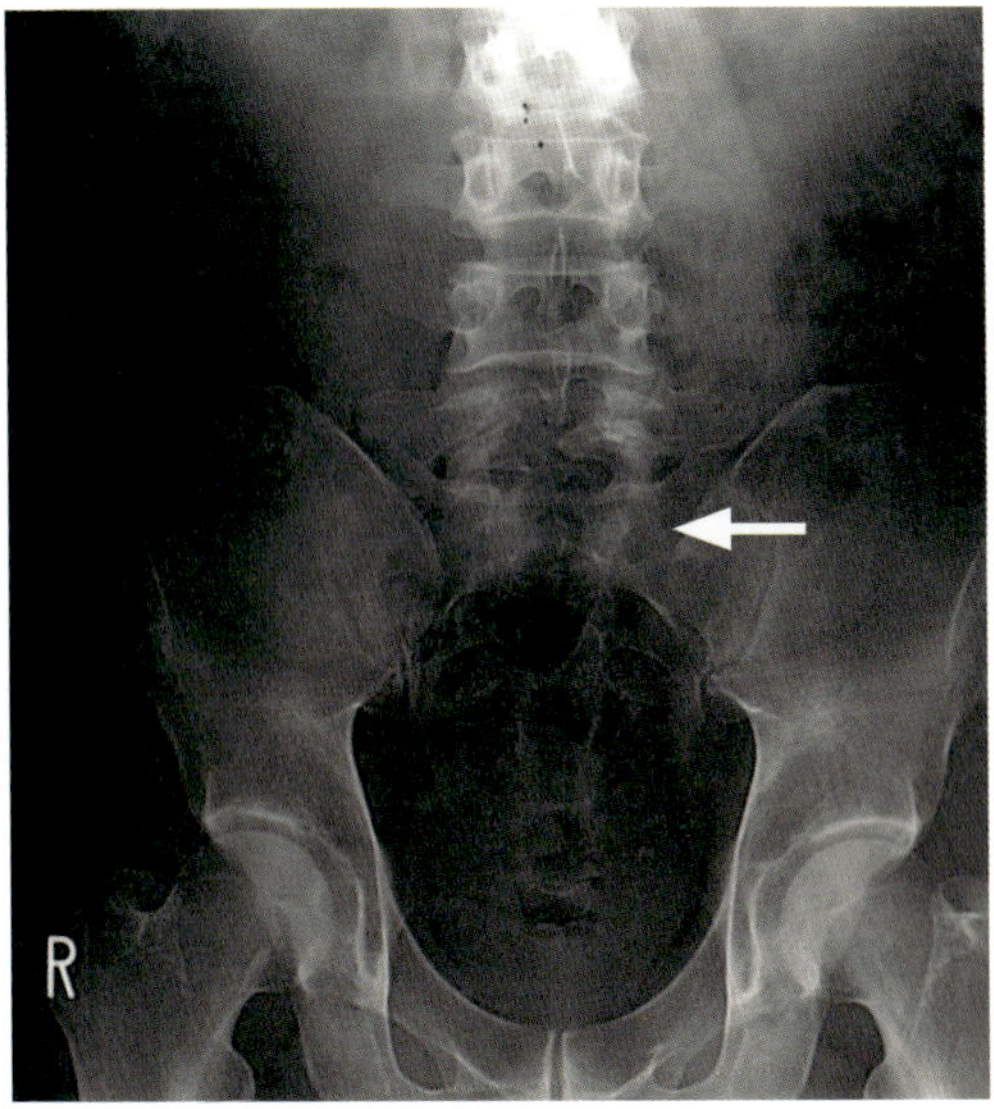

PART 1

腰痛を知ることからはじめよう!

腰痛治療のアウトライン

腰痛の治療は大きく「保存療法」と「手術療法」に分けて考えられ、保存療法は手術以外の治療をすべて含んでいます。まずは、保存療法を丁寧に行うことが一般的ですが、治療効果が乏しく症状が改善しないとき、頑固な激痛が持続するとき、下肢《かし》の筋力が低下してスリッパが脱げたり起立歩行が困難になったり、間欠性跛行《かんけつせいはこう》が高度なとき、排尿や排便の障害が現れたなどの場合には、速やかに手術療法を決断すべきです。

保存療法
（薬物療法、注射療法、理学療法など）

薬物療法の主役は消炎鎮痛剤《しょうえんちんつうざい》（内服・貼付剤《ちょうふざい》・坐剤《ざざい》）で、炎症を鎮めて疼痛《とうつう》を軽減させることです。内服薬はロキソプロフェン（ロキソニン）、ロルノキシカム（ロルカム）、ジクロフェナック（ボルタレン）、ザルトプロフェン（ソレトン）、エトドラク（ハイペン）などをよく処方します。筋弛緩剤《きんしかんざい》は痛みによって筋緊張が強い場合に処方します。消炎鎮痛剤貼付剤（いわゆるシップ薬）には水分を多く含んだ「パップ剤」と含まない「テープ剤」があります。いずれもジクロフェナック、ロキソプロフェン、フェルビナクなどの消炎鎮痛剤が含有され、皮膚を経て患部へ作用します。腰部脊柱管狭窄症《ようぶせきちゅうかんきょうさくしょう》では血管拡張剤（リマプロフトアルファデクスなど）によって馬尾神経《ばびしんけい》の血流が改善され、間欠性跛行や疼痛が軽快します。

保存療法（手術をしない治療）

■神経根型《しんけいこん》

多くは保存療法を行います。消炎鎮痛剤（内服薬、坐剤、貼付剤）、神経ブロック療法、コルセット療法などが通常行われます。

神経ブロック（硬膜外《こうまくがい》や神経根など）は、局所麻酔剤、ステロイド剤、オピオイドなどを注射して痛みを除去します。

■馬尾神経型や混合型

シビレが強いときは、馬尾神経への血流を増加させる薬剤（プロスタグランジン製剤）の処方、神経ブロック療法を行います。痛みやシビレが軽快したら、理学療法（牽引や温熱治療など）や体操療法（ストレッチや筋強化）を開始します。

ブロック療法

ブロック療法（腰部硬膜外ブロック療法・神経根ブロック療法など）は、薬物療法が無効な場合に提案され、ペインクリニック科で施行されます。間欠性跛行の改善や除痛を目的に局所麻酔剤やステロイド剤を神経周囲（腰部硬膜《こうまく》外腔《がいくう》など）へ注射します。

理学療法

理学療法（物理療法と運動療法）は、身体の運動能力低下などに対応して処方されます。物理療法には電気刺激・温熱刺激・牽引などがあります。低周波電気刺激は微弱な電流を神経へ流して痛みを緩和します。さらに、筋群も収縮させるので血流改善効果があります。骨盤牽引《こつばんけんいん》は腰部をマシンでストレッチして筋緊張を軽減し、筋群血流を増加させ、反り腰を改善して疼痛を緩和します。温熱刺激（ホットパック、レーザー、マイクロ波、赤外線など）は患部を温めて血流を増加させます。

運動療法は骨関節筋群のパフォーマンスを改善して症状を緩和させたり、再発予防を目的にします。

手術療法

手術療法は、障害部位の物理的要素（ヘルニアなど）を除去する手法です。腰椎椎間板《ようついついかんばん》ヘルニアでは飛び出した椎間板を摘出します。また、腰部脊柱管狭窄症では脊柱管を構成している椎弓《ついきゅう》や黄色靭帯《おうしょくじんたい》を除去して脊柱管を拡大します。

ただ、手術療法はオールマイティではありません。手術をしたら元の身体に戻れるわけではないのです。日常生活動作やスポーツ活動に支障がある、困った症状に焦点を合わせて除去することを目的にします。もともと身体には不要なパーツはなく、障害されたパーツを手術によって除去した後は補うことが重要になります。手術後はエクササイズなどを地道に行い、身体パフォーマンスを獲得することが求められます。したがって、目的を持ったエクササイズを行わなければ再発する確率は大きいでしょう。

手術療法

手術は、病気に侵された身体を「前の身体へ戻す」わけでもありません。手術さえすれば「健康体に変身する」ことでもありません。メリットもデメリットも併せ持っています。よく理解した上で受けましょう。

一般的に、次の状況の場合は手術療法を検討します。

手術の選択基準

■3ヶ月間にわたり保存療法を行ったが効果がない。
■安静時でもシビレや痛みが強くなった。
■間欠跛行《かんけつはこう》が進行し、歩行距離が短縮した（300m以下になった）。
■足に力が入らない（つま先が上がらない、スリッパが脱げる、つまずきやすいなど）。
■排尿や排便の障害がある。
■症状が安定しない。患者さんが手術を強く希望する。

手術方法

腰痛のみの場合は、固定術を選択します。シビレの場合は、開窓術《かいそうじゅつ》、椎弓《ついきゅう》切除術、圧迫部の切除術を選択します。腰椎すべり症、腰椎側弯症《ようついそくわんしょう》などの脊椎《せきつい》の配列異常には、固定術を選択します。

■手術のメリット

手術療法は、病気の原因を取り除くことで困った症状は解消するので、日常生活活動や就労活動のレベル（質）が改善されることです。

たとえば、我慢できない強い痛みで困っている場合は、除痛を目的に手術を行います。痛みさえなければ、日常生活や就労活動の質は向上するので、病気前の状況が手に入るのです。

■手術のデメリット

手術は、皮膚を切開し、筋肉を切り、細い静脈や動脈などを切り、骨を削り、病気の原因部位へ到達し、神経の近くで手術操作を行うので、まれに手術部位の皮膚の感覚が低下したり、ぴりぴりしたり、手術創に血の塊が残ったり、感染したり、筋力が低下したりといったことが起きる場合があります。手術時期が遅かったために神経障害が進行して、手術をしてもシビレや麻痺が改善しないこともあります。

手術は目的（たとえば除痛など）を決めて行います。だから、目的以外（たとえばシビレ解消など）の効果が手に入らないこともあります。

麻酔によって実施されるので、手術操作の痛みは感じませんが、体力を消耗します。

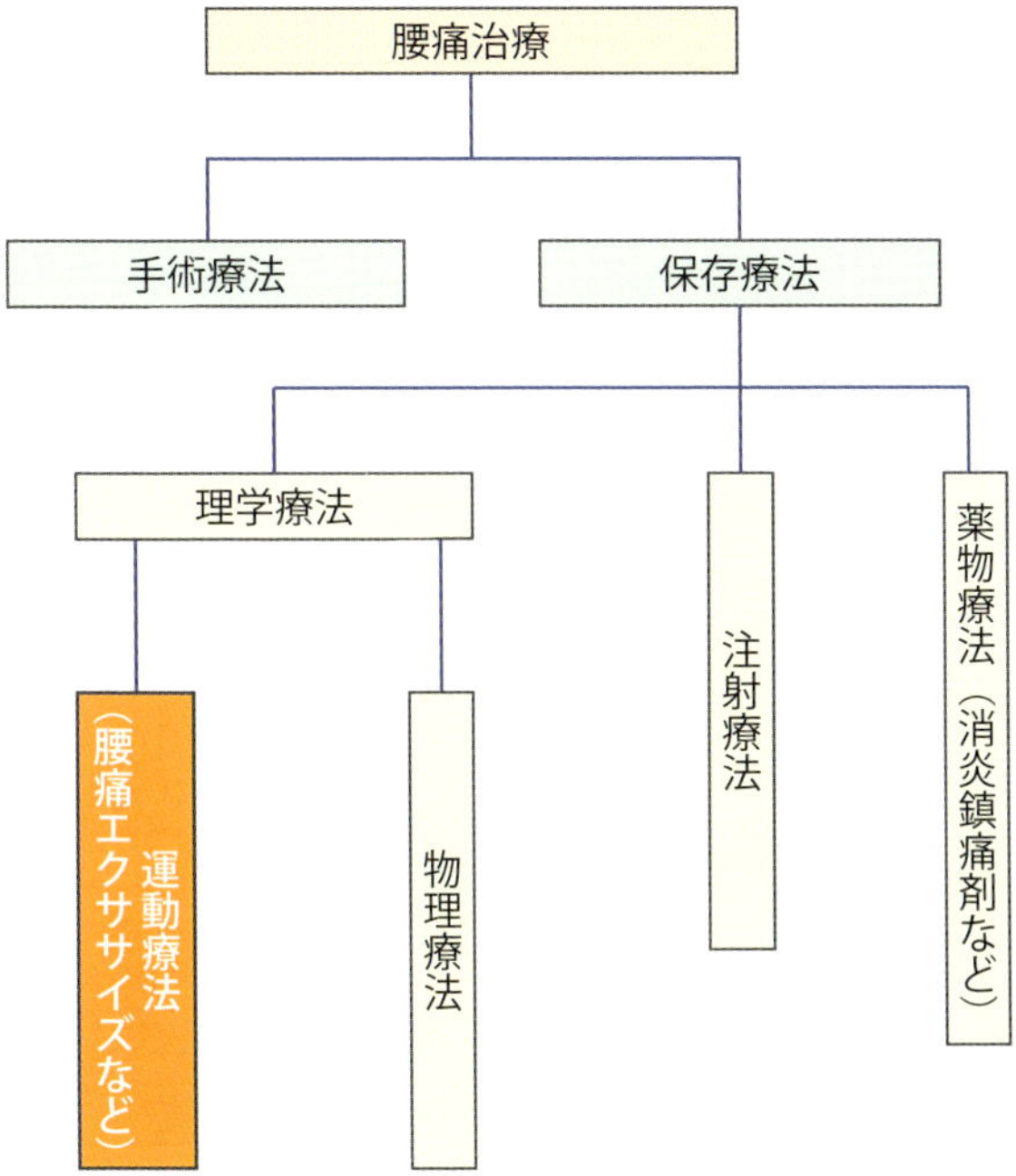

お薬の使い方

痛みには、「神経障害性疼痛《とうつう》」と「侵害受容性疼痛」があります。両方の要素をもった痛みを「混合性疼痛」といい、腰部《ようぶ》脊柱管狭窄《せきちゅうかんきょうさく》による下肢《かし》の症状の多くは「混合性疼痛」と考えられています。

- 侵害受容性疼痛には、非ステロイド性消炎鎮痛剤《しょうえんちんつうざい》、アセトアミノフェンなどを処方します。
- 神経障害性疼痛には、プレガバリン（リリカ）やノイロトロピンを処方します。
- 混合性疼痛には、非ステロイド性消炎鎮痛剤やプレガバリンなどを併用します。
- 馬尾神経《ばびしんけい》の血行改善には、プロスタグランジンE1（PGE1）を処方します。
- 慢性疼痛には、抗うつ薬、オピオイドを処方します。
- 仕事の不満、不眠、食欲不振など、ストレス、不安、うつ状態の場合は抗不安薬や抗うつ薬を処方します。
- ほかには、漢方薬（八味地黄丸《はちみじおうがん》や牛車腎気丸《ごしゃじんきがん》など）を処方します。
- オピオイドは薬物依存症や精神疾患を併発している場合では処方しません。

痛みの解説

- **侵害受容性疼痛：**外傷などにより炎症が起きると、炎症によって痛みを起こす物質が発生します。この物質が末梢神経（侵害受容器）を刺激して痛みを感じさせます。たとえば、頭痛、切り傷、歯痛、打撲、関節リウマチなどです。“重い”痛み、あるいは“ズーン”とした痛みなどです。
- **神経障害性疼痛：**神経にキズがつくと神経が過敏になります。痛みの信号が多く発信して痛むことを神経障害性疼痛といいます。たとえば、帯状疱疹《たいじょうほうしん》後の痛み、糖尿病性神経障害、坐骨神経痛《ざこつしんけいつう》などです。“焼けるような”痛み、あるいは“ビリッ”とした痛みなどのことです。
- **慢性疼痛：**ケガなどによる痛みを長時間にわたり放置しておくと、痛みの信号は脳へ絶え間なく送られています。しだいに痛みは増強していくと慢性化します。3ヶ月以上継続すると慢性化したと判断して「慢性疼痛」と呼びます。

お薬の解説

◆非ステロイド性消炎鎮痛剤：

Cox1 が産生するプロスタグランジンは胃粘液分泌を増加させ、血流増加の作用を持ち、胃粘膜保護などの作用を持つ。

Cox2 は炎症時に主に炎症組織で誘導される。Cox2 が産生するプロスタグランジンが炎症を増悪《ぞうあく》させる。

① Cox1 & Cox2 阻害：ロキソニン錠、ボルタレン錠、ロルカム錠、ブルフェン錠、カロナール錠など

・ロキソプロフェンナトリウム（ロキソニン錠）

適応症：腰痛症、変形性関節症、肩関節周囲炎、頚肩腕症候群《けいけんわんしょうこうぐん》、関節リウマチなど

副作用：胃部不快感、腹痛、悪心、嘔吐、食欲不振、浮腫《ふしゅ》、むくみ、発疹、蕁麻疹《じんましん》、眠気など

・ジクフェナックナトウム（ボルタレン錠）

適応症：腰痛症、変形性関節症、関節リウマチなど

副作用：胃部不快感、胃痛、腹痛、食欲不振、吐き気、嘔吐、下痢、口内炎、浮腫、発疹など

・アセトアミノフェン（カロナール錠）

解熱鎮痛作用は中枢性で、発汗を伴って解熱する。平熱時にはほとんど体温に影響を及ぼさない。鎮痛作用は緩和な痛みに有効で抗炎症作用はほとんどない。

適応症：腰痛症、筋肉痛、打撲痛、捻挫《ねんざ》痛、頭痛、耳痛、神経痛、月経痛など

副作用：呼吸困難、全身潮紅、血管浮腫、蕁麻疹《じんましん》など

② Cox2 阻害：セレコックス錠、モービック錠、ハイペン錠など

・セレコキシブ（セレコックス錠）

適応症：腰痛症、変形性関節症、肩関節周囲炎、関節リウマチ、頚肩腕症候群など

副作用：腹痛、口内炎、下痢、吐き気、発疹、腹痛、吐血、下血、発熱、紅斑《こうはん》など

◆プレガバリン（リリカカプセル）

中枢神経系で過剰に興奮した神経を鎮めて痛みを和らげる。

適応症：神経障害性疼痛、線維筋痛症《せんいきんつうしょう》に伴う疼痛

用　法：神経障害性疼痛：1 週間以上かけて 1 日用量 300mg まで漸増《ぜんぞう》

線維筋痛症に伴う疼痛：1 週間以上かけて 1 日用量 300mg まで漸増

自分の判断で飲むのを止めない

生活上の注意：副作用：めまい、傾眠《けいみん》、浮腫、体重増加、蕁麻疹など

高齢者では転倒し骨折などを起こすことがあります。

◆リマプロスト（プロレナール錠、オパルモン錠）

プロスタグランジン E1 は、血管拡張作用などにより神経組織への血液量を増大させるので、歩行状態を良くさせて日常生活での制限を改善します。

適応症：脊柱管狭窄症、閉塞性血栓血管炎《へいそくせいけっせんけっかんえん》

副作用：下痢、吐き気、嘔吐、胃部腹部不快感、食欲不振、腹痛、頭痛、発疹など

PART 1

腰痛の患者さん

疑問・難問・クエスチョン！

腰痛でクリニックを訪れる患者様から、いろいろな質問を受けます。腰痛の本にはこう書いてあるけど……、あそこの病院ではこういわれたのだけど……、ホントはよくわからないんです——と。わからないことをわからないままにしておいても腰痛はよくはなりません。ここでは、患者様の声の中から本書の内容に即《そく》したものをピックアップして、解答していくことにしましょう！

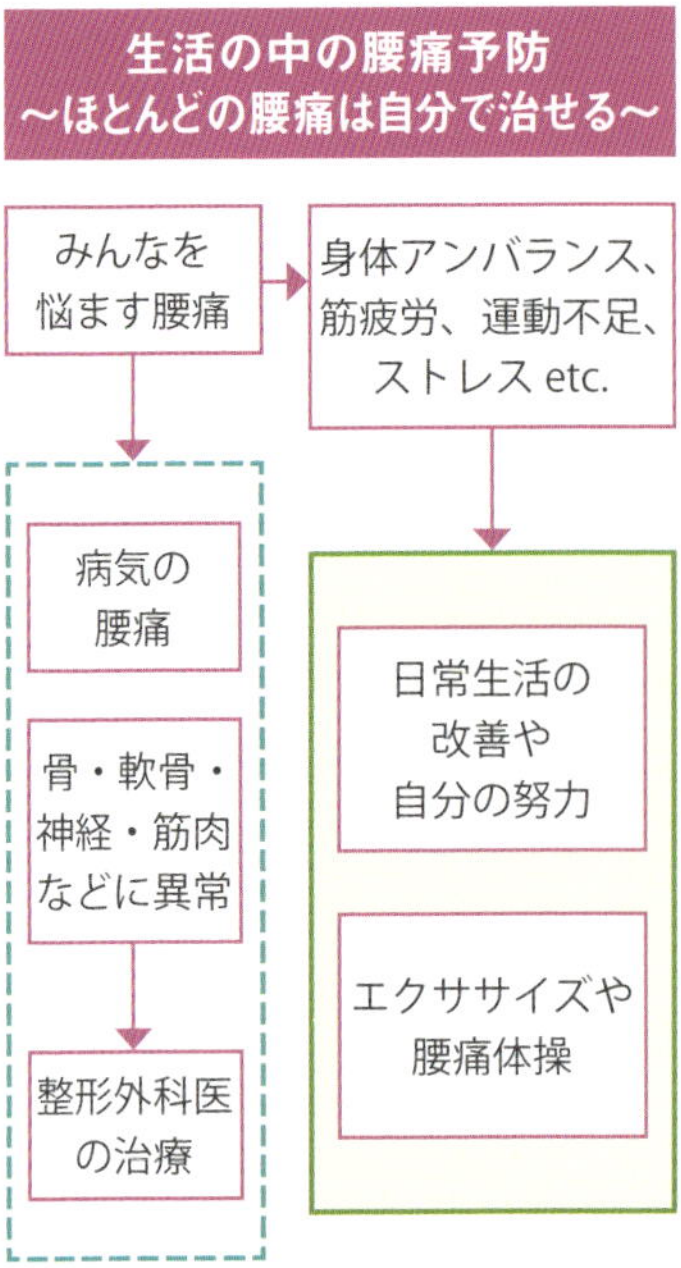

Q.1

歩くように指示されるが、どの時間帯に行うのがいいか？歩く速さは？

A

ウォーキングは日常生活動作に密着したエクササイズで、お手軽で良好な有酸素運動です。だから、私は「キング・オブ・ザ・エクササイズ」と呼んでいます。

ウォーキングをエクササイズ目的で行うのであれば、昼間にしっかり行うことが望ましく、分速80ｍはエコ速度、分速120ｍはジョギングなので、「分速70ｍ～100ｍ（時速4km～6km）」くらいがエクササイズ目的には好ましいスピードになります。

Q.2

運動しなさいと指示されるが、いつやればいいのか？

A エクササイズは症状が軽減してからスタートします。朝はウォーミングアップ、夜はクールダウンを目的にしてストレッチを中心に実施します。身体活動が盛んな昼間は筋強化や有酸素運動に適しています。

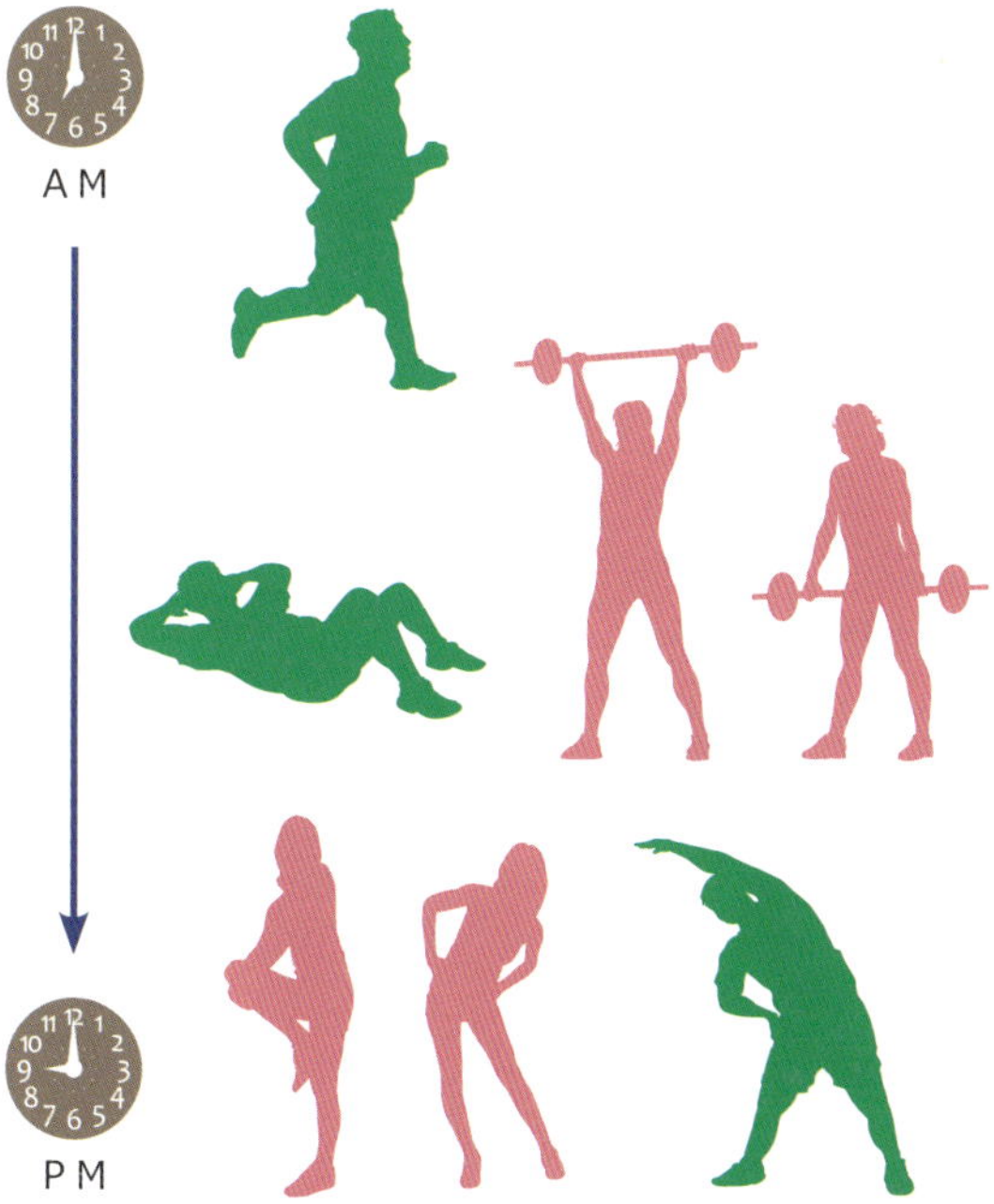

Q.3

安静にするよう指示されるけど、何時間安静にすればよいのか？

A 腰椎椎間板《ようついついかんばん》ヘルニアによる坐骨神経痛《ざこつしんけいつう》のときは、椎間板軟骨へかかる負担は「中腰」「腰かけ」などの姿勢で増大します。しかし、仰向けや横向きに寝転がった姿勢では負担が少ないので、腰部安静にはうつ伏せ以外の寝転がった姿勢が適しています。

可能であれば1日中休んでいるのが望ましく、痛みが強いときは1～2週間継続すれば軽減できるでしょう。

姿勢と椎間板にかかる負担

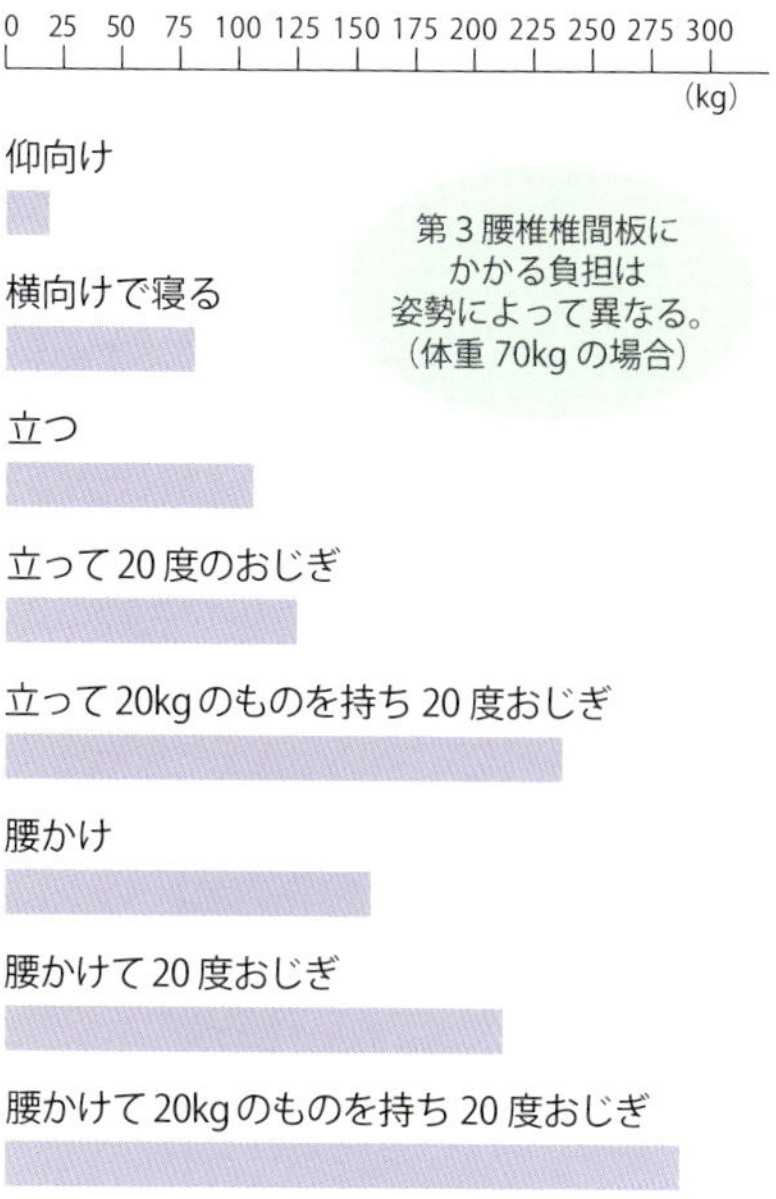

Q.4

エビのように丸くなって寝れば痛くないはず！ と指示されるが、どのようなことに配慮して寝ればいいのか？

A

反り腰を解消するために膝《ひざ》と股関節《こかんせつ》を曲げて腰部をベッドにつけます。このスタイルこそ椎間板《ついかんばん》にかかる負担が最小なのです。疼痛《とうつう》によって腰部が側弯《そくわん》している場合は弯曲の凸側《とつがわ》を下にすると側弯は維持あるいは増強して神経根《しんけいこん》への圧迫が軽減します。ベッドマットのスプリングが重い体幹部《たいかんぶ》や殿部《でんぶ》、軽い四肢《しし》や肩部に対応してセッティングしてある商品は身体にやさしいので、腰痛予防にも最適です。

ベッドのチョイス法

ベッドが柔らかすぎると背の反りが強くなる

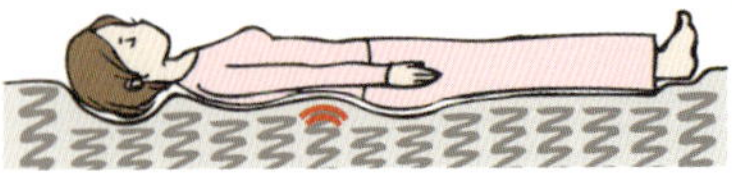

うつ伏せは頸や腰に負担がかかる

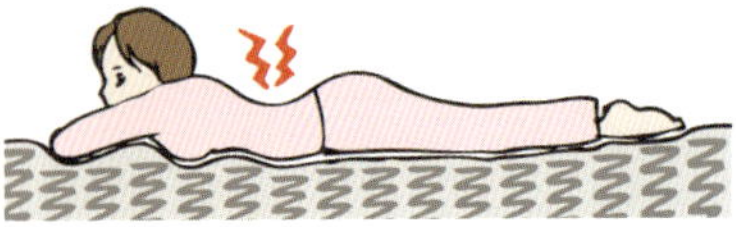

高い枕は頸に負担がかかる

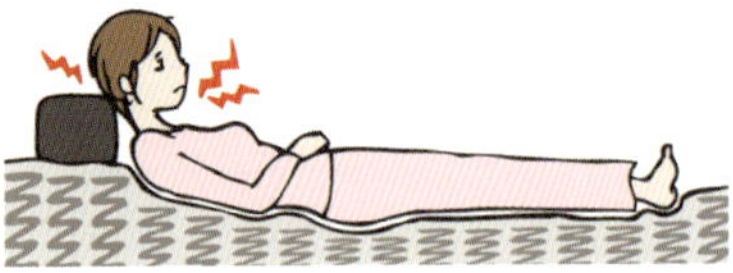

Q.5

坐薬《ざやく》（坐剤《ざざい》）を使えといわれるが、いつ使えばいいのか？

A

疼痛コントロールのコツは痛くなる前に消炎鎮痛剤《しょうえんちんつうざい》（内服・貼付剤《ちょうふざい》・坐剤）を使用することです。坐剤の除痛効果は早急に現れますが、快適に疼痛コントロールしたいときは、使用の時間割を担当医に決めてもらって計画的に行うべきです。頓用《とんよう》（痛いとき使用）で処方されたときは疼痛が軽いうちに使用します。

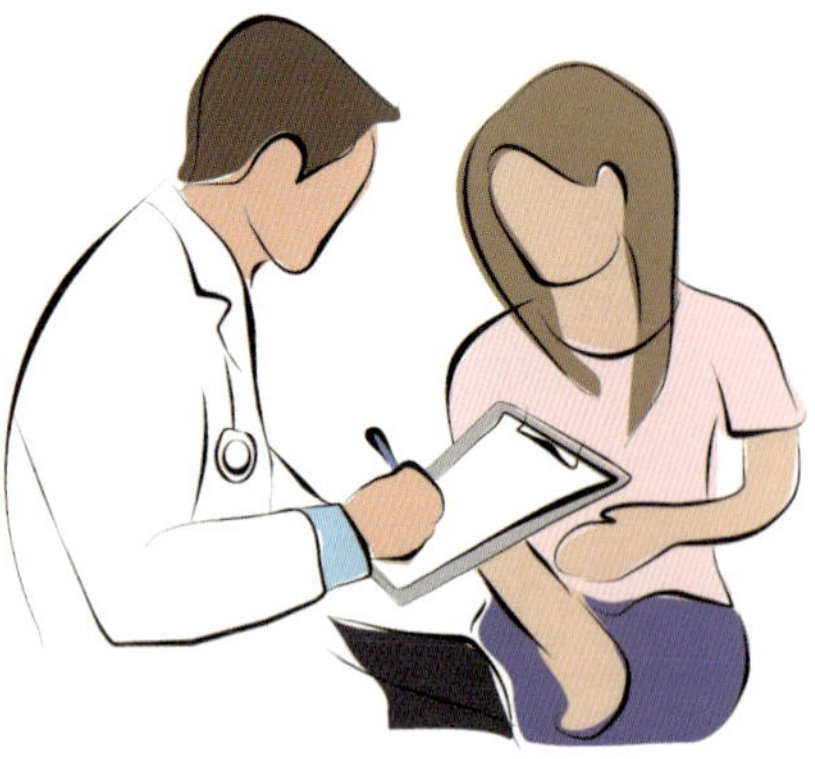

Q.6

腰痛があるけど、ヨガやピラティスをやってもいいのか？

A

ヨガやピラティスは優秀なエクササイズです。ただ、健常者対象のクラスが多いので、はじめる前に、まずは疾病を持っていることをインストラクターに伝えて安全にエクササイズを受けてください。それでも痛みがあるときは担当医へ相談しましょう。

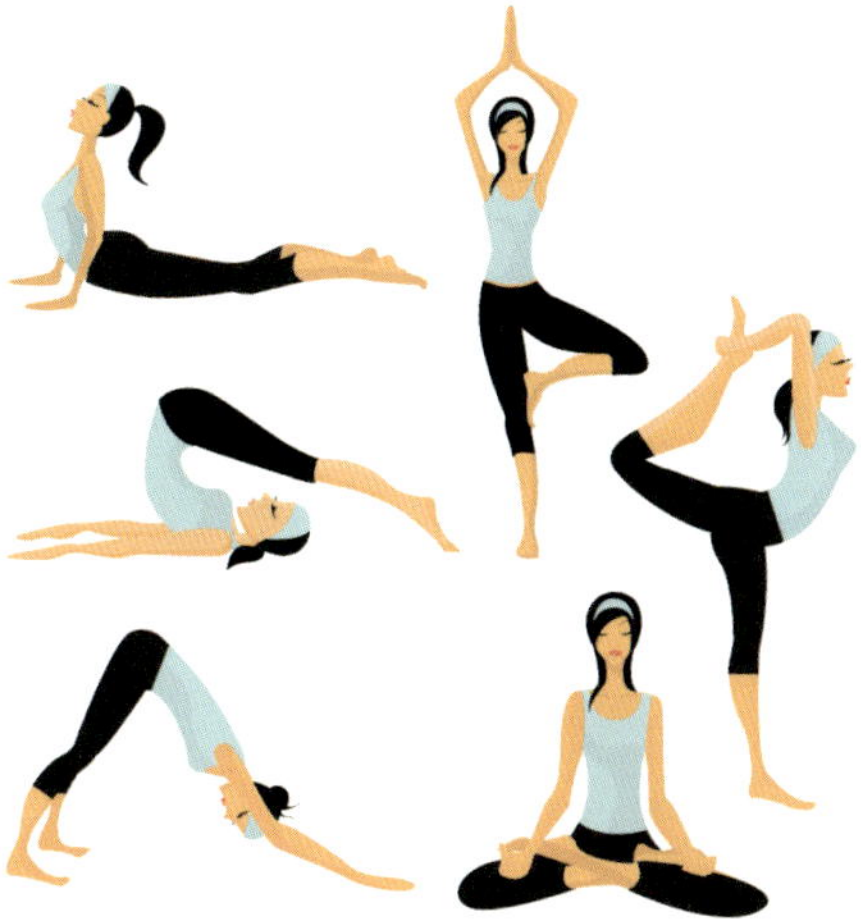

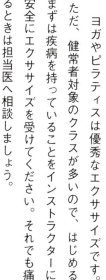

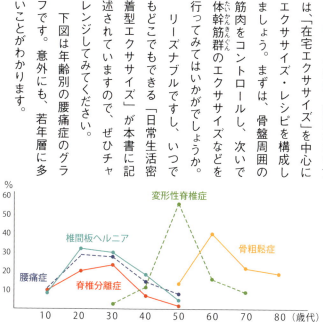

Q.7

忙しいのでエクササイズの時間が……。簡単で効果的なモノはないか？

A

忙しくてスポーツクラブへ出向く時間がない方は、「在宅エクササイズ」を中心にエクササイズ・レシピを構成しましょう。まずは、骨盤周囲の筋肉をコントロールし、次いで体幹筋群《たいかんきんぐん》のエクササイズなどを行ってみてはいかがでしょうか。

リーズナブルですし、いつでもどこでもできる「日常生活密着型エクササイズ」が本書に記述されていますので、ぜひチャレンジしてみてください。

下図は年齢別の腰痛症のグラフです。意外にも、若年層に多いことがわかります。

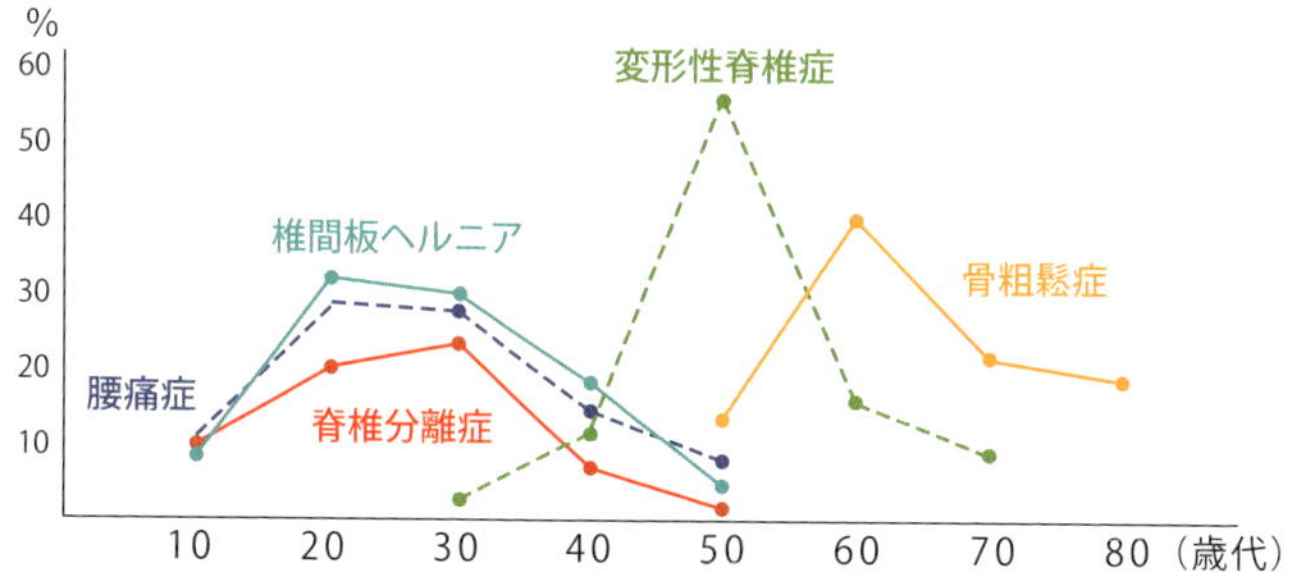

神経障害のチェック表

神経根《しんけいこん》レベル	感覚神経テスト	運動神経テスト	反射テスト
L1	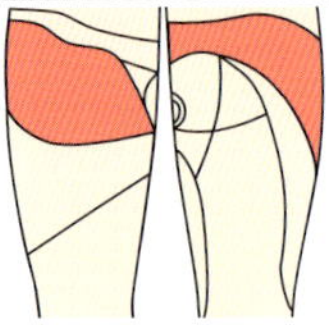	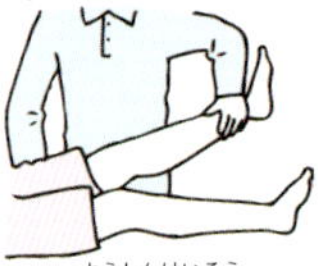 腰神経叢《ようしんけいそう》	なし
L2	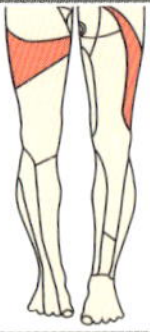	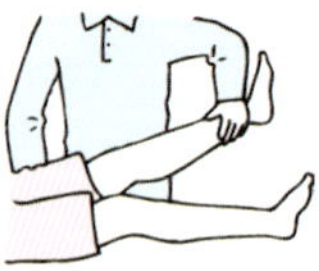 腰神経叢	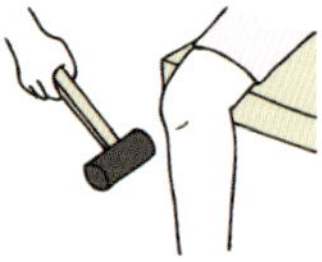 一部
L3	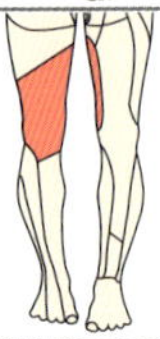	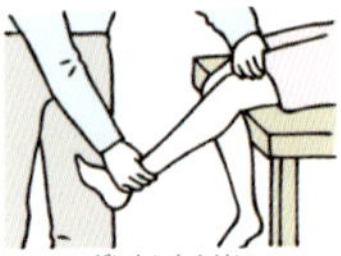 大腿神経《だいたいしんけい》	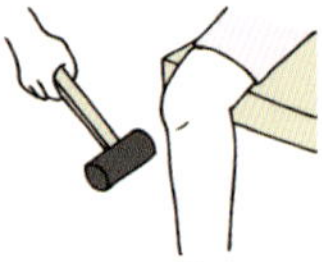 一部
L4	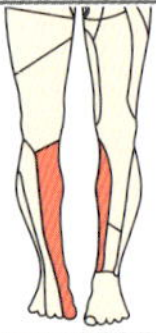	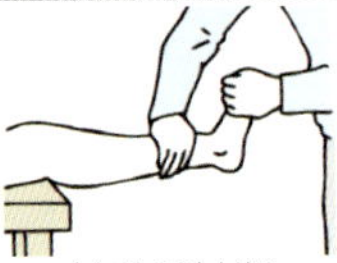 深腓骨神経《しんひこつしんけい》	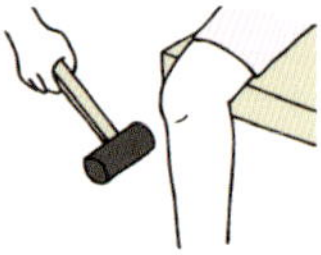 膝蓋腱《しつがいけん》
L5	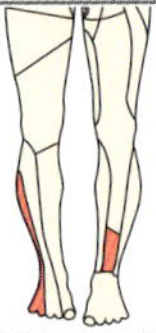	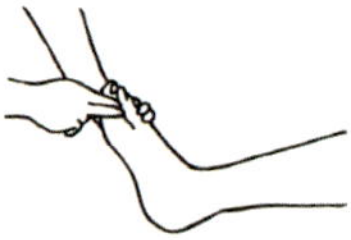 深腓骨神経	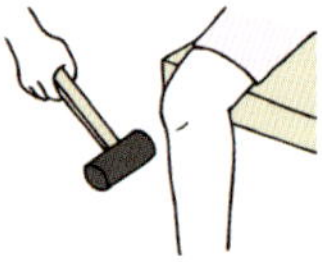 膝蓋腱
S1	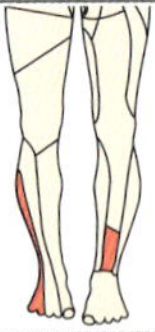	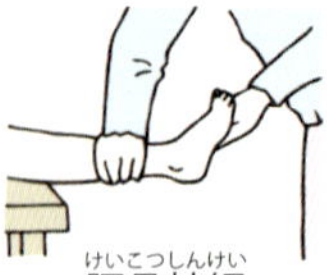 脛骨神経《けいこつしんけい》	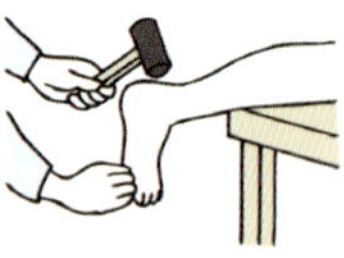 アキレス腱
S2	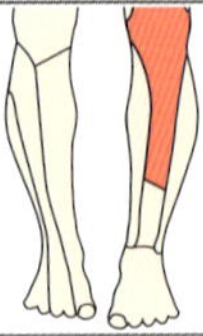	なし	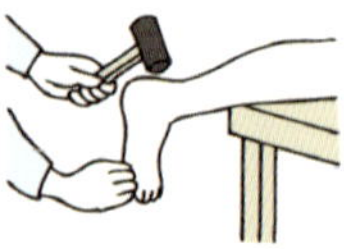 アキレス腱

＊骨盤の一部である仙骨は5個の仙椎で構成されています。仙椎は25～30歳頃に癒合して仙骨になります。L5神経根はL4―5椎間板レベルに対応し、S1はL5―S1レベル、S2はS1―2レベルになります。

Part 2

運動療法の基礎 腰痛エクササイズの順序

「自分の腰痛」がわかったら、
運動療法の流れを知って安全に実施しましょう。
ストレッチ、バランス改善、パワーアップの順序を守って、
毎日の実践を心掛けましょう。

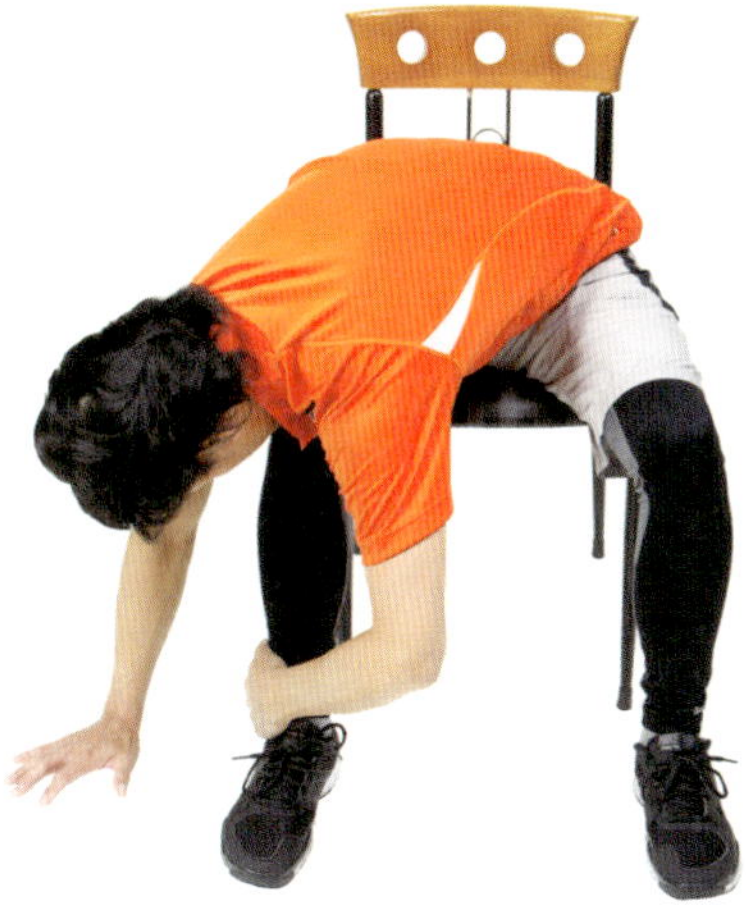

PART 2
運動療法の基礎

腰痛の禁忌4か条

やってはいけないこと

運動によって腰痛の予防改善を目指すとき、重要なことは「それ以上患部に負担をかけず、いかに痛みを軽減するか」ということです。ですから、どんな動きが腰痛を悪化させるのかを理解することが大切です。

腰痛症（特に椎間板《ついかんばん》ヘルニア）の人にとって最もよくない行為は「反る」ことです。反ると椎間板への圧力が高まり、髄核《ずいかく》がさらに突出して症状が悪化してしまいます。次にあげる4項目は、腰痛の人は決して行わないようにしてください。

❶反らす

脊柱《せきちゅう》は立っている状態から前に90度近く曲がる（屈曲《くっきょく》する）ことができますが、逆に「反る」ことはほとんどできない構造になっています。「背中を反らす」動作を行うと、確かに気持ちがよくなることもありますが、実際には背筋が縮んだ状態となり脊柱への負担が高まります。

また、床にうつ伏せになって身体を反らせる動作は、脊柱と背筋にとって非常に負荷のかかる強度の高い動きになるため、腰痛のある人のエクササイズとしてはふさわしくありません。

❷捻る

ゴルフやテニスなどの身体を反らせて捻《ひね》る動きは椎間板に大きな負担がかかります。

❸腰椎に負担をかける動き

腰椎に負担をかける姿勢や状態は次の通りです。

「反り腰」や「休めの姿勢」など、腰を傾けた状態で立つこと。また車の運転中や、テレビを見たり、食事中などのように片側に寄りかかった状態で座っていること。痛みが出るからといって上体をずらして逃がすような行為も、側弯《そくわん》や骨盤傾斜がひどくなる場合があるので注意しましょう。

❹重いものを持ち上げる

重いものを持ち上げるときには、「膝《ひざ》を曲げて持ち上げましょう」といわれますが、膝を曲げても殿筋《でんきん》がうまく使えない状態では、実質上背筋と腰に負担がかかってしまいます。

痛みが出やすいときは、重いものを持たないのが鉄則です。持つ場合には体重の5％以下（体重50kgの人で2.5kg以下）にしましょう。買い物袋が限界といったところです。

もちろん腰に痛みが出ている場合には、この重さでも厳禁です。特に、片手に荷物を持つと、反対側の背筋に負担がかかるので要注意です。また、高い所に荷物を上げようとするときには、荷物の重さに加えて腕の重さがすべて腰にかかってきます。さらに、肩が硬いと腕が上げにくく余計に反ってしまうことになるので注意しましょう。

●重いものを持ち上げる動作

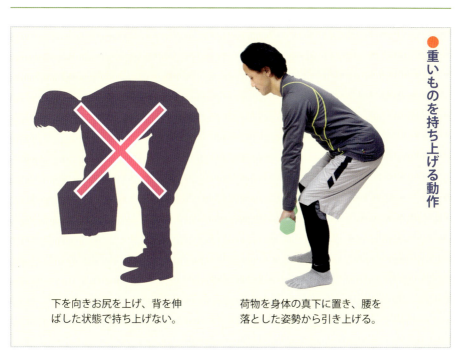

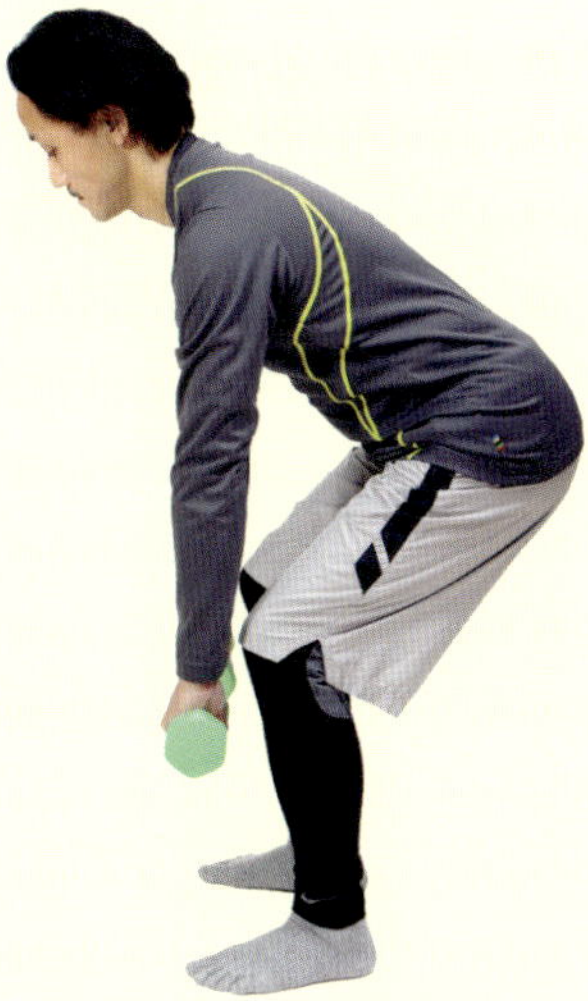

荷物を身体の真下に置き、腰を落とした姿勢から引き上げる。

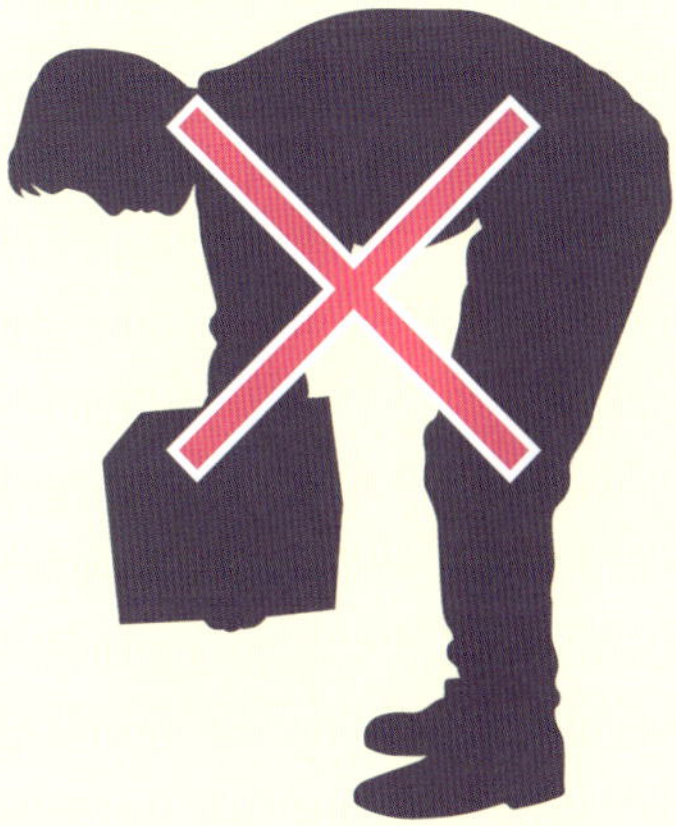

下を向きお尻を上げ、背を伸ばした状態で持ち上げない。

腰まわりの筋肉の状態を理解する

腰痛の人と、そうでない人の決定的な違いは何でしょうか?

答えは、全身の「筋肉の状態」と「バランス」です。筋肉の状態は、「柔軟性」と「筋力の状態」によって「良い」「悪い」を判断します。バランスとは、つまり身体の左右と前後の比較です。全身の筋肉の主な役割は身体を「支える・動かす」ことで、そのために筋肉には「筋力」「柔軟性」「感覚」の3つの性能が欠かせません。

柔軟性、筋力、感覚

柔軟性は、筋肉の伸びやすさや、関節の動く範囲を表し、柔軟性が低いと姿勢が悪くなり腰椎《ようつい》に負担がかかります。反対に柔らかすぎても、力が弱くて身体を支えられないため、これも腰椎に負担をかけてしまいます。筋肉は柔らかすぎても硬すぎてもダメで、適度なバネ(弾力性)が必要なのです。

筋力は、筋肉が縮む力のことです。これは、体重が重いほど必要になります。腰痛の場合には、瞬間的な筋力だけではなく、長い時間脊柱《せきちゅう》を支え続けるために「筋持久力」が必要になってきます。ところが筋力は長い時間力を発揮し続けると硬くなりやすいので、柔軟性とのバランスを同時に考えなければなりません。

そして最後に「感覚」ですが、柔軟性や筋力があっても筋肉の伸び縮みを感じ取る感覚が備わっていなければ何もなりません。実はこの感覚を意識できることが最も重要なのです。

ところが、腰痛を抱える人の中には、ストレッチをしても肝心の筋肉の「伸びる感じ」を得られない、筋強化をしても筋肉の「縮む感じ」が意識できない人がいます。残念ながら、それでは運動療法の効果は期待できません。

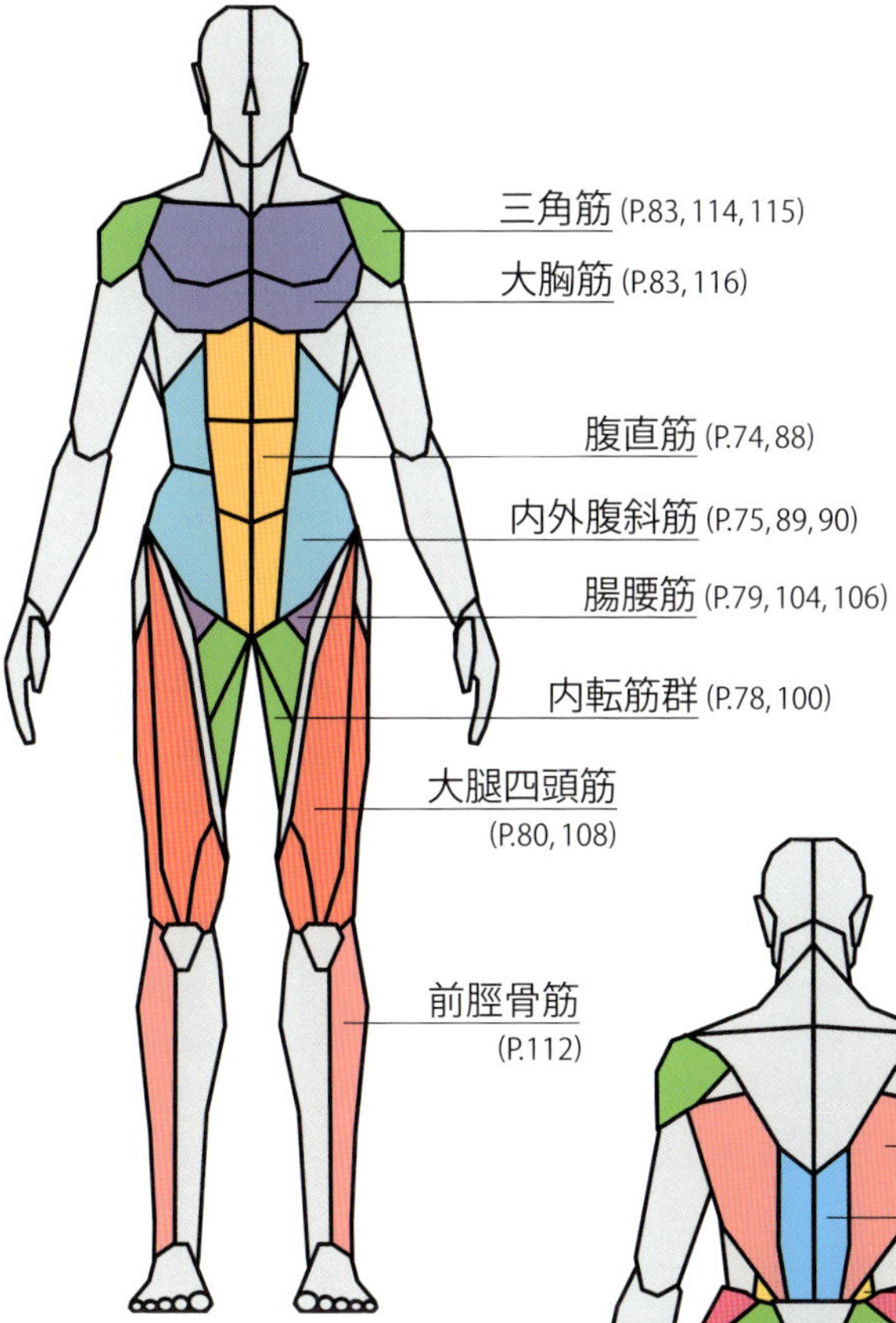

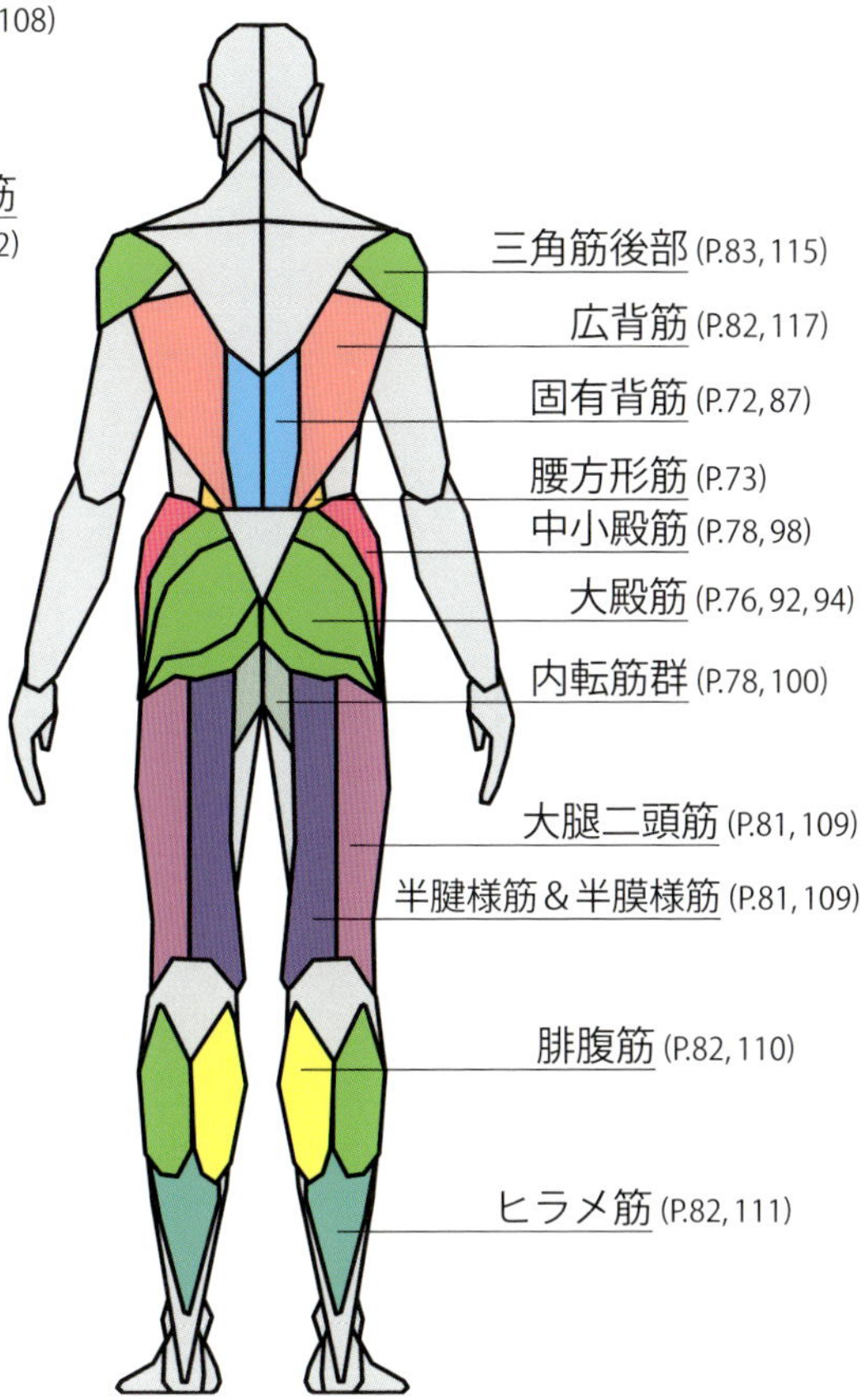

股関節まわりの筋肉

腰痛の原因となりやすい骨盤から大腿部にかけての筋肉。これらの前後・左右の関係における柔軟性、筋力、感覚を、まずは意識する必要がある。

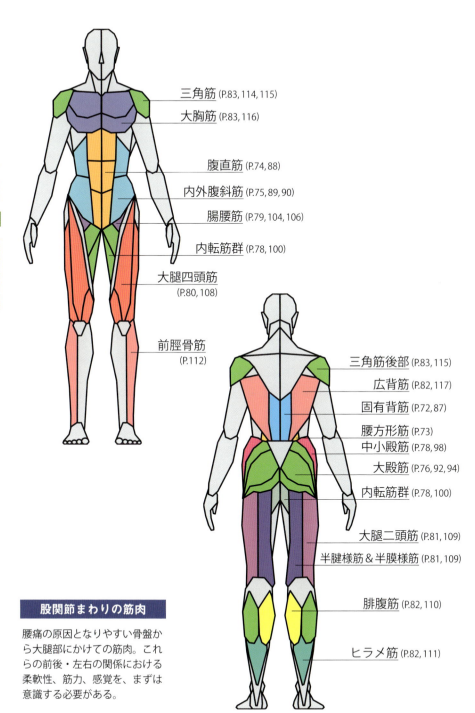

PART 2

運動療法の基礎

「悪い状態」の筋肉とは？

❶縮む力を発揮し、緊張したままの状態

姿勢を保つ背筋のように、筋肉が一定の長さで膠着《こうちゃく》してしまった状態。筋線維に「収縮しなさい！」という指令がずっと続いている状態で、筋線維が滑り込んでほとんど伸び縮みしない状態のことをいいます。

❷筋肉の長さが短く詰ったような状態

椅子に座っているときの腸腰筋のように、筋肉の長さが短くなった状態。筋線維に「収縮しなさい！」という指令がない状態なので、縮む力が発揮しにくくなり「硬くて、弱い」状態となります。

❸筋肉の長さが長く伸び切った状態

正座をしているときの大腿四頭筋《だいたいしとうきん》のように、筋肉が伸びきって緩《ゆる》んだ状態。筋線維に「収縮しなさい！」という指令がない状態なので、縮む力が発揮しにくくなり「緩くて、弱い」状態となります。

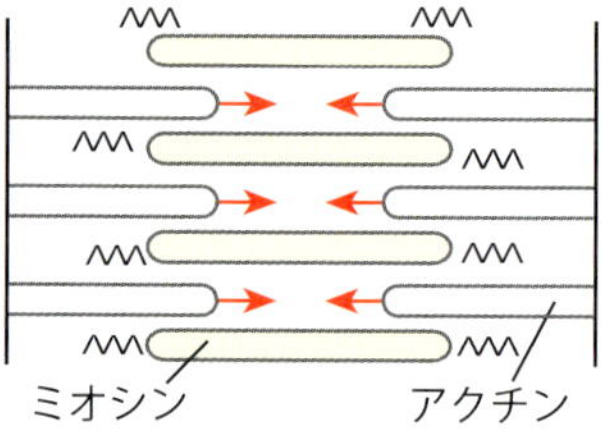

❶
アクチンとミオシンが滑り込んだままで緊張したままの状態。

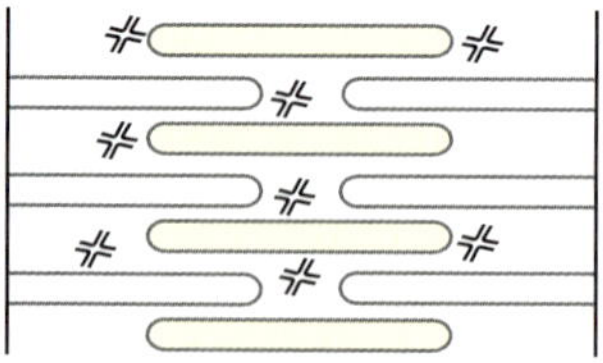

❷
アクチンとミオシンの距離が詰まってしまって縮む力を発揮できない状態。

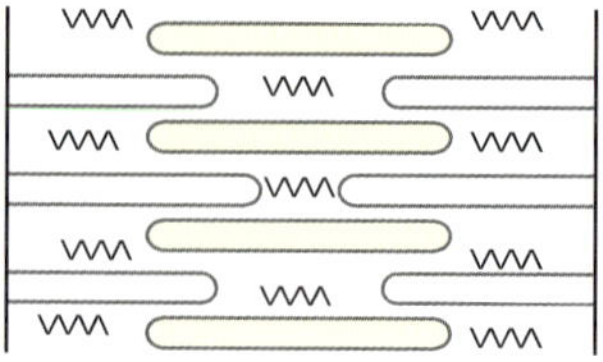

❸
アクチンとミオシンの距離が伸びきってしまって、縮む力を発揮できない状態。

筋肉をかたちづくるアクチンとミオシンという収縮タンパク質が滑り込むことによって、筋肉は収縮する。

「悪い状態」になる要因

ストレッチや筋強化では、ただ動作を行えばよいのではなく、目的の筋肉の「伸び縮み」を意識できなければならないのです。この逆に、筋肉の「こりや張り」を常に感じるような「過敏な状態」もよくありません。ちなみに、こりや張りが出るのは筋肉であって、脊柱自体が「こりや張る」ことはありません。

これら「筋力・柔軟性・感覚」3つの組み合わせで、筋肉の状態が理解できます。「よい状態」とは「よく伸びて力強く縮み、十分に感覚が意識できる状態」であり、「最も悪い状態」は、「伸びない、筋力が弱い、感じない」状態です。では、なぜこのような「悪い状態」になるのでしょうか？

原因は主に、次に掲げる3点が考えられます。

❶『運動不足』　使わなさすぎて筋肉が萎縮《いしゅく》してしまう。

学生時代に激しくスポーツしてきた人ほど、引退後は筋肉が急激に硬く衰えやすいので、40歳代の「ぎっくり腰」などが非常に多くなります。

❷『オーバーワーク』　使いすぎやほかの筋肉の負担で疲労が蓄積している。

筋肉には身体を動かすときに最も力を発揮する主働筋と、それをサポートする協働筋や補助筋があります。主働筋の筋力が弱いと協働筋に負担がかかり、疲労が溜《た》まってこりや痛みを感じやすくなります。これも腰痛の大きな原因のひとつです。

❸『生活慣習』　長時間の座った姿勢、偏った姿勢、歩き方、体重の増加など。

腰痛予防の鉄則は筋肉をやみくもに鍛えるのではなく、弱い部分を強化し、悪い生活慣習を改め、日々「よい状態」を維持することです。

PART 2

運動療法の基礎

「痛み」と「筋肉のバランス」の関係

本来、左右同じ程度の筋力が必要なので、極端に弱い側があると、強い右側に負担がかかり痛みが出やすくなります。弱い左側は、右手に荷物を持つと左背筋で荷物と上半身の重さを支えなければならないので、弱ければ疲れやすく痛みが出やすくなります。腰椎椎間板《ようついついかんばん》ヘルニアが片側に突出するのは、この背筋の左右差と、土台となる骨盤傾斜が大きな原因となっています。

もちろん左右の筋肉のバランスは多少異なっているものではありますが、その差が大きいほど腰痛を起こしやすくなるのです。バランスは腹筋と背筋だけではなく、腰痛を起こさないためにも知っておきたい「バランス」がほかにもあるので、ご紹介します（次ページの表参照）。なお、バランスは前後よりも左右が特に重要で、前後・左右のアンバランスが原因の痛みには次の2つがあげられます。

前後・左右のアンバランス

腰痛を引き起こすことと、全身の筋肉の「柔軟性や筋力の違い」そして「バランス」には深い関係があります。筋力の違いでは、特に腹筋と背筋の差による影響が大きく、左右（同じ筋肉同士の関係）や前後（腹筋と背筋の関係など）の筋肉のバランスが悪いと、姿勢に悪影響を及ぼし腰痛の原因となります。

腰痛の人のほぼ100％で左右の背筋に大きな違いがあります。この差が大きいほど重篤《じゅうとく》な腰痛になりやすいのです。原因としては、骨盤傾斜や、足首の捻挫《ねんざ》や骨折、野球やゴルフなど左右の筋肉の使い方が異なるスポーツによることが考えられます。

背筋の筋力比が左右で2対5（便宜上、数値化しています）と異なる場合、痛みはどちらの背筋側にも出てきます。

（1）腰部の筋肉自体に問題がある場合

腰部の筋肉自体が「弱い」ときや筋肉の中に「硬い」部分があると、その部分に集中的に負担がかかり痛みが出やすくなります。

・対処法

❶痛みが軽減するまで絶対に無理をしない。

❷痛みが軽減したら、「ストレッチ」からはじめる。

❸ストレッチで痛みが出なければ、筋強化エクササイズを軽負荷レベルからはじめる。

（2）ほかの部位に問題がある場合

痛みを感じやすい腰部の筋肉が、オーバーワークで疲労しているような場合があります。この場合、その筋肉に負担をかけている「ウィークポイント」の存在が考えられます。ウィークポイントは、痛みはなく一見すると悪い筋肉とは考えられないのですが、実はほかの筋肉に大きな悪影響を与えていることがあります。この筋肉を見つけ出し、強化・改善する必要があります。

・対処法

❶痛みを感じやすい腰部の状態をテストする。

❷弱い筋肉を見つけて強化する。

バランスを改善するためには？

筋肉のバランスを改善するためには、硬い側を伸ばし、弱い側を強化することです。柔軟性と筋力が改善されるとバランスが整っていきます。「ストレッチと筋強化」を組み合わせることで、初めて腰痛改善の「エクササイズ」になるのです。

エクササイズは、強度・難度ともに低いレベルからはじめ、毎日少しずつ行います。

左右のバランスの悪い場合

	硬い＆強い		緩い＆弱い		
背筋	右	左	左	右	側弯
腸腰筋	右	左	左	右	側弯
中小殿筋	右	左	左	右	骨盤傾斜
内転筋群	右	左	左	右	骨盤傾斜

前後のバランスが悪い場合

背筋	腹筋	反り腰
腸腰筋	大殿筋	骨盤前傾

＊「骨盤前傾」「反り腰」は、それぞれPart 1（P.15, 30）を参照してください。

PART 2

運動療法の基礎

不良姿勢

痛いのはどこ?

腰痛――実際にはどこが痛いのか? 整形外科的疾患との関係は?

腰痛とはいっても、痛みを感じて苦しい場所は、整形外科的疾患の場所と同じとは限りません。「どこが痛くて病院に行ったのでしょう?」と腰痛の方々に尋ねると、次の図のような場所を訴えます。

痛みの場所をマーキング

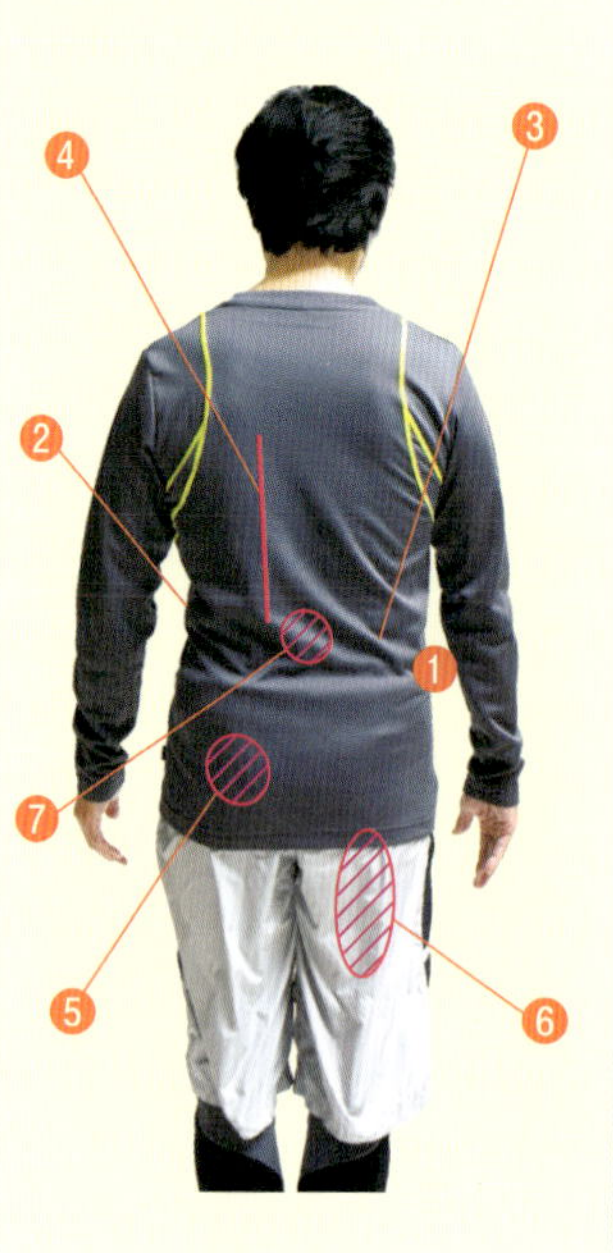

❶中小殿筋《でんきん》の周囲
❷仙腸関節《せんちょうかんせつ》の周囲
❸腰方形筋《ようほうけいきん》の周囲
❹脊柱起立筋《せきちゅうきりつきん》群の周囲
❺大殿筋《だいでんきん》の周囲
❻座骨付近から大腿部《だいたいぶ》後側
❼腰椎の周囲

これらの部位から、腰痛の方々が実際に痛みを感じている多くの場所は「筋」であり、腰椎自体や腰部の関節、またいわゆる座骨神経痛のような痛みは、実は少数派なのです。

これらのことから、股関節《こかんせつ》や腰背部《ようはいぶ》周囲の筋の問題が腰椎に負担を招き、整形外科的疾患を引き起こしていると考えられます。『腰椎椎間板《ようついついかんばん》ヘルニア症』が痛みを引き起こす直接の原因とは限らないということなのです。

不良姿勢

腰痛にはさまざまな要因がありますが、中でも大きな原因のひとつが不良姿勢です。

病院ではレントゲン検査を行い、腰椎の骨の形状や配列を診察します。この骨の配列が姿勢を意味します。不良姿勢とは、無意識に立ったり身体を支えている状態で、骨格に偏りが生じている不自然な状態なので、腰痛の大きな原因となります。不良姿勢の状態には、左右の偏り、前後の偏り、捻《ねじ》れた偏りがあり、これらが複合されて、悪い姿勢の状態を作ります。この不良姿勢の根本原因には、大きく3つあります。

❶骨格的な特徴
❷習慣性の姿勢や動作
❸筋バランスの問題

これらの❷と❸は自ら改善することができます。では、不良姿勢を改善しなければならない理由とは何でしょう。「関節への負担を軽減する」ためです。不良姿勢は、関節や筋の特定部位に、常に負担をかけ続けることになり、これがさまざまな疾患や痛みの原因となるのです。不良姿勢の改善のためには、骨格的な特徴を理解しつつ、筋バランスの改善が必要です。

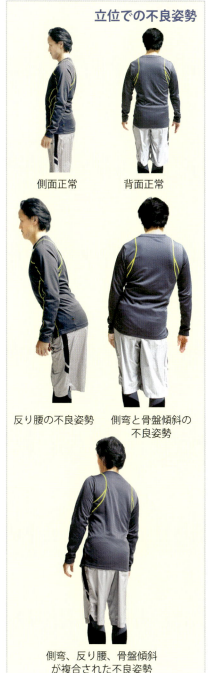

立位での不良姿勢

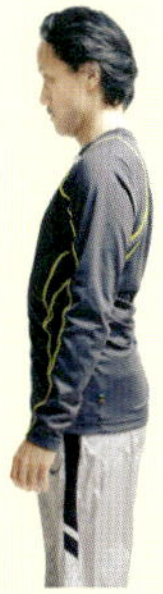
側面正常

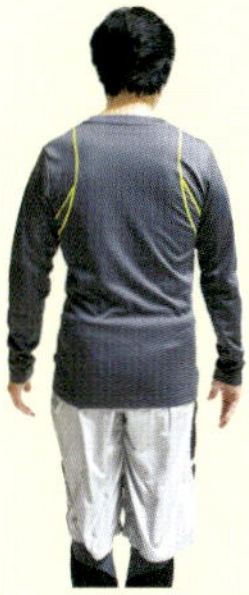
背面正常

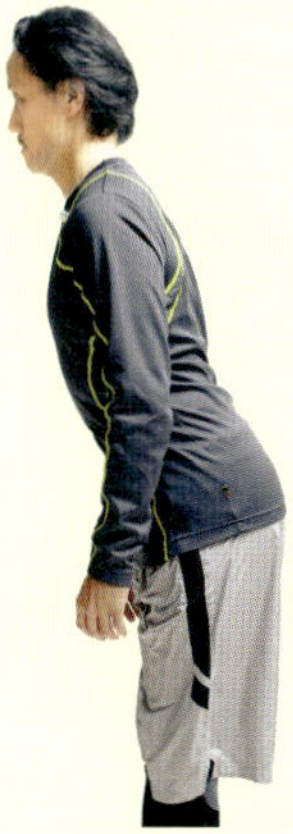
反り腰の不良姿勢

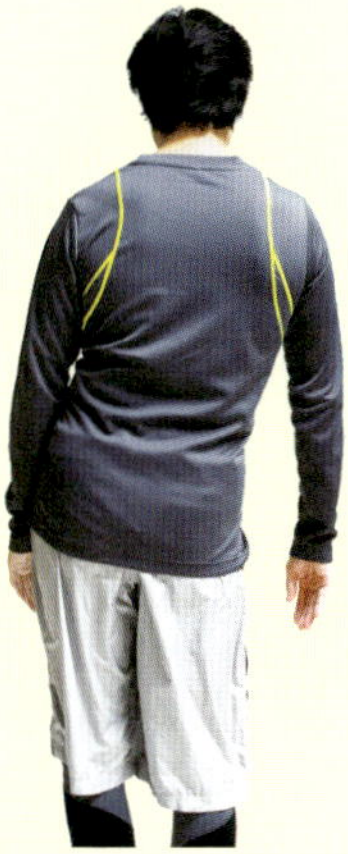
側弯と骨盤傾斜の不良姿勢

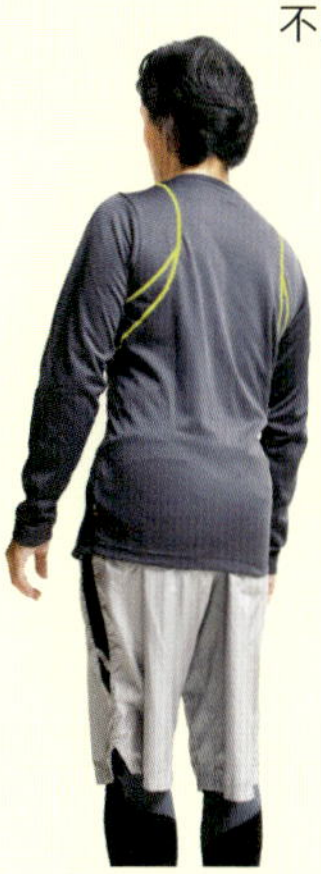
側弯、反り腰、骨盤傾斜が複合された不良姿勢

不良姿勢と改善方法

腰痛の多くの患者様の「不良姿勢」には、3つの大きな共通点があります。

①側弯

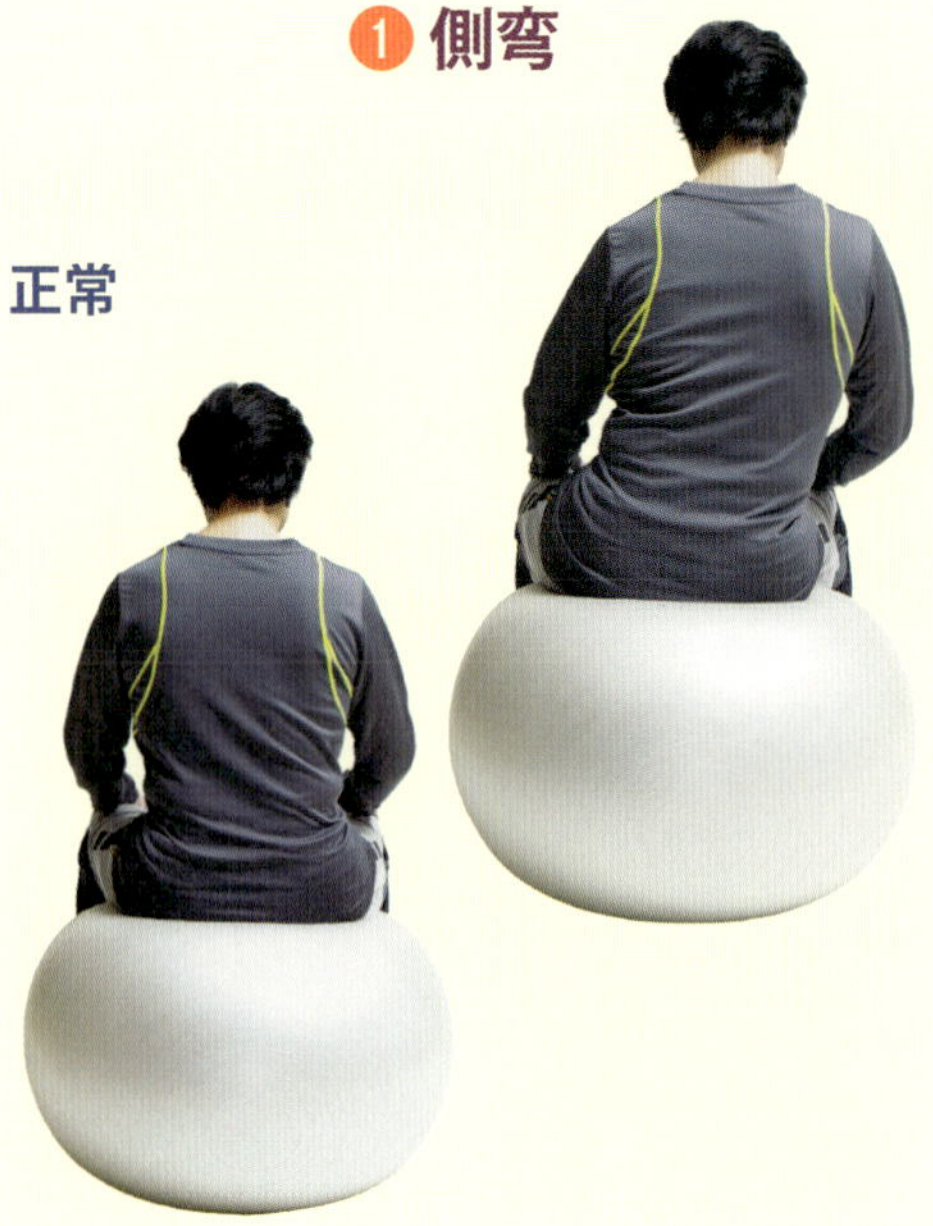

腹筋や背筋に左右差があると「側弯《そくわん》」が生じます。背骨は、本来腰の仙骨《せんこつ》の真上に、左右には曲がらず真っすぐ垂直となっているべきですが、背骨が片側に傾き、さらにS字型となっているような状態を側弯といい、その度合いが大きくなり肋骨《ろっこつ》の形状も変形してくると側弯症になります。腰椎が傾いているので、片側の背筋群に常に負担がかかり、左右差が大きくなり、腰痛を招きます。

改善方法の例

［右側側弯の場合］

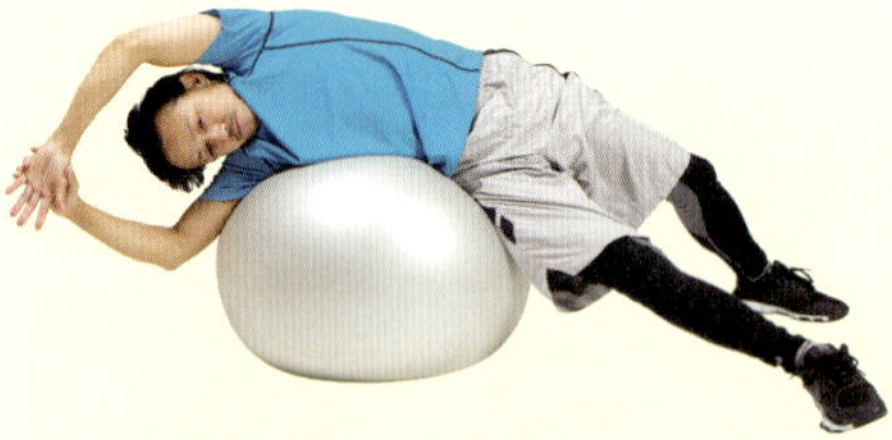

左側腹筋群のストレッチ

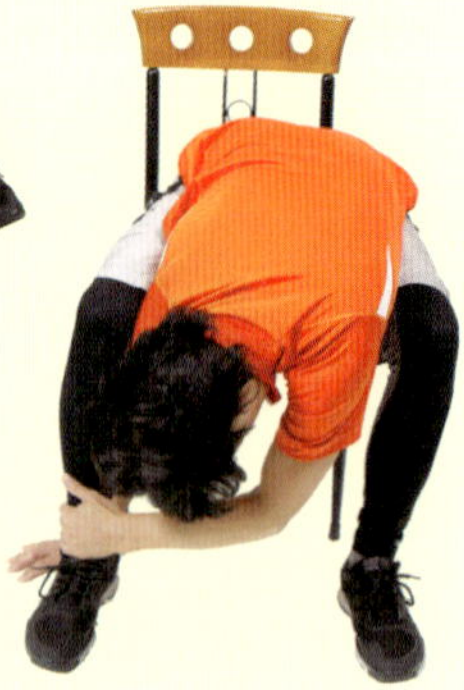

左側腰背部のストレッチ

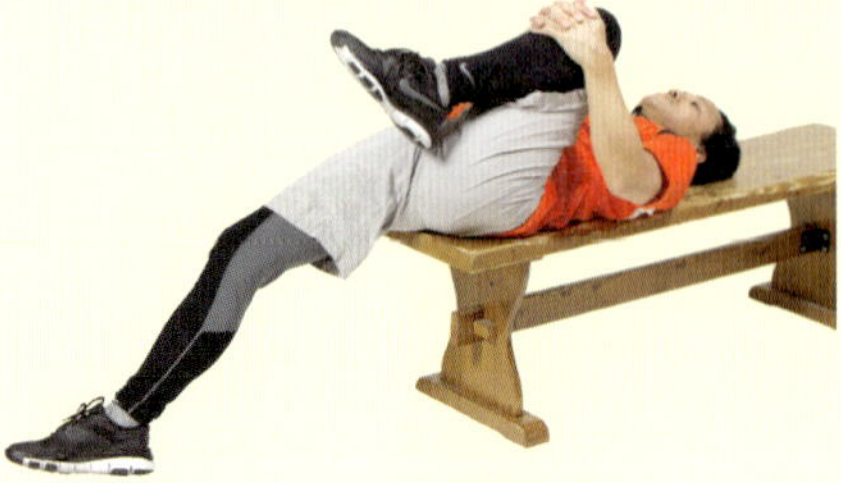

右側腸腰筋のストレッチ

これら3つのストレッチが効果的です。左側側弯の場合は、右側側弯の反対の筋群のストレッチが効果的です。

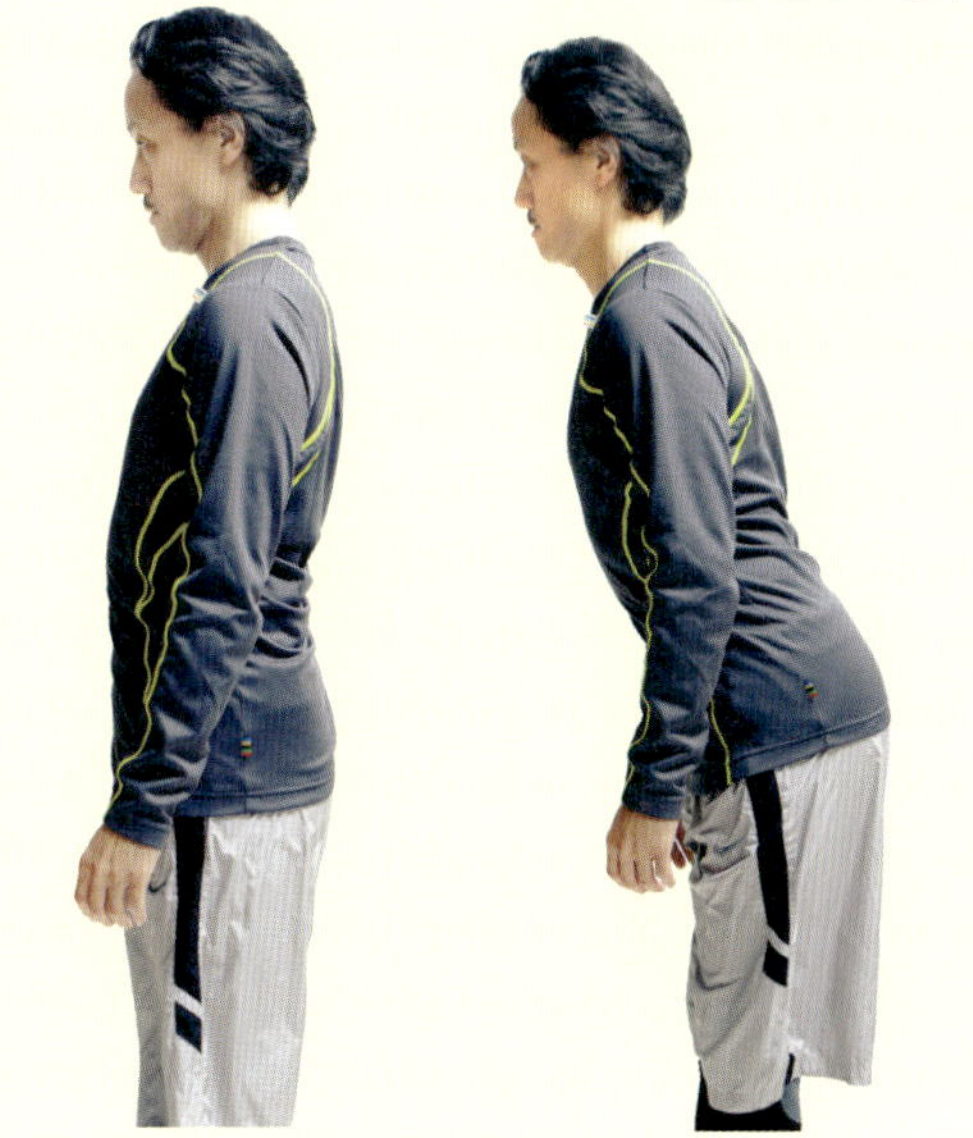

腹筋と背筋、前後のバランスが崩れると「反り腰」になりやすくなります。

背骨は前後には自然なS字カーブが正常ですが、S字カーブの曲りが大きくなった「腰椎前弯《ようついぜんわん》」の状態と、骨盤が前に傾きすぎた「骨盤前傾」がセットになった状態が反り腰です。この状態のとき、腰椎には椎間板ヘルニアが悪化するような負担が大きくかかり、とても危険な姿勢です。

反り腰を改善するためには、これらのストレッチが必要です。

改善方法の例

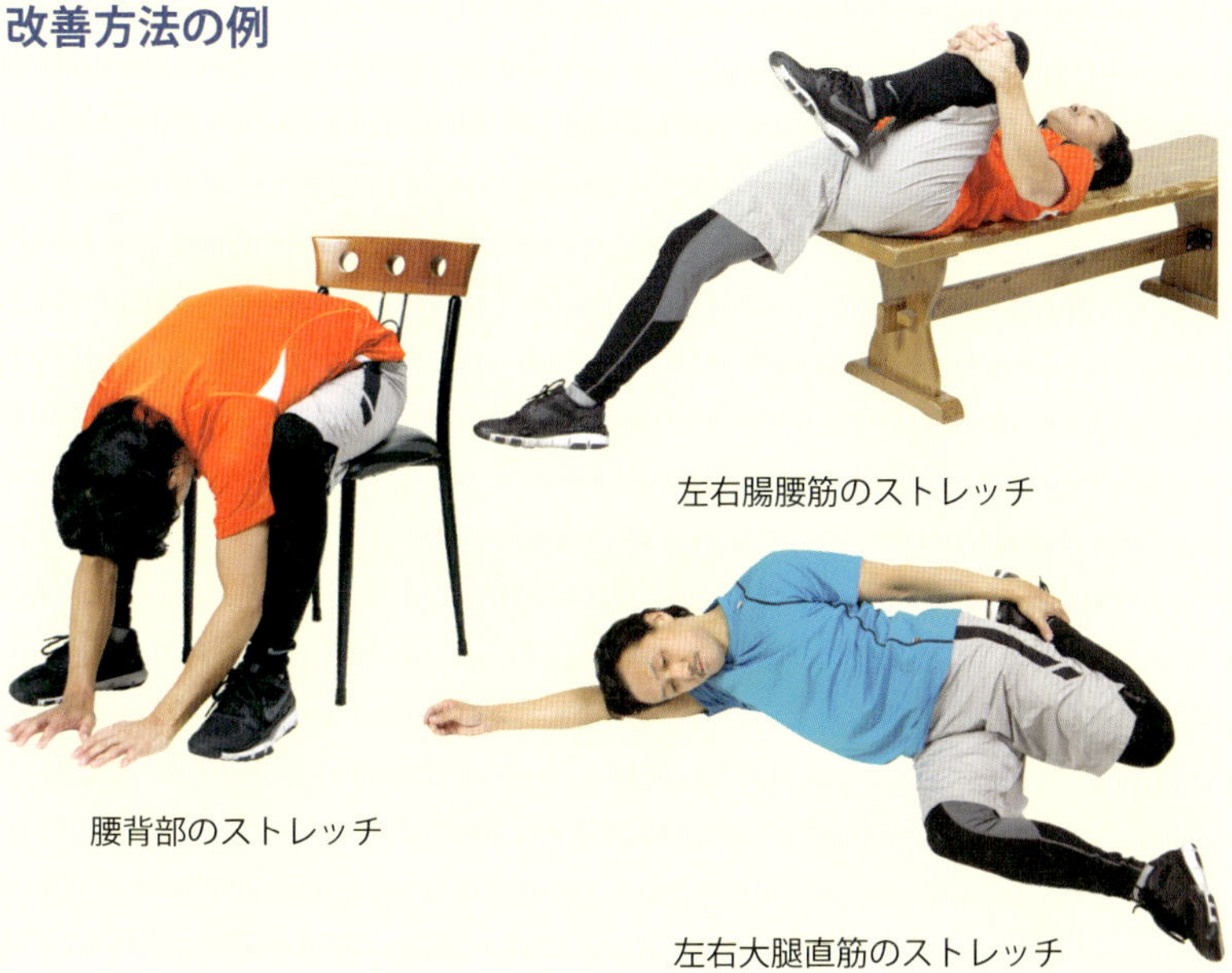

左右腸腰筋のストレッチ

腰背部のストレッチ

左右大腿直筋のストレッチ

③ 骨盤傾斜

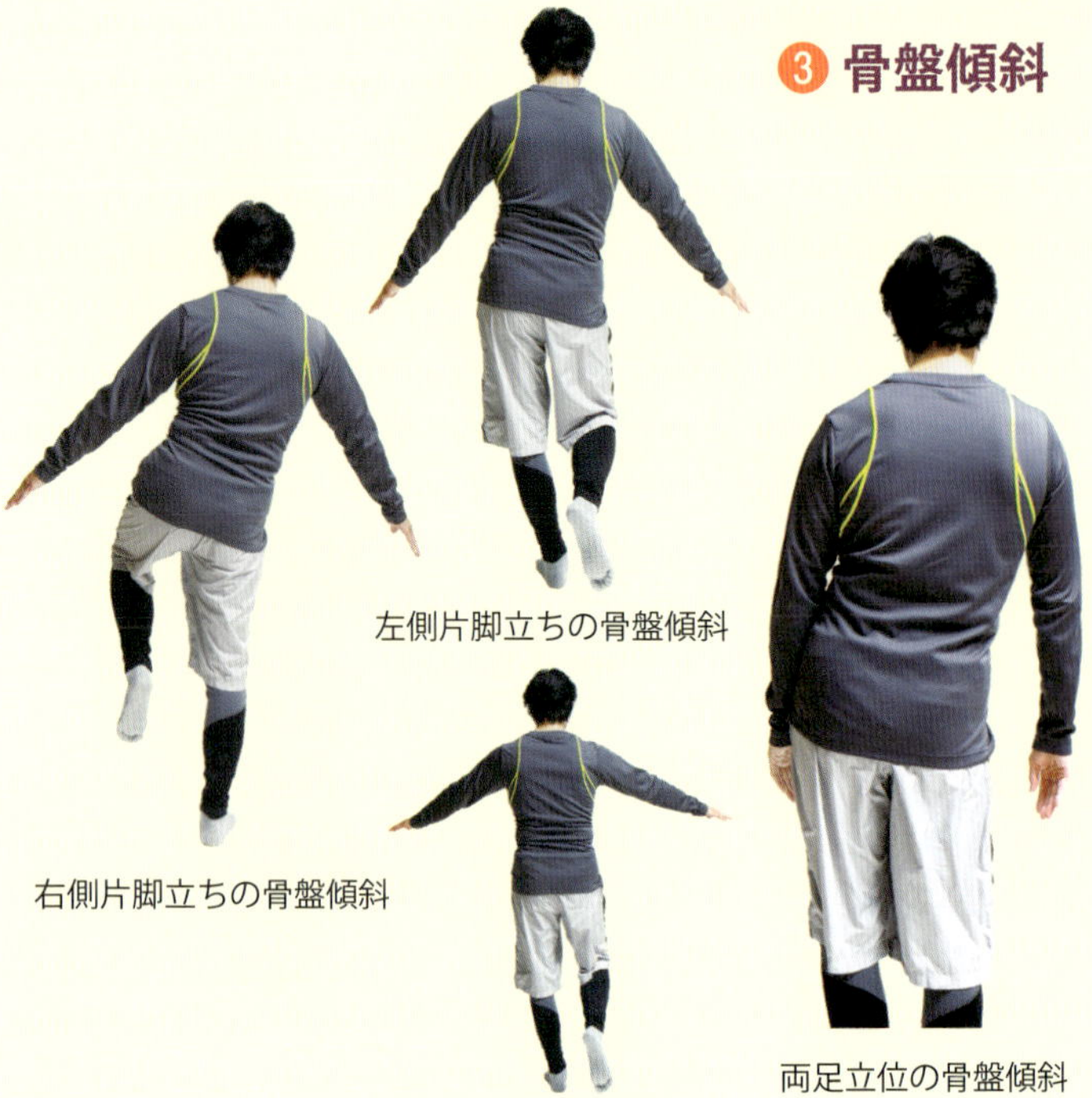

左側片脚立ちの骨盤傾斜

右側片脚立ちの骨盤傾斜

正常な水平の状態

両足立位の骨盤傾斜

股関節《こかんせつ》の内外の筋バランスが崩れると「骨盤傾斜」を生じやすくなります。

骨盤の中心の仙骨《せんこつ》の上に背骨が乗っています。この仙骨の上面は、両脚で立っていても、片脚で立ったり、歩いたり、階段を昇り降りしても、常にできるだけ水平に近い状態が保たれていると、腰椎《ようつい》への負担が少なくなります。ところが、大きく片側に傾いた状態になると、腰椎への負担が大きくなり、さらに側弯《そくわん》も生じてしまうことになります。またこの骨盤が傾いた状態が、殿部《でんぶ》の筋群の疲労や硬化、疼痛《とう》などの最大の原因なのです。

改善方法の例　［左側高、右側低の、骨盤傾斜の場合］

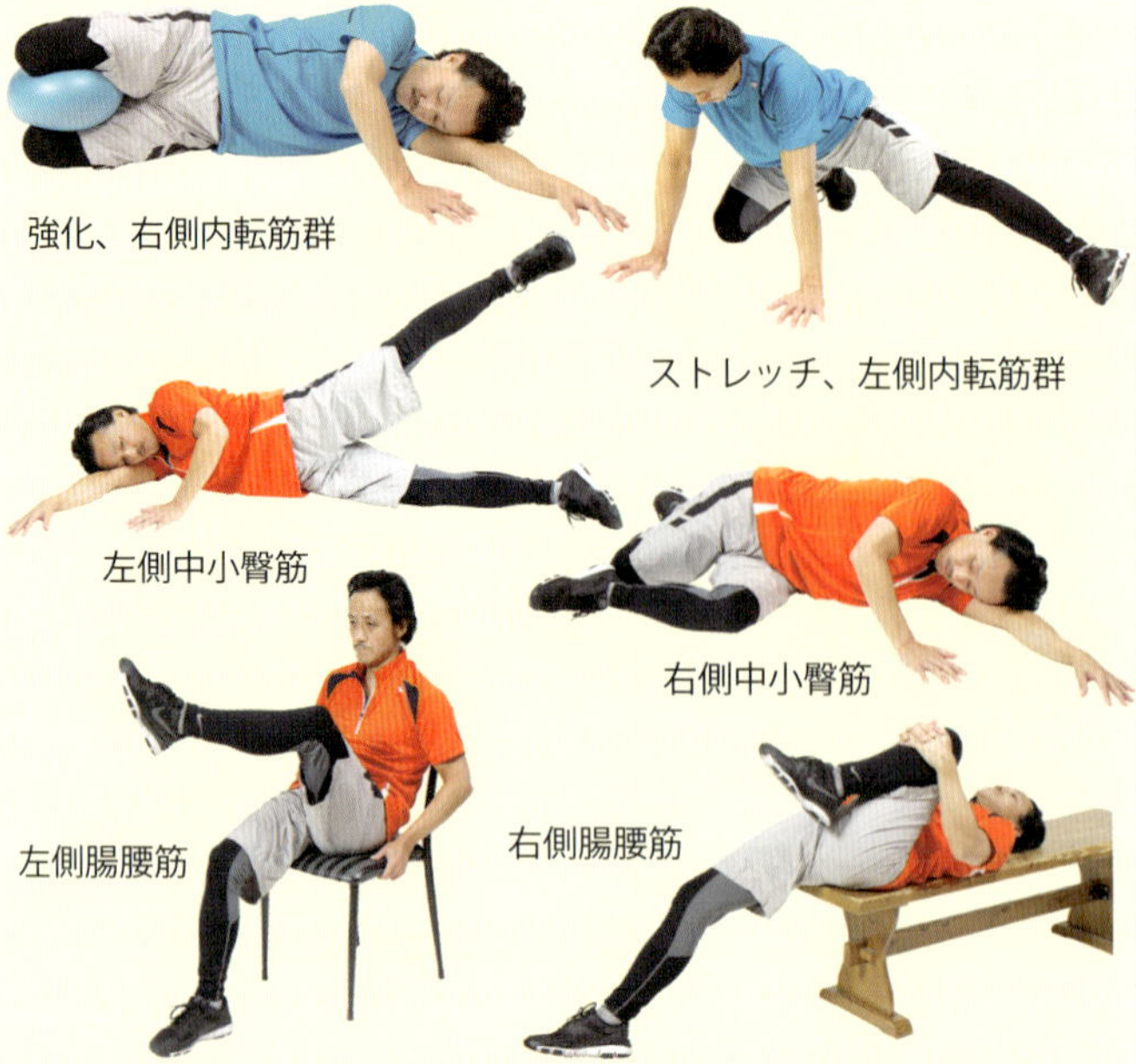

強化、右側内転筋群

ストレッチ、左側内転筋群

左側中小臀筋

右側中小臀筋

左側腸腰筋

右側腸腰筋

PART 2

運動療法の基礎

筋強化序文

筋バランスと合わない不自然な「見せかけの不良姿勢」

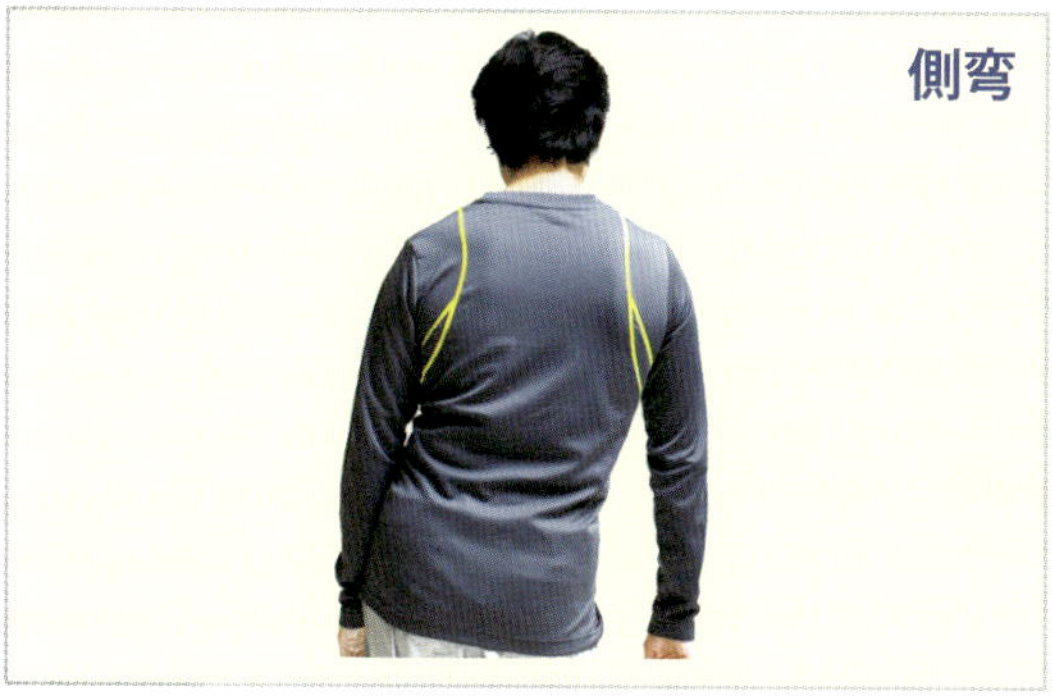

≠

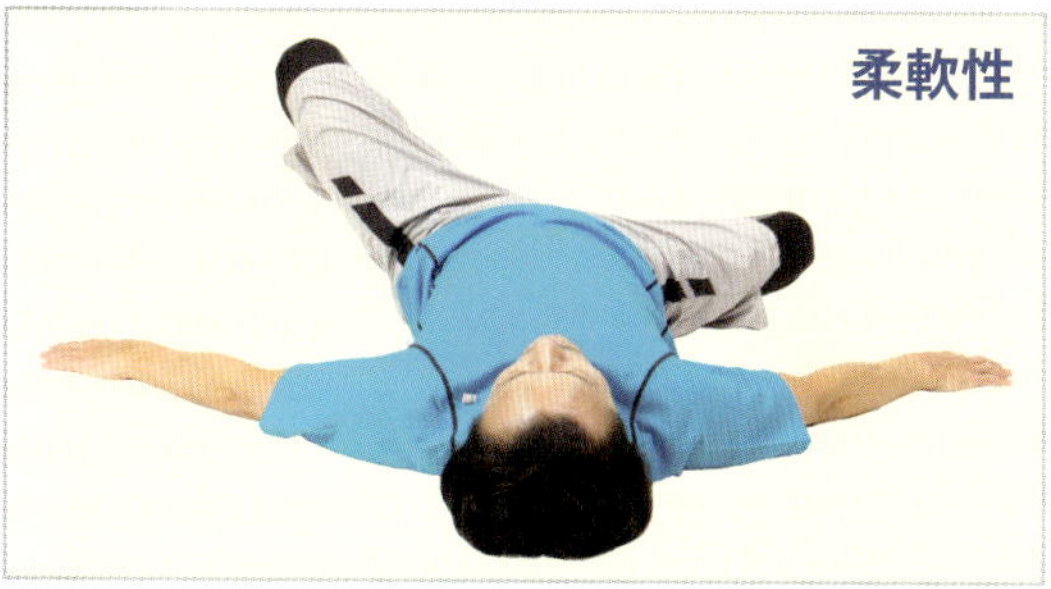

「姿勢」は、筋肉の働き具合のバランス、「筋バランス」によって作られます。姿勢が悪く、筋バランスが悪いとき、筋バランスを整え、姿勢が改善できると、腰痛予防に大きな効果が期待できます。もし、骨の形が変形し姿勢が悪くても、筋バランスを整えることで、腰痛予防効果があります。一見、姿勢が良くても、筋バランスが悪いと腰痛になります。

ところで、筋バランスが悪いと不良姿勢になりますが、似たような筋バランスでも、異なる不良姿勢になる場合があります。そこで、筋バランスに沿った「素直な不良姿勢」と、筋バランスとは不自然な「見せかけの不良姿勢」と呼んでいます。読者の皆様も、後半のストレッチ&エクササイズにひとつひとつ丁寧に取り組んで、ご自分の身体のどの筋を良く伸ばして鍛えるべきかを見つけ出してください。

腰痛のときの筋の状態は、どうなっているのか？

身体には６００あまりのさまざまな筋があり、本来は左右で対になっています。筋には、骨格を支え関節を動かす重要な働きがあります。そのために筋には、強く縮む力「筋力」と、縮む前にあらかじめ伸びておける「柔軟性」が必要です。腰の周りの筋群に硬い筋や弱い筋があると、腰椎やほかの筋群に負担がかかり、不良姿勢となり、さまざまな腰痛の症状を引き起こします。本来正常に働くべき筋が働いていなかったり、腰回りの骨格的な特徴で筋がうまく働かず、腰が前後や左右に傾いた、悪い姿勢となる場合もあります。

多くの腰痛の患者様の「筋バランス」には、「硬く伸びない筋」という共通点があります。

大殿筋がガチガチに固まっている

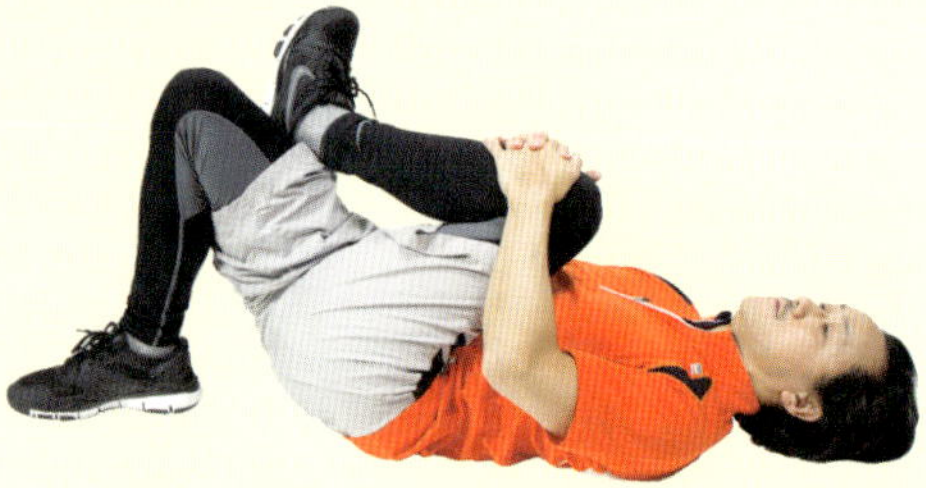

腰椎《ようぶ》脊柱管狭窄症《せきちゅうかんきょうさくしょう》の男性の方に多く、「大殿筋《だいでんきん》」が硬くなりすぎてストレッチで伸びる感じがなく、筋力も弱い状態で、股関節《こかんせつ》の動きを制限し、腸腰筋などの働きにも悪影響を及ぼします。ハムストリングや中小殿筋が弱いと大殿筋は硬くなりやすいので、これらの筋強化も大殿筋の柔軟性改善に効果的です。

片側の背筋がガチガチに固まっている

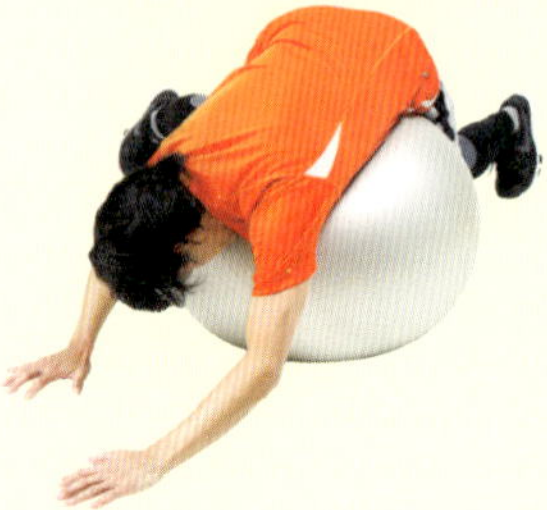

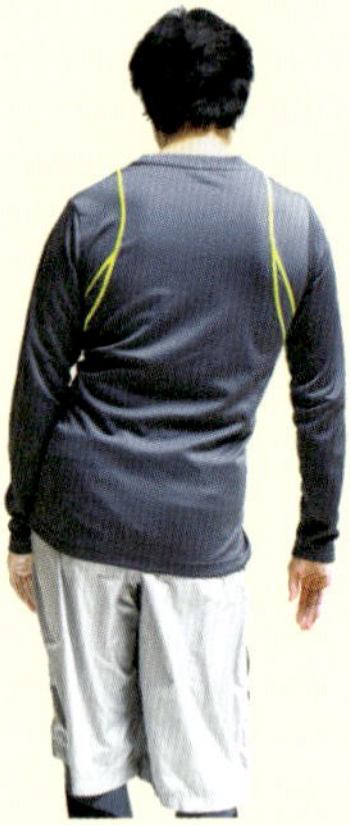

側弯《そくわん》や腰椎椎間板《ようついついかんばん》ヘルニア症の方に多く、背筋の片側の一部分が硬くなりすぎて、筋力は強いが柔軟性がなく、この側の背筋だけで身体を支えているような状態。弱い側の背筋や脇腹の強化、側弯と骨盤傾斜の改善が効果的です。

背筋・腸腰筋・大腿直筋がガチガチに固まっている

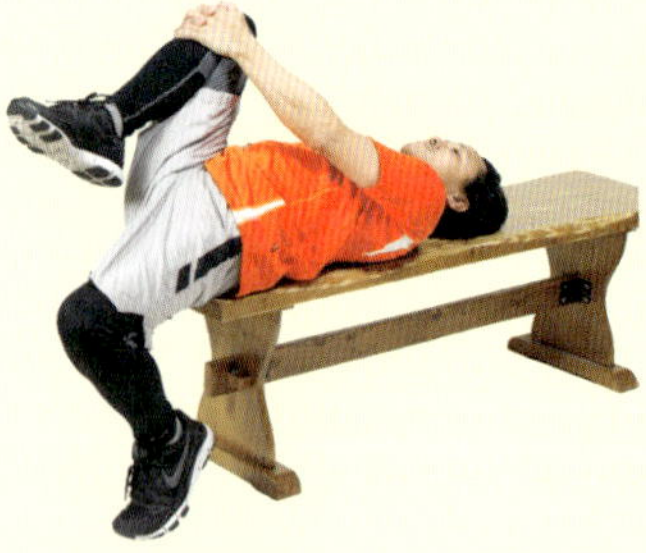

反り腰で、腰椎椎間板ヘルニア症や腰椎分離症、腰椎すべり症の方に多く、背筋・腸腰筋・大腿直筋が硬く伸びにくい状態で、悪化すると筋力も低下します。この原因としては、腹筋、大殿筋、中小殿筋、ハムストリングスが弱い場合が多いので、これらの筋強化が改善に効果的です。

片側内転筋群がガチガチに固まっている

股関節の内外側の筋バランスが悪い状態で、骨盤の水平が損なわれやすく、歩行時に常に骨盤が傾いた状態になりやすく、側弯も生じます。内転筋群全体の強化とストレッチ、そして中小殿筋の強化をセットで行うと効果的です。

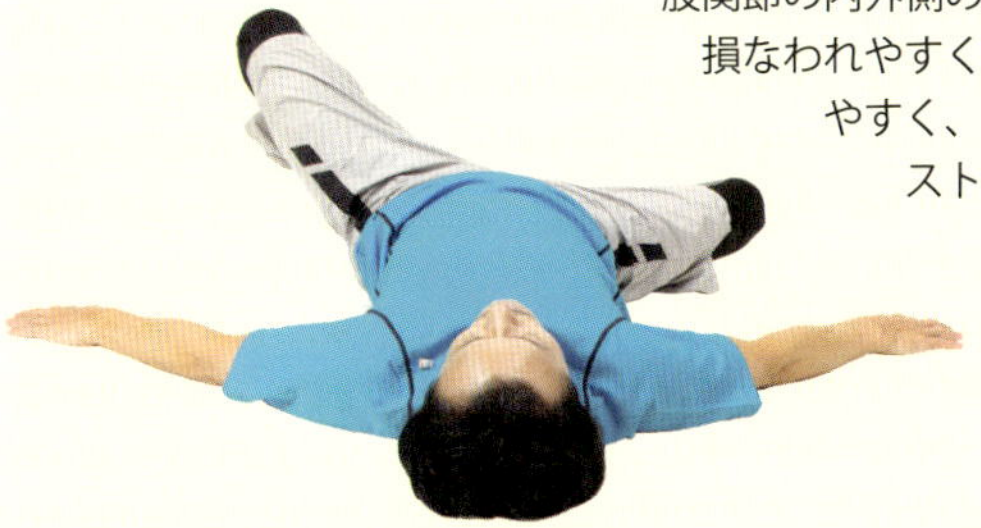

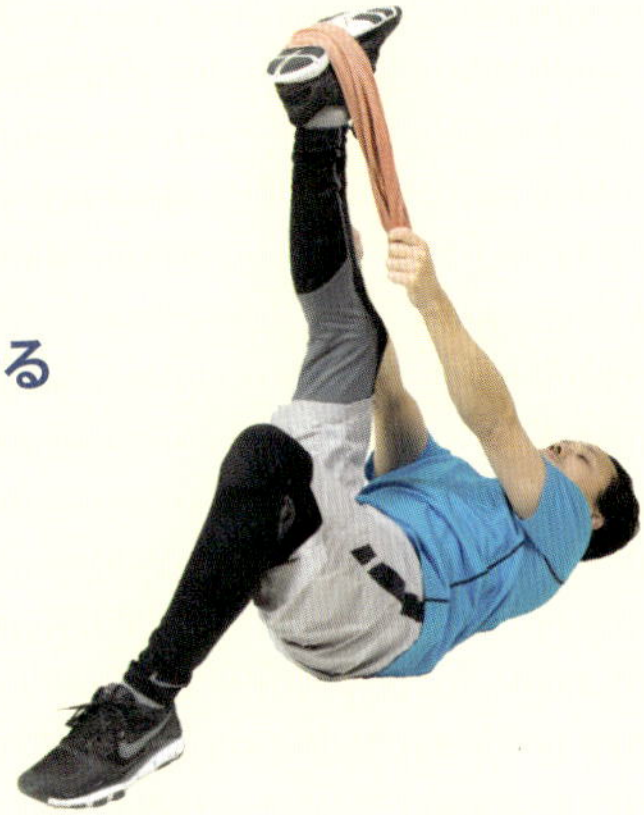

ハムストリングスが、ガチガチに固まっている

坐骨神経痛《ざこつしんけいつう》と思い込んでいたら、ハムストリングスが硬すぎて伸びない場合です。ハムストリングスの内（半腱様筋《はんけんようきん》＆半膜様筋《はんまくようきん》）と外（大腿二頭筋）のどちらかが弱かったり、周りの、大殿筋、内転筋群、腓腹筋《ひふくきん》が弱くても、負担がかかり硬くなります。これらの筋強化が効果的です。

これらのように、腰痛のときには「硬く伸びない筋」が問題なのですが、実際には患者様の「筋バランス」はさまざまです。そこで、ひとつひとつの筋の「ストレッチ法と筋強化法」に取り組んで悪い筋を見つけ出し、「筋バランス」を整えていくことが効果的です。筋バランスを整えるために、いくつかの点を理解しておきましょう。筋は「動かない」と疲れやすく、「動かす」と血流も良くなり、柔軟性や筋力が改善しやすくなります。筋の筋力の発揮状態には、身体を支えるために、筋が同じ長さを保っている状態と、関節を動かし、歩いたり日常生活やスポーツの動作を行うように伸び縮みしている状態の、大まかに二つの働きがあります。

●支えモード、長時間座っていたり、立っていたり、疲れやすく、凝りや痛みを感じやすい

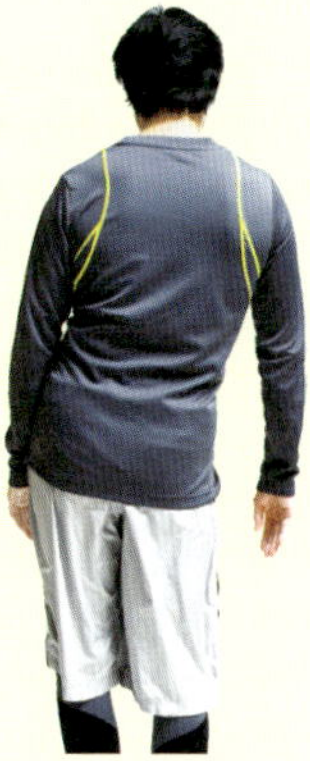

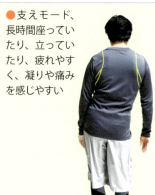

●動きモード、歩いているとき、疲れにくく、長時間も可能

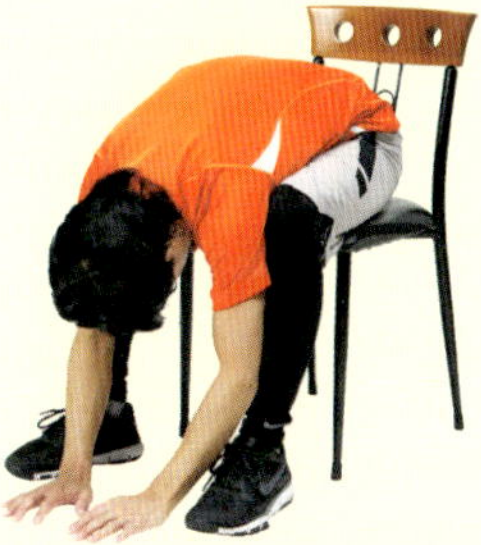

ですから腰痛予防のためには、長時間座ったり、立ったりするような場合、腰の周りの筋を時々、ストレッチしてほぐしてあげると楽になります。

迷惑な筋の関係

全身の筋はまんべんなく働いているとは限らず、働きの良い筋と、働きの悪い筋があります。筋の状態には良い筋と悪い筋の関わり合いが重要で、優良な筋が悪い状態になるのも、これが原因の場合が多いのです。

「剛柔《ごうじゅう》元気筋」
アスリートの筋。柔らかく弾力があり、縮む力も強力、理想的な筋

「頑張りすぎ筋」
弱いさぼり筋のせいで負担がかかり、一生懸命頑張っている貧乏くじの筋

「ガチガチ脆弱《ぜいじゃく》筋」
筋力が弱くて柔軟性が低下し、固まっているような状態

「一部固まり筋」
筋の中の部分的な線維に負担がかかり、固まって過敏になっているような状態

「さぼり筋」
冬眠中なのか、まったく働こうとしない、常にほかの筋任せの無精筋

「ゆるゆるひ弱筋」
力が入らず、感覚もなく、それでいて柔らかすぎる筋

「疲労困憊《こんぱい》筋」
ほかの筋のために働きすぎて、固まって力も出ない疲労困憊状態の筋

「疼痛《とうつう》筋」
疲労困憊なのに働かされ、痛い痛いと悲鳴を上げている筋

これらの筋の状態は、何ヶ月から何年の長い時間の関わり合いで生じて来ます。**「さぼり筋」**や「ゆるゆるひ弱筋」の悪い筋が**「剛柔元気筋」**に長い期間頼りすぎると、この**「剛柔元気筋」**が、いつのまにか「頑張りすぎ筋」となってしまい、さらに疲労困憊になると**「ガチガチ脆弱筋」**にまで悪化してしまいます。しかし**「さぼり筋」**や「ゆるゆるひ弱筋」は、まったく知らんぷりです。この大元の**「さぼり筋」**や「ゆるゆるひ弱筋」を更正させないと、「疲労困憊筋」

を良くしてあげることはできないのです。

●良い筋でも、悪い筋、痛い筋になってしまう流れ

「剛柔元気筋」→「頑張りすぎ筋」→「一部固まり筋」→「疲労困憊筋」→**「ガチガチ脆弱筋」**

筋の状態は、このようなほかの筋との関わり合いと、時間的な経過の中で生じて来ます。長年にわたる筋の状態は、簡単に一石二鳥で改善はできません。しかしまた「疲労困憊筋」の原因の筋が働くようになると、即効的に改善される場合もあるのです。じっくりストレッチと筋強化に取り組み、弱い**「さぼり筋」**たちを強く、硬い「疲労困憊筋」を柔らかくほぐして、全身の筋バランスの調和を図ることが効果的です。

重いものや、中腰からゴルフバッグなどを持ち上げようとするときには、できるだけ身体の近くから持ち上げます。

このとき、殿筋《でんきん》と背筋群が適切に働くことが重要です。姿勢やフォームが良くても、殿筋の働きが弱いと背筋に負担がかかり、背筋の働きが弱くても殿筋に負担がかかります。

筋強化とストレッチの必要性

人が健《すこ》やかに生活を送るためには、重力に打ち勝って体重を支えることができる筋力が必要です。適度な筋強化と、筋を伸ばすストレッチの二つが両立できてはじめて、筋の状態は良好になります。ストレッチだけでも、筋強化だけでもダメです。どちらが欠けても、筋は不完全なままです。ほかの弱い筋の影響で緊張しすぎている筋は、ストレッチだけではなかなか緩《ゆる》んできません。ほかの弱い筋の役割をカバーするために必死で頑張って悲鳴を上げている状態なので、この悪影響を与えている弱い筋が強く働くようにしないと改善は難しいのです。また、筋力が弱い筋は、ストレッチを行うことで、さらに筋力が低下し硬化する悪循環に陥《おちい》る可能性もありますので要注意です。

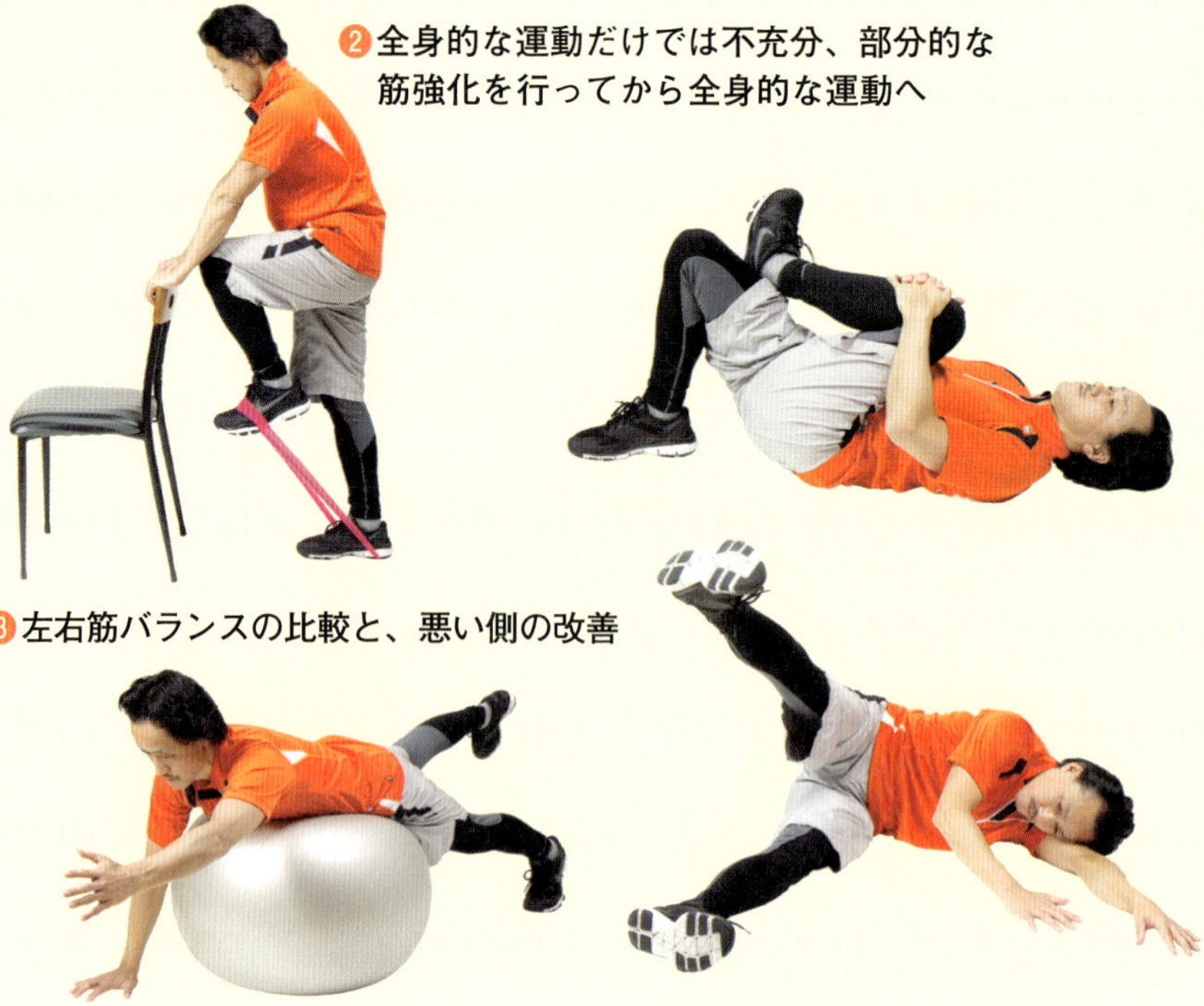

❶ストレッチと筋強化の両方が絶対に必要

❷全身的な運動だけでは不充分、部分的な筋強化を行ってから全身的な運動へ

❸左右筋バランスの比較と、悪い側の改善

★いくつかのキーポイントがあります。

筋バランスの改善の基本は、柔軟性と筋力の改善です。

ストレッチで筋を伸ばして柔軟性を高めることで、関節の可動範囲が広がり、動きやすくなり、関節への負担が軽減され、不良姿勢も改善しやすくなります。また筋強化エクササイズで筋力を向上することによって、全身の筋がくまなく働くようになり、特定の筋への負担が軽減され、不良姿勢や柔軟性が改善され、疼痛《とうつう》にも効果的です。エクササイズを行うときに痛みを感じる場合は、次の点に良く注意してください。ストレッチのときに痛いのか、筋強化のときに痛いのか、チェックしてください。ある筋に対して、ストレッチでは痛みがなく、筋強化で痛みを感じる場合、筋強化のレベルを下げ、痛みを感じないくらい軽い強度からはじめていきましょう。逆に、筋強化では痛みがなく、ストレッチで痛みを感じる場合は、筋の萎縮《いしゅく》や硬化が痛みの原因ですから、痛みを感じない範囲から徐々に伸ばしていきましょう。

腰痛改善エクササイズへの取り組み方

1 全身のストレッチ＆柔軟性テスト

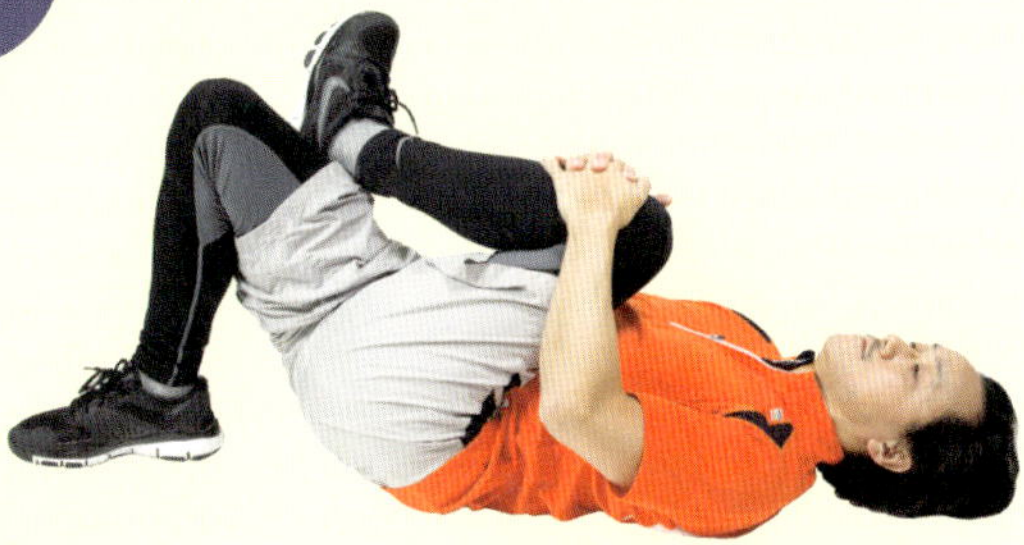

――反り腰改善や、痛みを感じやすい筋を緩め全身の筋の状態を確認し整えます。
――各ストレッチのチェックポイントを確認し、角度が悪い筋を良く伸ばしましょう。

2 全身の個別な筋の強化

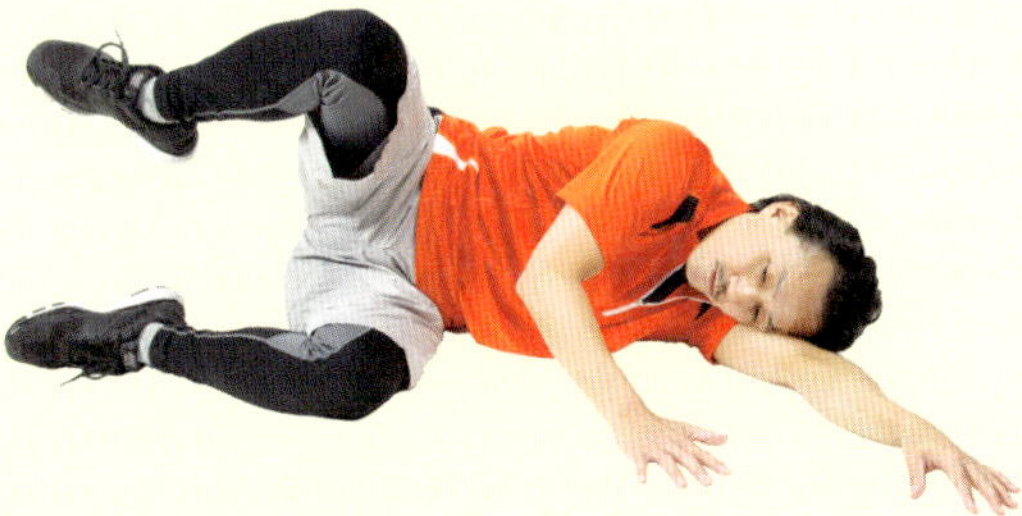

――腰椎を保護する体幹部から、骨盤周囲の筋群、膝周囲、下腿周囲、上肢まで、主要な筋の筋力を確認しながら整えていきましょう。各強化エクササイズの注意点、意識すべき筋の場所を確認し、呼吸に合わせてゆっくり丁寧に行い、きつい側、やりにくい種目を確認しながら取り組んでください。

3 全身的ユニット連動の強化

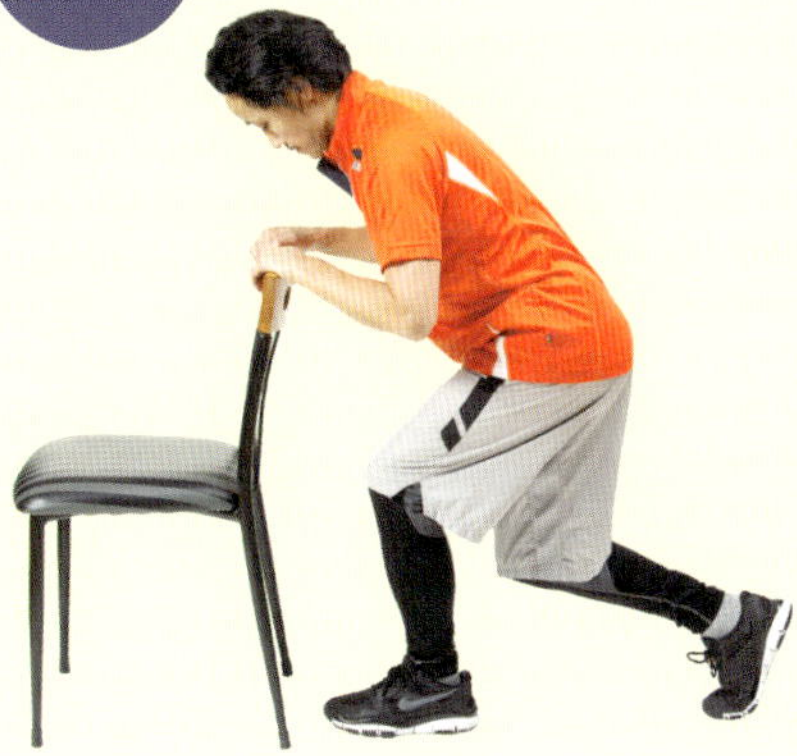

――個別筋の強化とストレッチを１～２週間取り組んだら、今度は少しステップアップし、日常的な動作の質を高めるために、複数の関節と筋が連動するユニットエクササイズに取り組んでみましょう。ユニットエクササイズでは、動作の中で最も働くべき筋（主働筋）が良く働き意識できないといけません。もし意識できなかったり、ほかの筋が働くようであれば、もう一度個別筋の強化に戻って、この働きの悪い筋への筋強化エクササイズを行って刺激を与えてから、ユニットエクササイズを行ってみましょう。

PART 2

腰痛エクササイズの順序

1 全身のストレッチ&柔軟性テスト

全身のストレッチ&柔軟性テスト

では、まず全身の主要な筋のストレッチ&柔軟性テストを行ってみましょう。

ストレッチをしながら、硬さ、伸びる感じ、左右差を比べ、硬く鈍い筋を見つけ出すことが大切です。

椅子、正座、ボールなど、さまざまなストレッチの仕方があります。心地よく伸びを感じる方法を行ってください。

また、ストレッチを行おうとして痛みを感じたら、すぐに中止してください。そのストレッチで伸ばそうとした筋や、ストレッチのフォームが、腰痛の直接的な原因と密接な関連がありますから、良く覚えておきましょう。無理せず、少しずつ徐々に伸ばしていきましょう。

柔軟性の左右バランスのチェック

柔軟性の筋バランスのチェックも重要です。左右にストレッチを行ってみて、硬い側や伸びにくい側、意識できない側があればチェックボックスに印をつけて、ゆったり長めにストレッチしてください。痛みを感じる筋があれば、慎重に少しずつ、無理せず取り組みましょう。参考までに、柔軟性の筋バランス比較の目安は次のようになります。

左右比		
3：1以下	最悪	××
2：1	悪い	×
3：2	中	△
左=右	◎	

硬く伸びない側は？	
左	右

付属のDVDについて

付属のDVDには、この本で紹介されているストレッチや筋強化のエクササイズの映像と解説が収録されています。映像を参考に正しいやり方で行うことで、効果が上がります。

c1 は、DVDのチャプター番号です。

ストレッチの注意

❶ ゆっくり動作を行い、反動をつけない
❷ 息を吐きながらゆったり伸ばし、息を吸うときに少し戻します
❸ フォームと角度を適確に、無理に伸ばしすぎない
❹ 筋が伸びる感じを確認
❺ 深呼吸10回に合わせて30秒ずつ、硬い側は3セット、柔らかい側は1セット

キャットストレッチ

痛みを感じたら中止して次のストレッチへ進んでください。

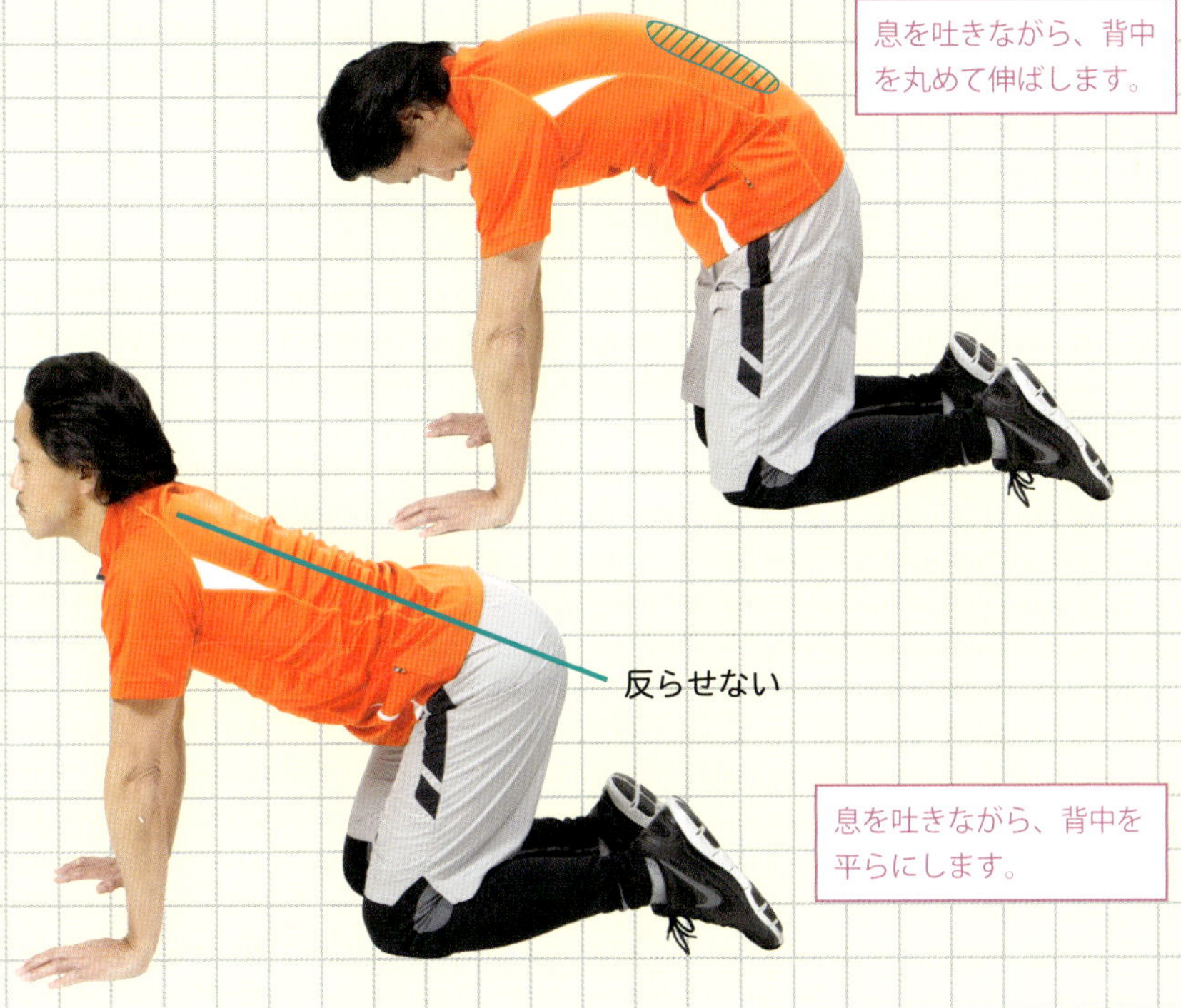
息を吐きながら、背中を丸めて伸ばします。
反らせない
息を吐きながら、背中を平らにします。

背筋のストレッチ

反り腰、側弯に重要

全体が硬いと反り腰に、片側が硬いと側弯《そくわん》になります。硬い場合は入念に伸ばしましょう。

硬く伸びない側は？	
左	右

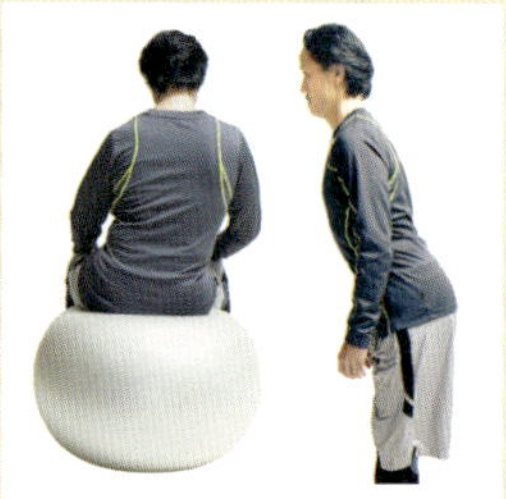

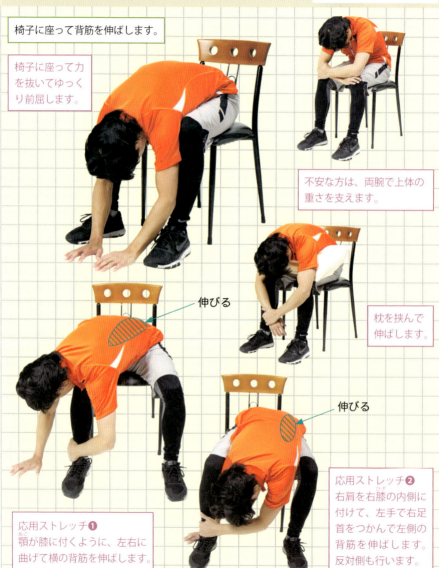

椅子に座って背筋を伸ばします。

椅子に座って力を抜いてゆっくり前屈します。

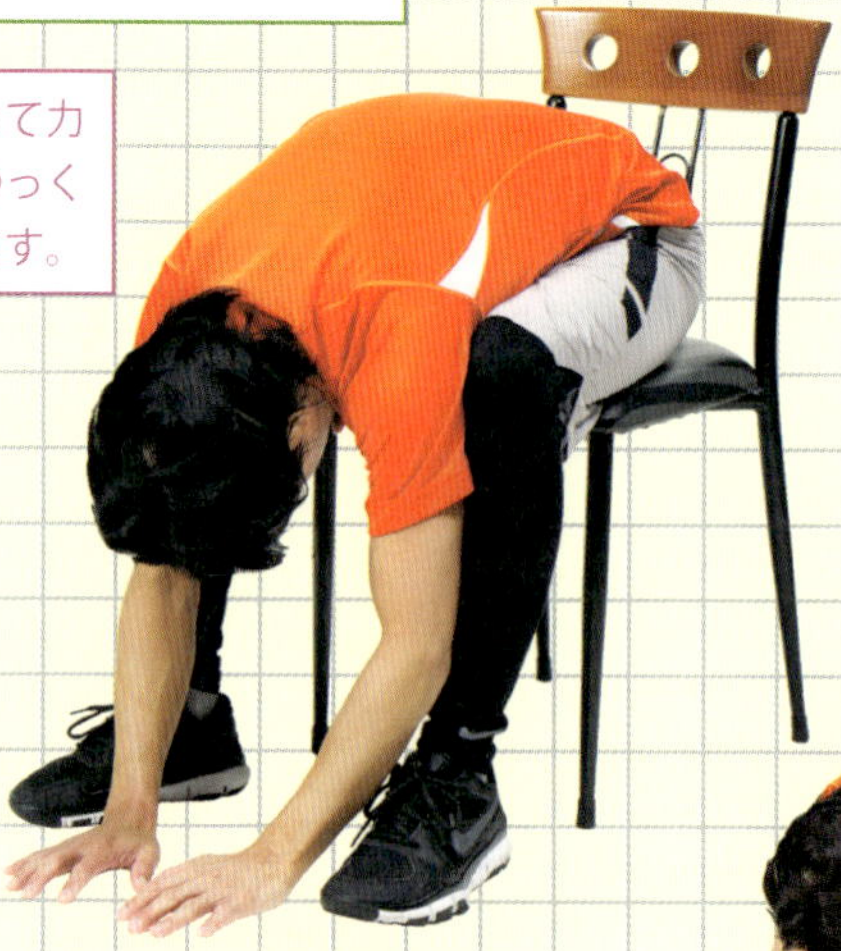

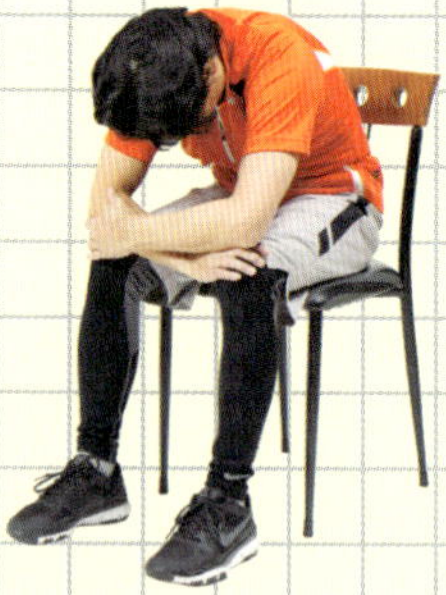

不安な方は、両腕で上体の重さを支えます。

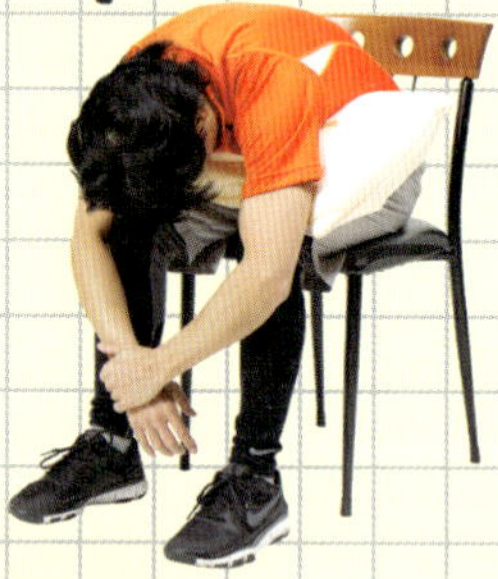

枕を挟んで伸ばします。

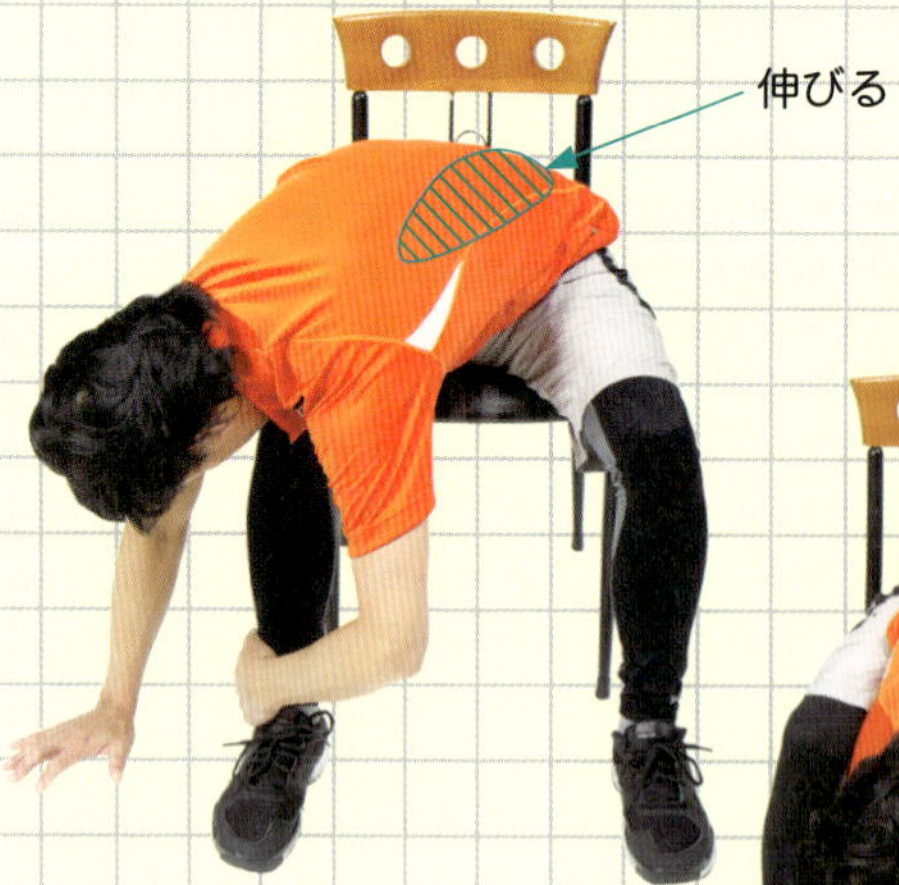

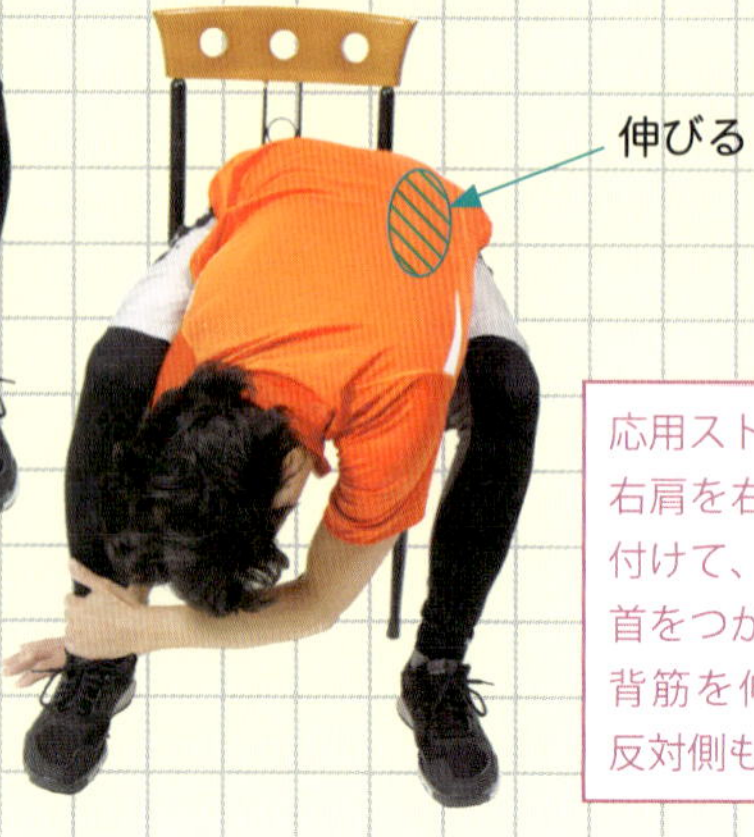

応用ストレッチ❶
顎《あご》が膝に付くように、左右に曲げて横の背筋を伸ばします。

応用ストレッチ❷
右肩を右膝《ひざ》の内側に付けて、左手で右足首をつかんで左側の背筋を伸ばします。反対側も行います。

正座で背筋を伸ばします。

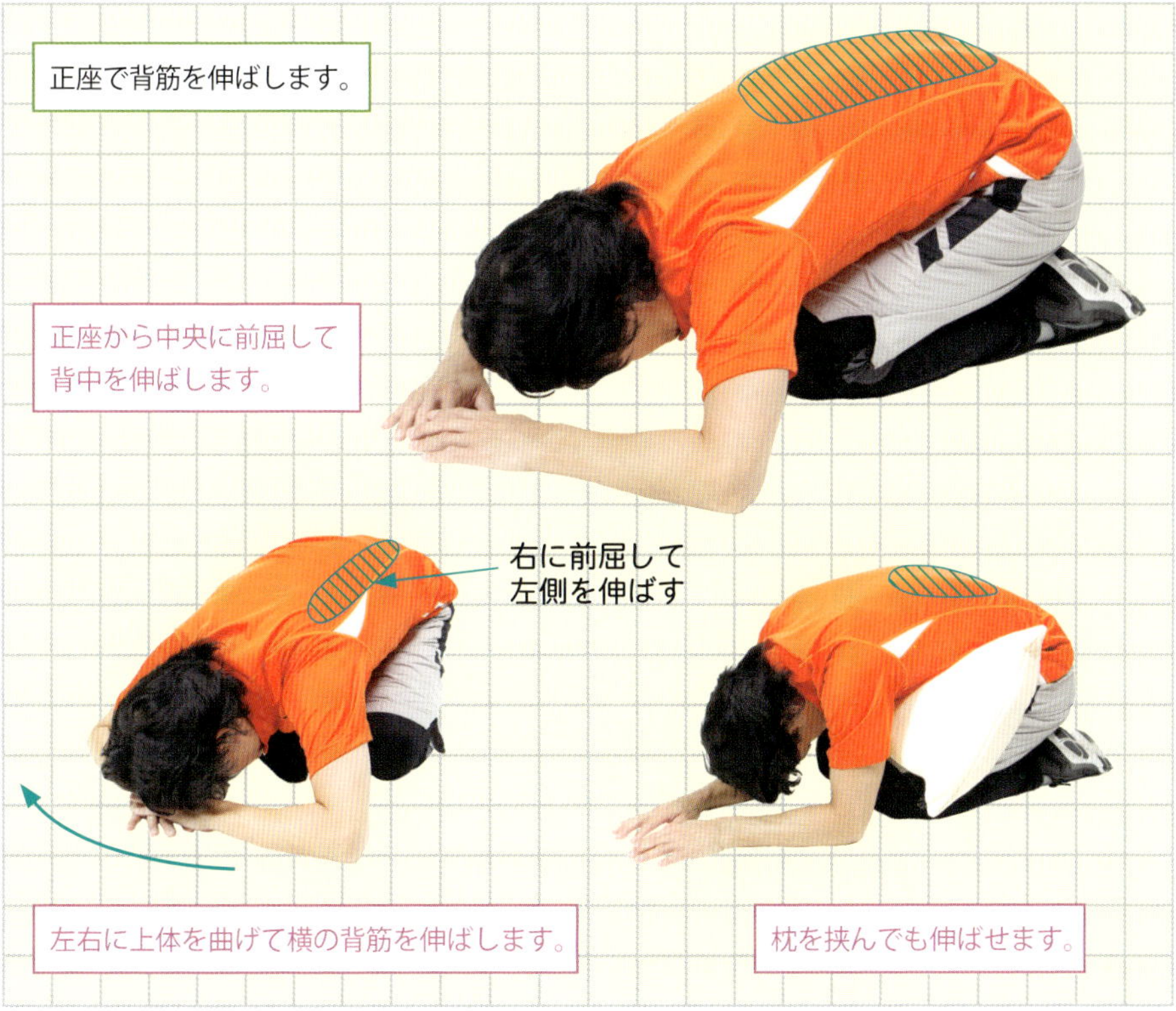

正座から中央に前屈して背中を伸ばします。

左右に上体を曲げて横の背筋を伸ばします。

枕を挟んでも伸ばせます。

ボールで背筋を伸ばします。

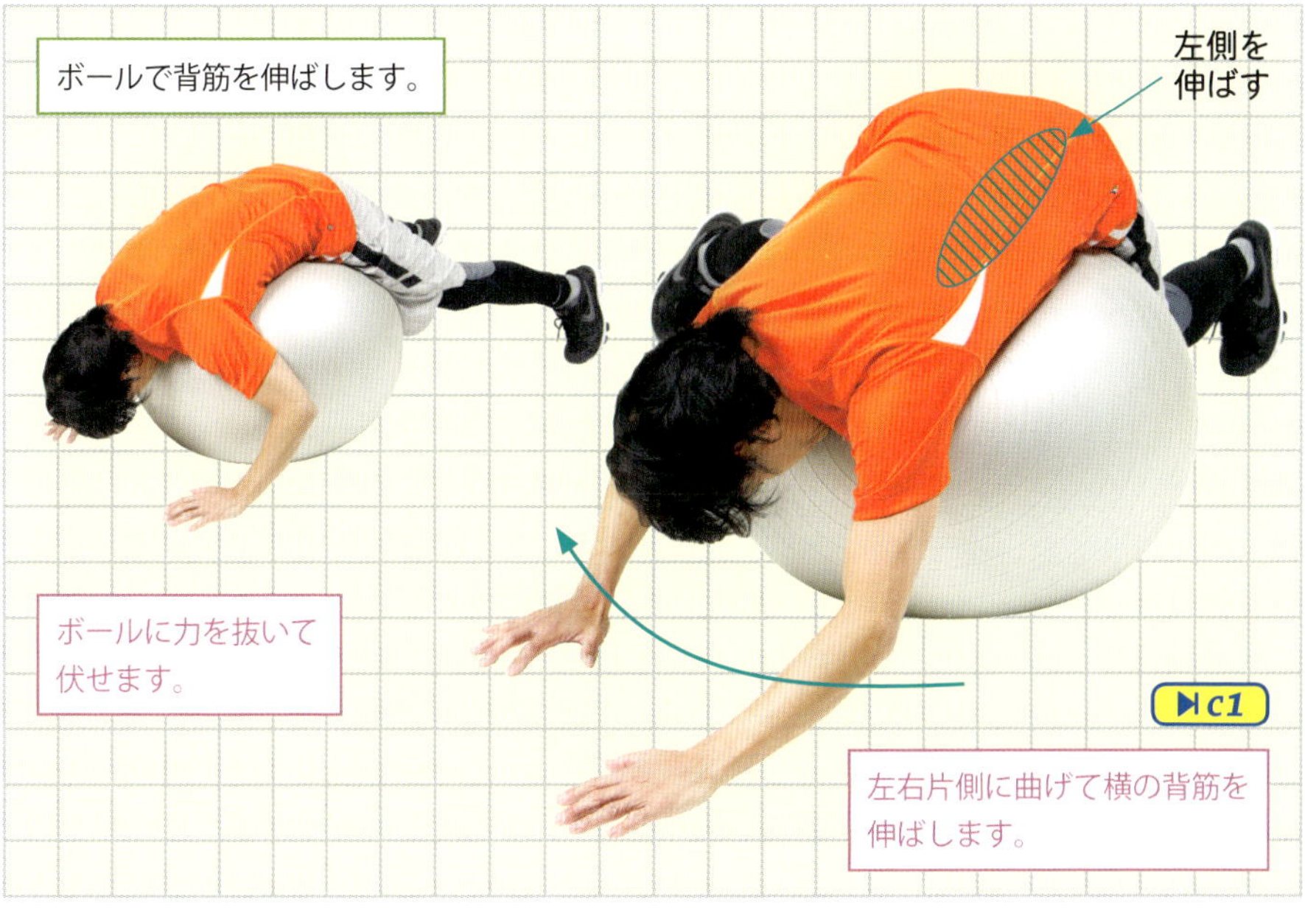

ボールに力を抜いて伏せます。

左右片側に曲げて横の背筋を伸ばします。

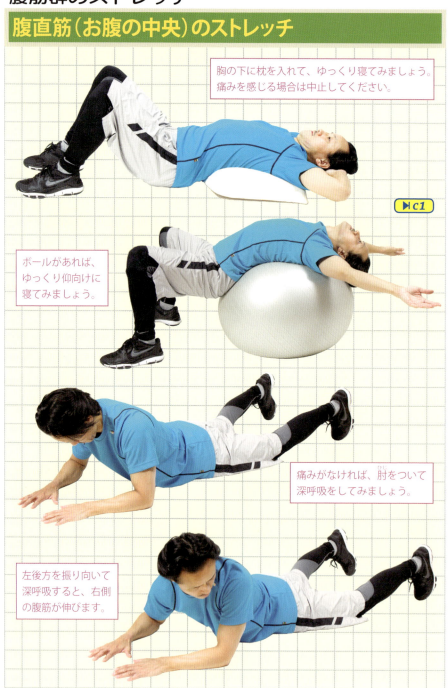

腹直筋（お腹の中央）のストレッチ

胸の下に枕を入れて、ゆっくり寝てみましょう。
痛みを感じる場合は中止してください。

c1

ボールがあれば、
ゆっくり仰向けに
寝てみましょう。

痛みがなければ、肘《ひじ》をついて
深呼吸をしてみましょう。

左後方を振り向いて
深呼吸すると、右側
の腹筋が伸びます。

片側腹斜筋（脇腹）のストレッチ

側弯に重要

片側が硬いと側《そく》弯《わん》になります。硬い場合は入念に伸ばしましょう。

硬く伸びない側は？	
左	右

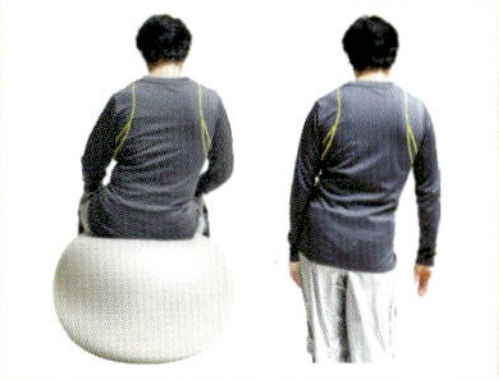

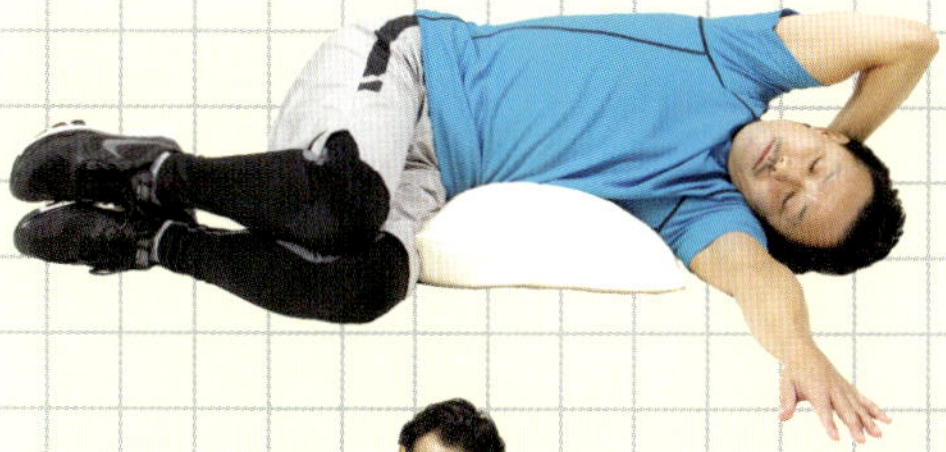

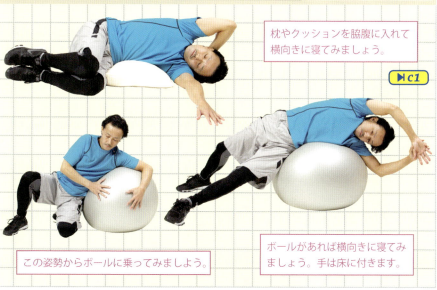

枕やクッションを脇腹に入れて横向きに寝てみましょう。

▶C1

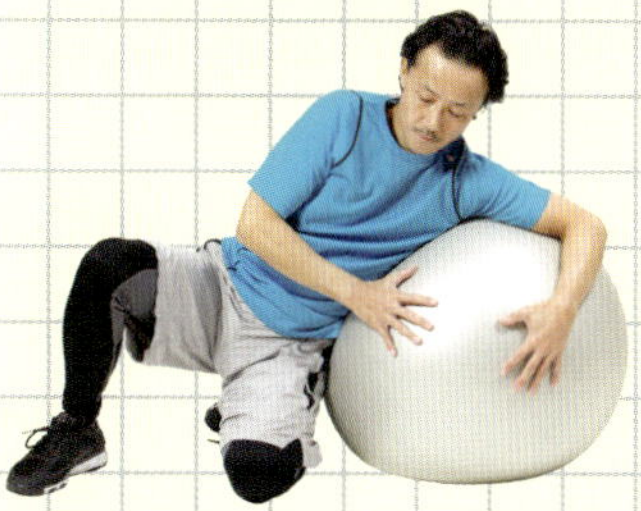

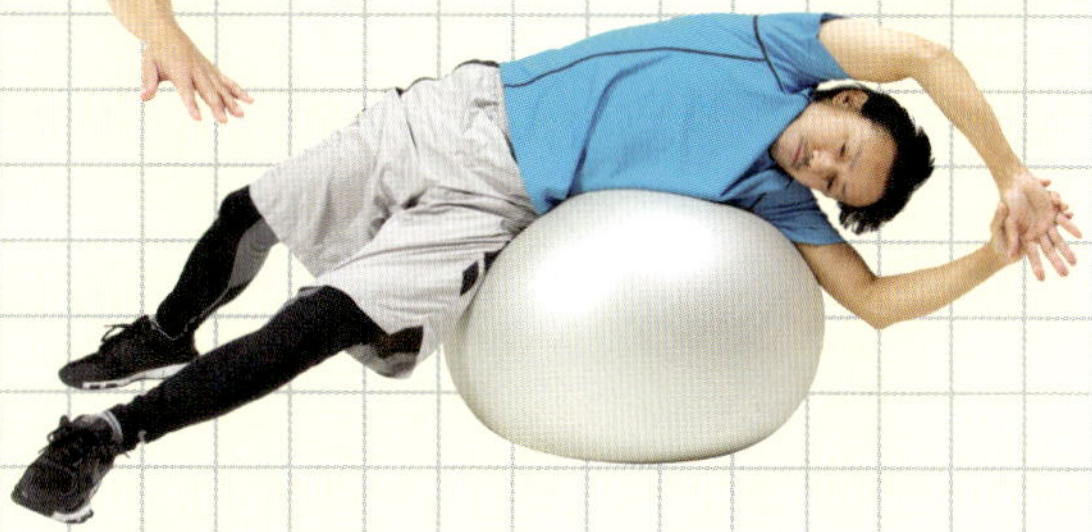

この姿勢からボールに乗ってみましょう。

ボールがあれば横向きに寝てみましょう。手は床に付きます。

対角腹斜筋（斜め）のストレッチ

側弯に重要

片側が硬いと側弯になります。硬い場合は入念に伸ばしましょう。

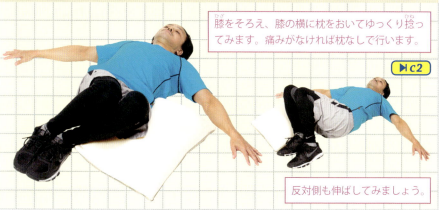

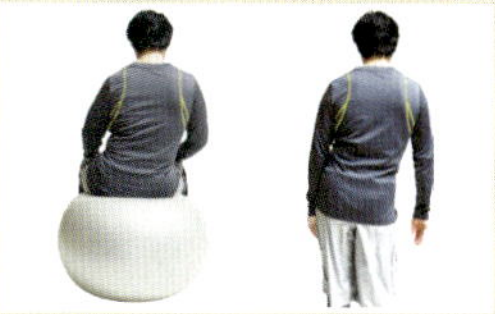

膝《ひざ》をそろえ、膝の横に枕をおいてゆっくり捻《ひね》ってみます。痛みがなければ枕なしで行います。

▶C2

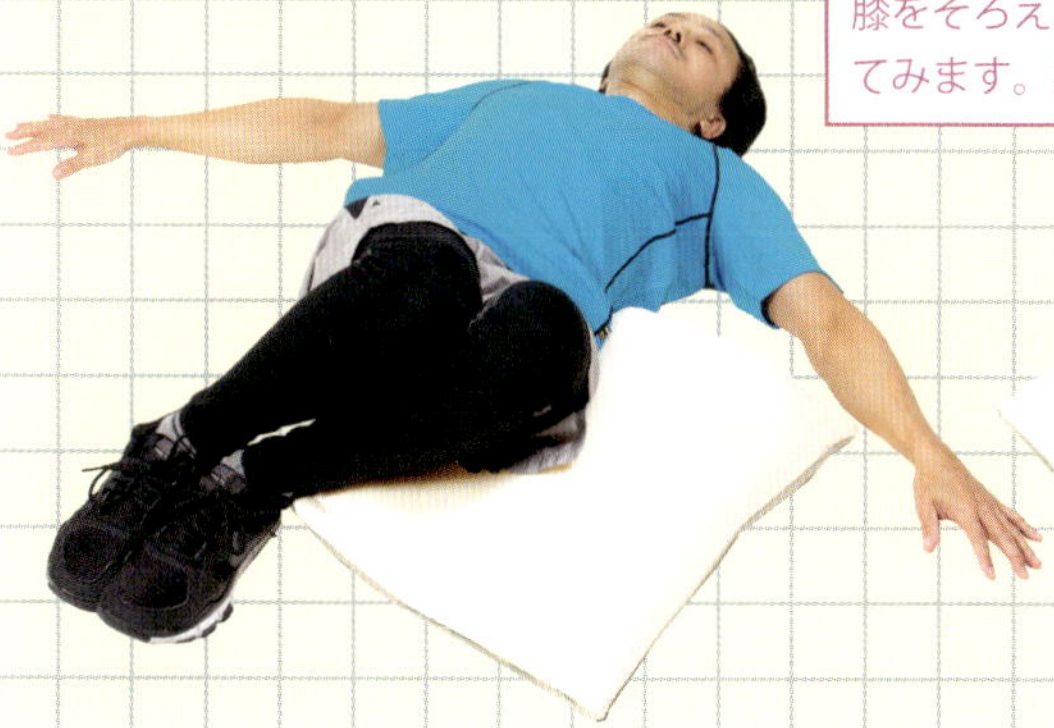

反対側も伸ばしてみましょう。

大殿筋インナーのストレッチ

脊柱管狭窄症《せきちゅうかんきょうさくしょう》の方は硬くなりやすいので、入念に伸ばしましょう。

まず両足をゆっくり抱えてみましょう。腰背部《ようはいぶ》から殿筋まで伸ばします。

硬く伸びない側は？	
左	右

C1

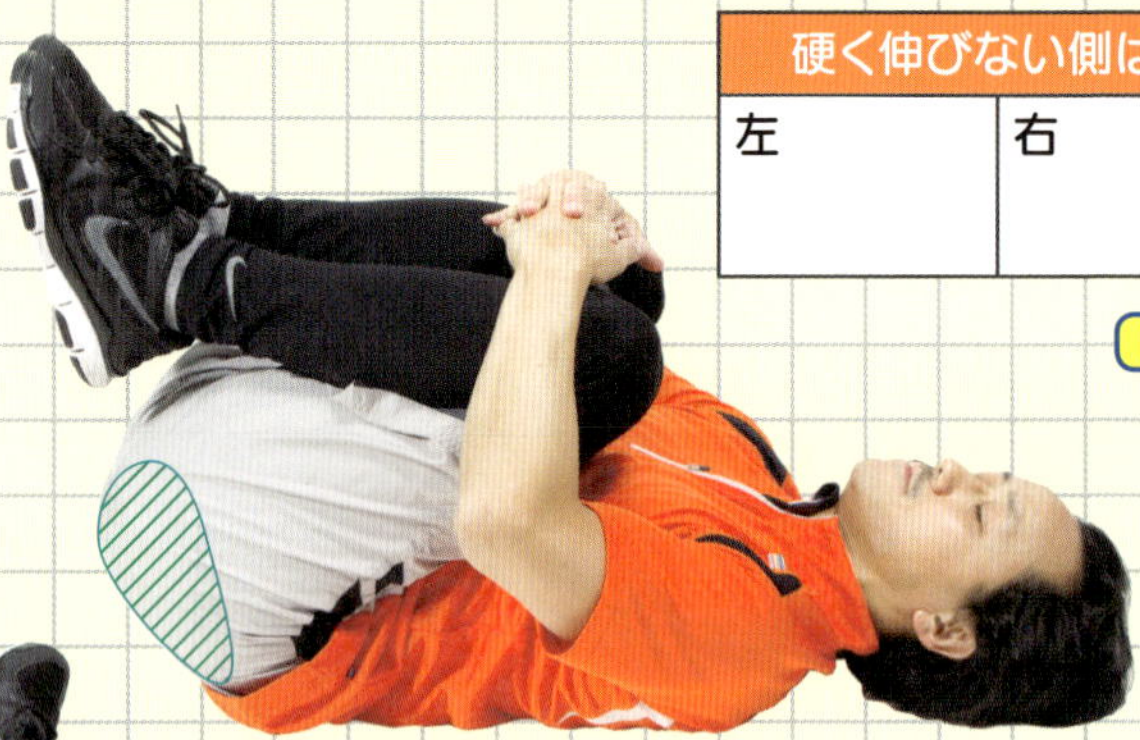

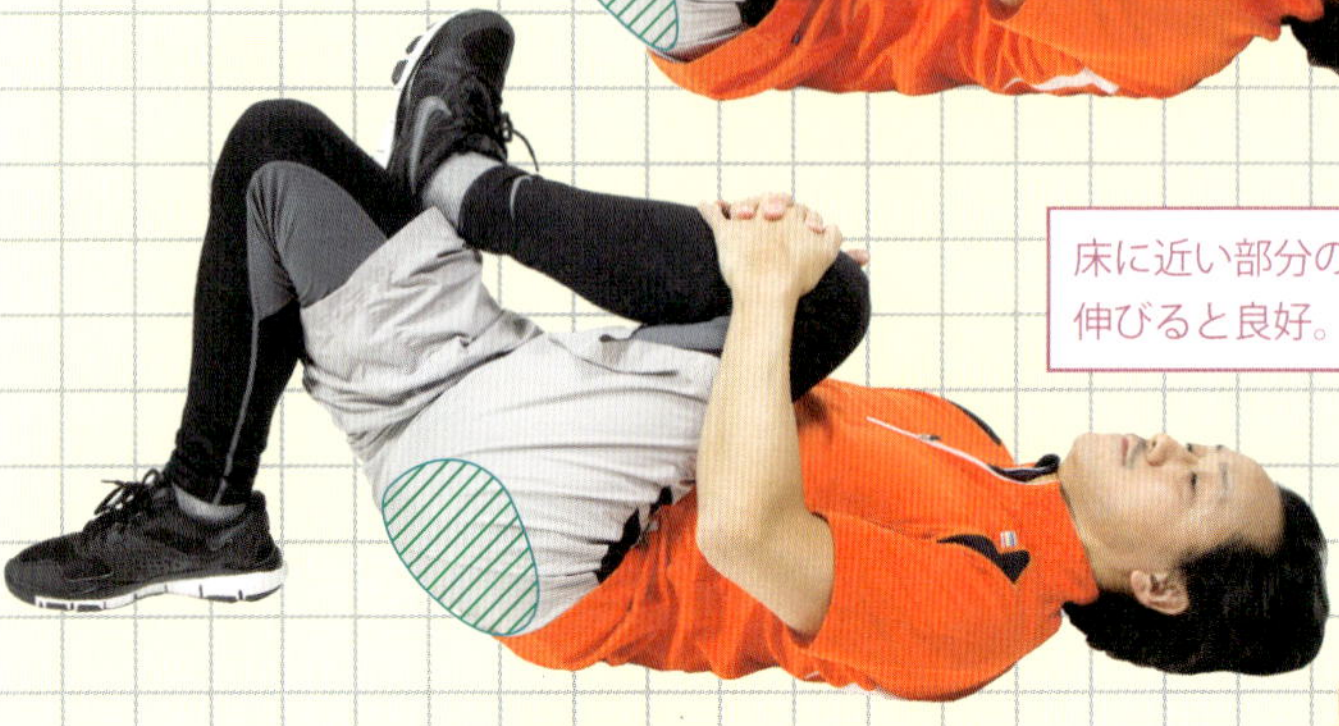

C1

床に近い部分の殿筋が伸びると良好。

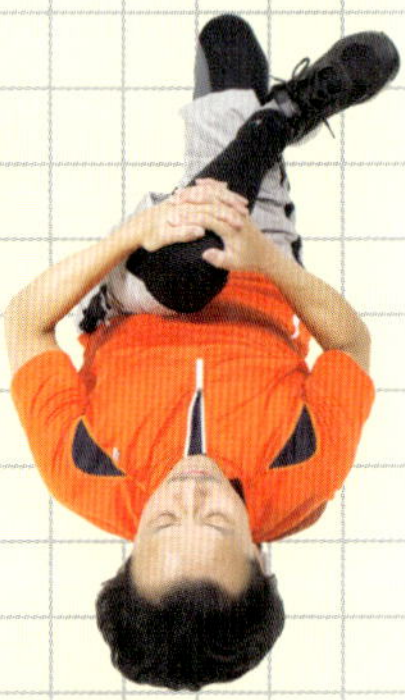

片脚ずつ、膝《ひざ》が身体の中心に来るように抱えます。

硬い場合は、床で前屈でも可。膝は身体の中心に。

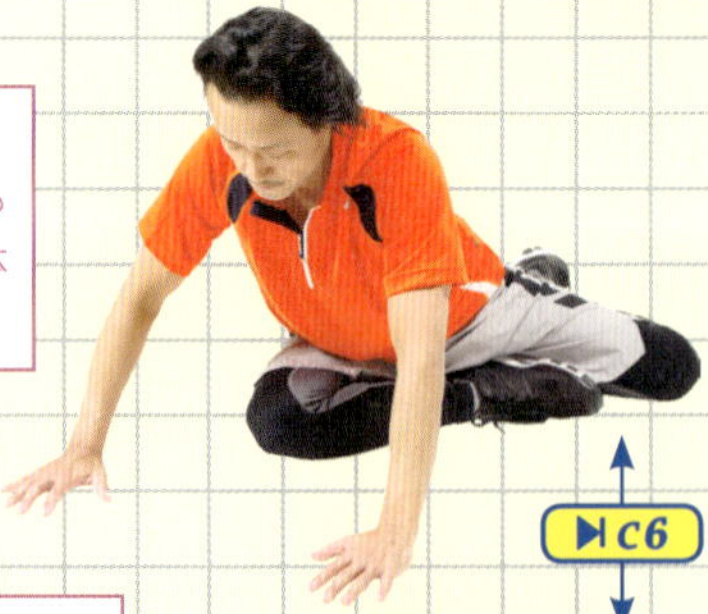

C6

殿筋から腰背部まで伸ばしましょう。

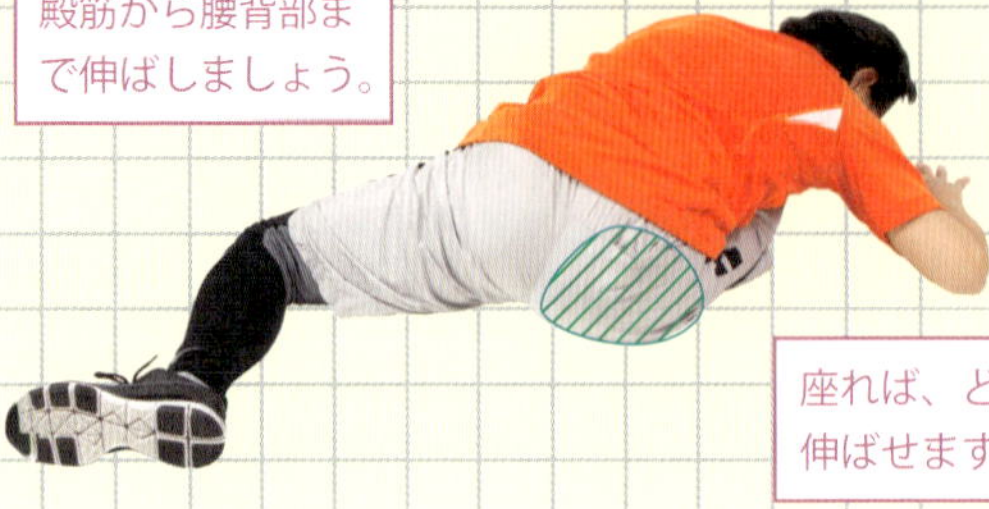

C3

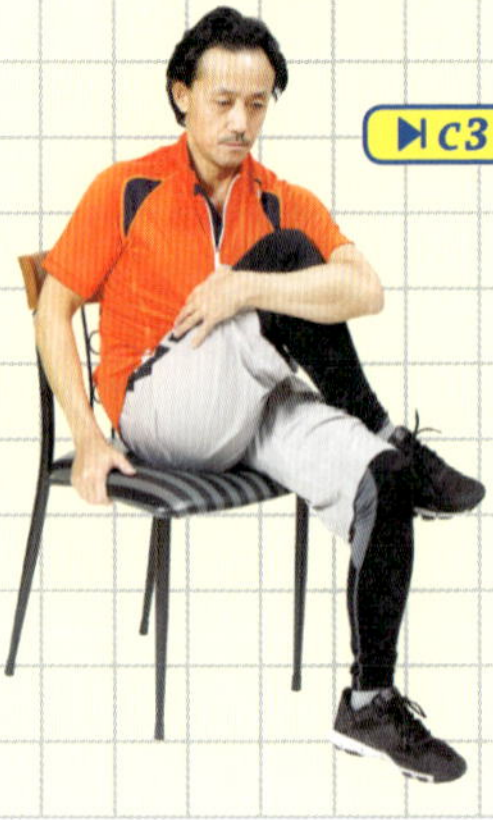

座れば、どこでも伸ばせます。

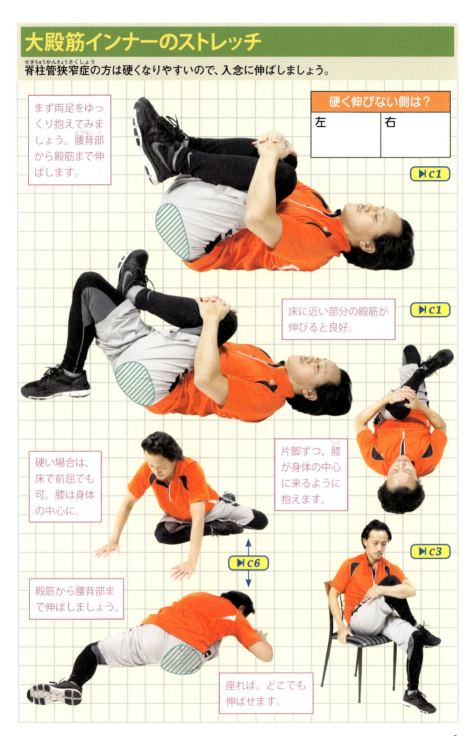

大殿筋アウターのストレッチ

痛みの出やすい部位の筋なので、丁寧にゆっくり伸ばしましょう。

硬く伸びない側は？	
左	右

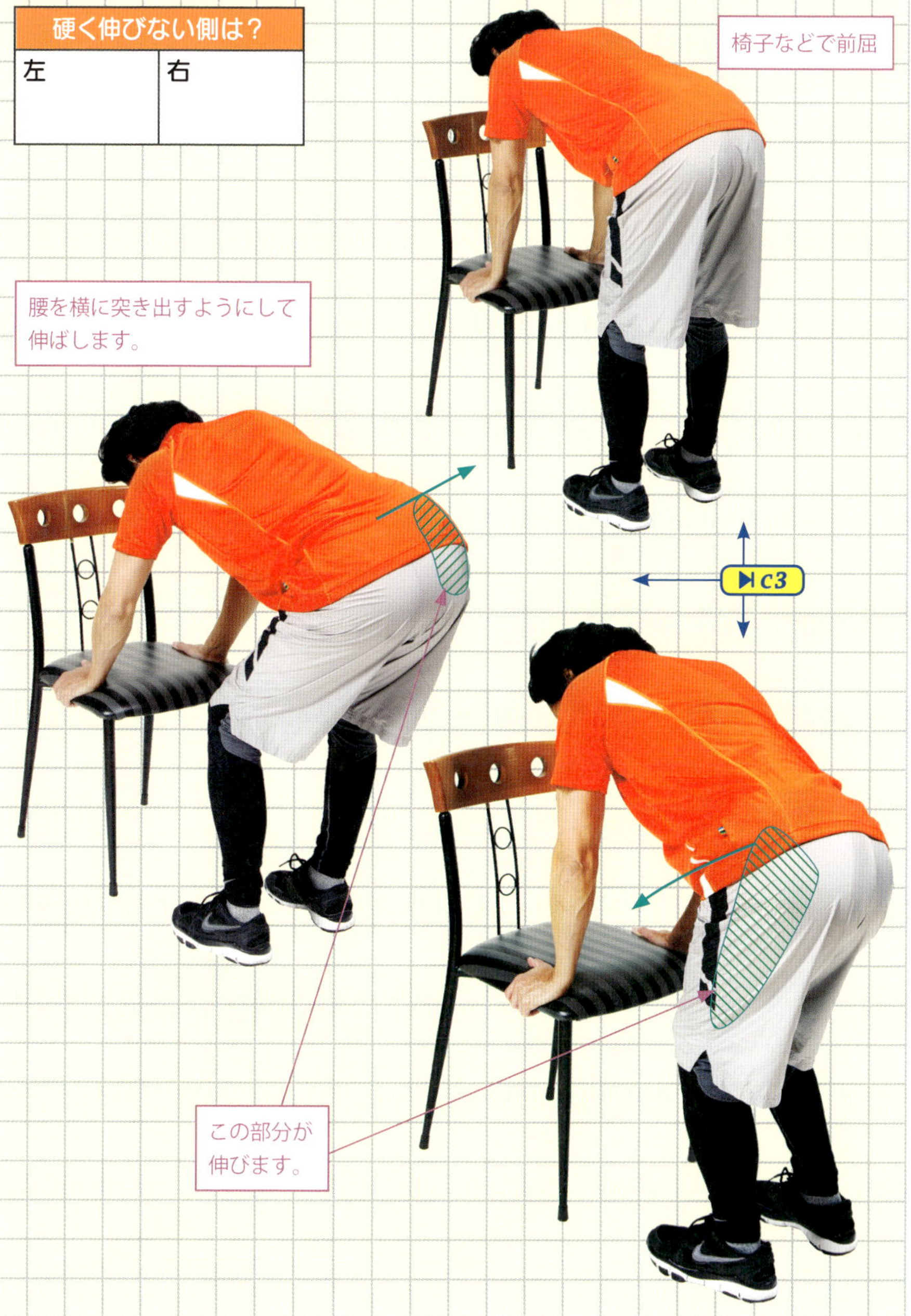

中小殿筋のストレッチ

骨盤傾斜に重要

左右差が大きいと骨盤傾斜の原因となります。硬い側は入念に伸ばしましょう。

硬く伸びない側は？	
左	右

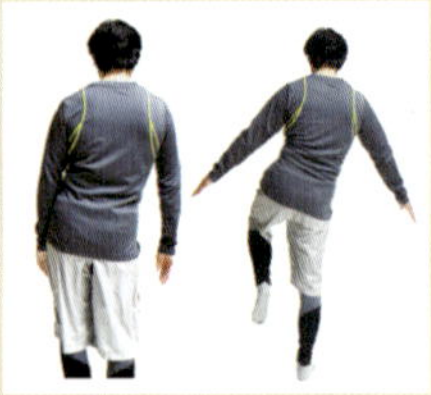

c2

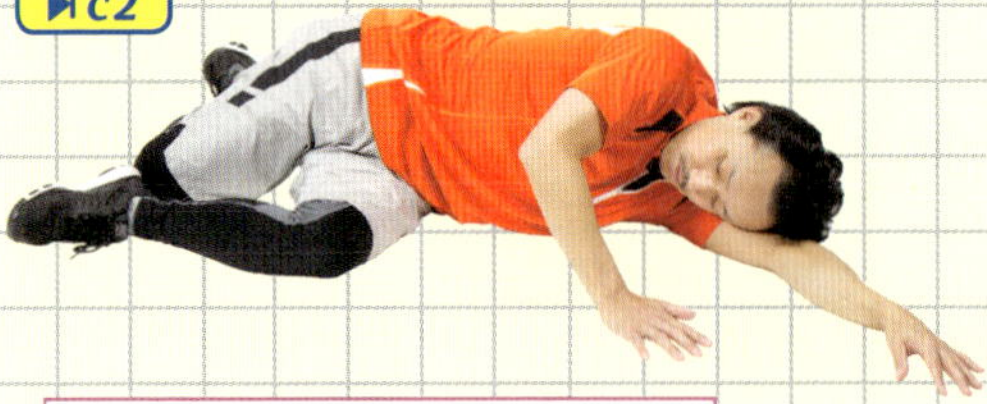

横に寝て膝《ひざ》を曲げ下におろします。

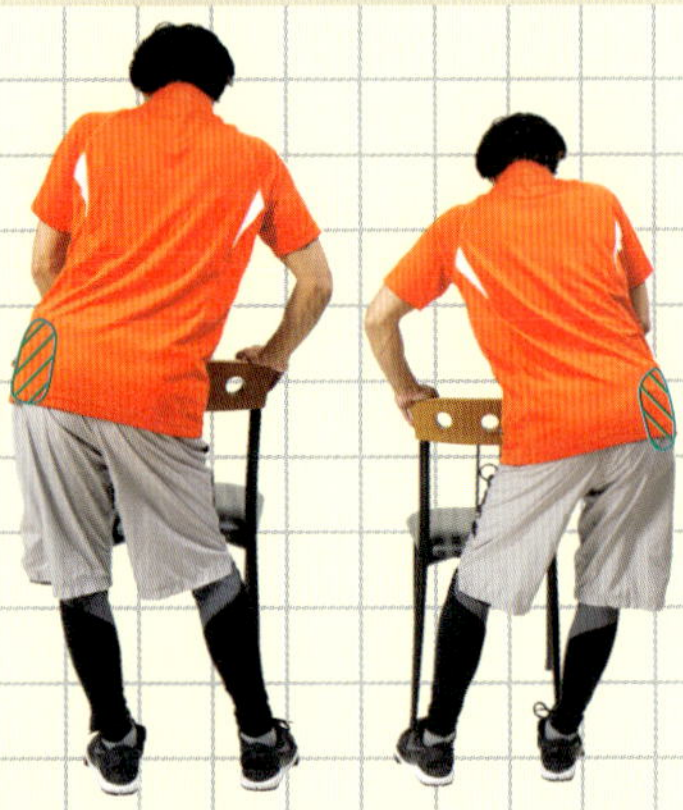

真っすぐ立って椅子などで腰を真横にスライドさせます。

内転筋群のストレッチ

骨盤傾斜に重要

左右差が大きいと骨盤傾斜の原因となります。硬い側は入念に伸ばしましょう。

硬く伸びない側は？	
左	右

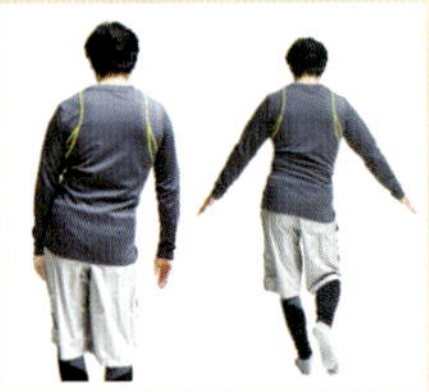

仰向けで膝を左右に開きます。

開きが悪い側が硬い

c2

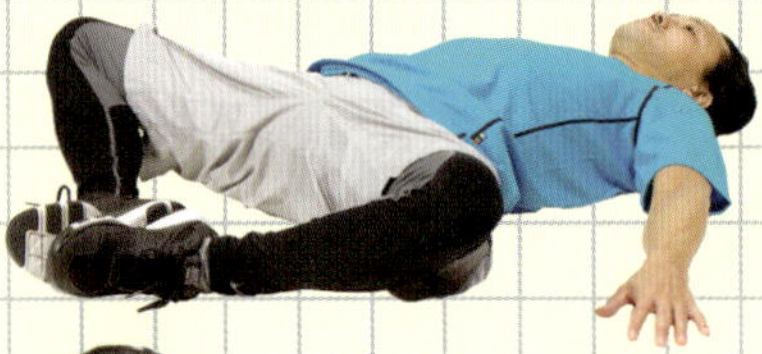

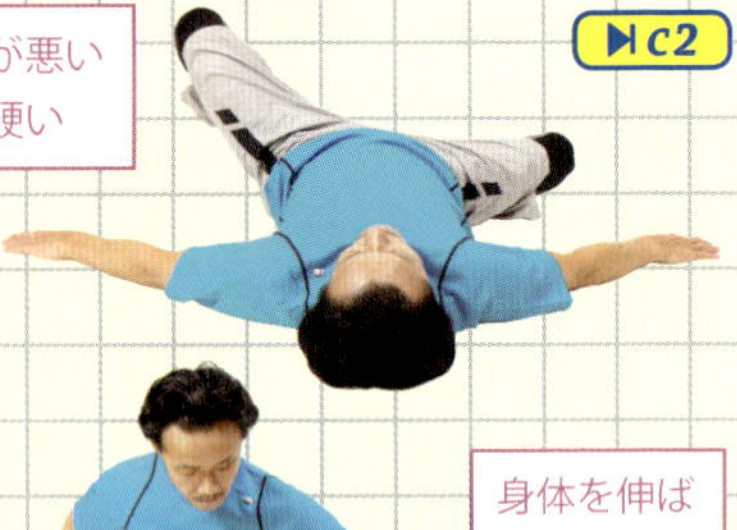

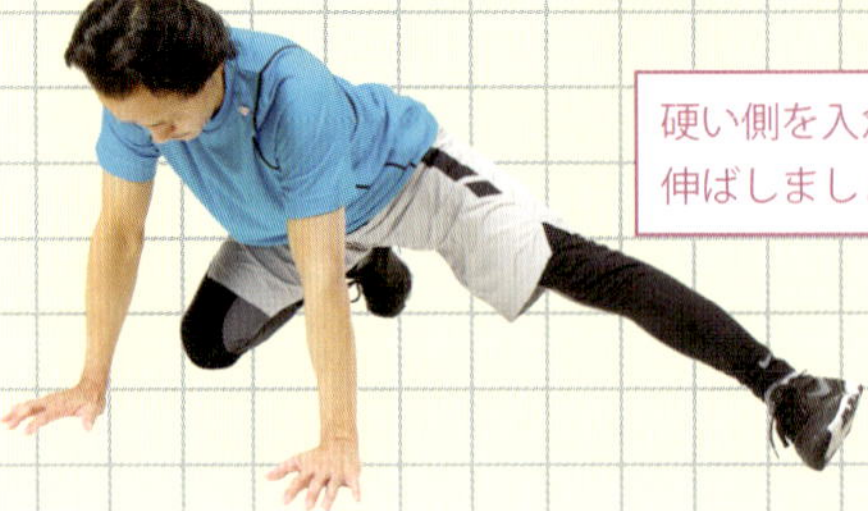

硬い側を入念に伸ばしましょう。

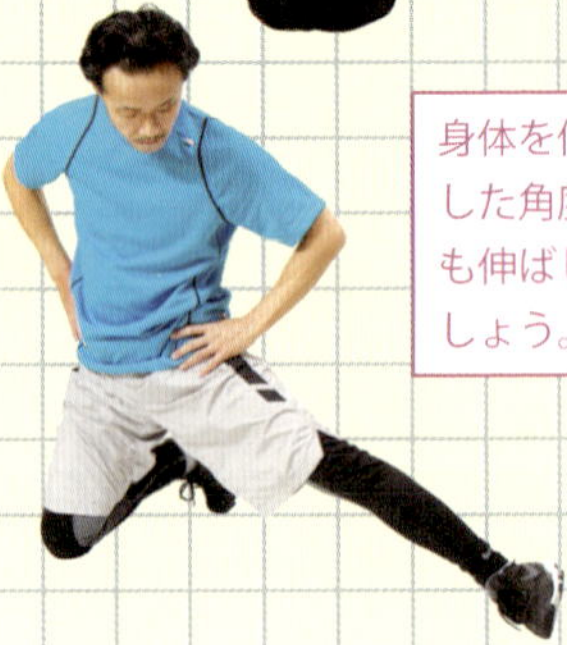

身体を伸ばした角度でも伸ばしましょう。

腸腰筋のストレッチ

反り腰、側弯に重要

硬いと反り腰、側弯《そくわん》の原因となります。
硬い側は入念に伸ばしましょう。

硬く伸びない側は？	
左	右

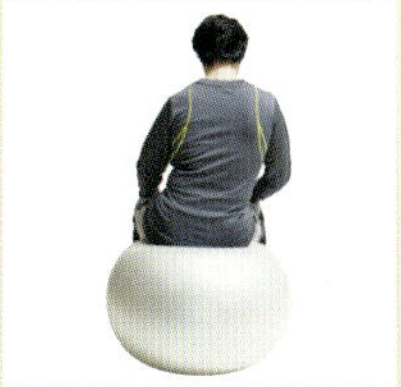

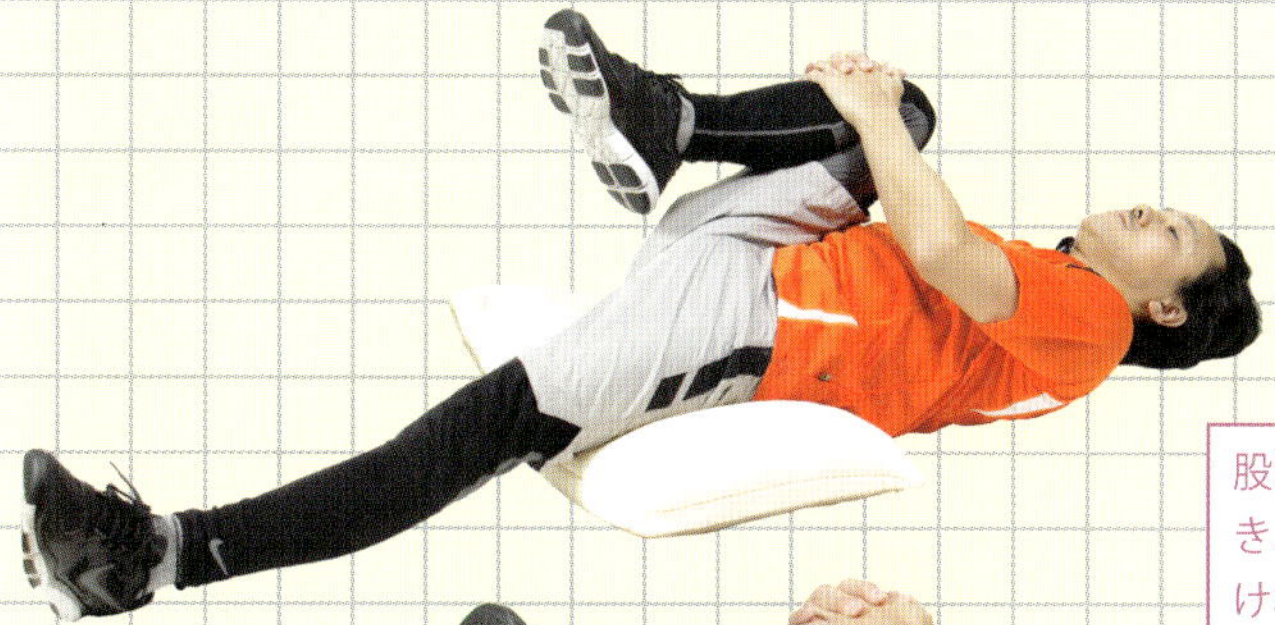

股関節の下に枕などを敷き、片脚を抱えて脚の付け根を伸ばします。

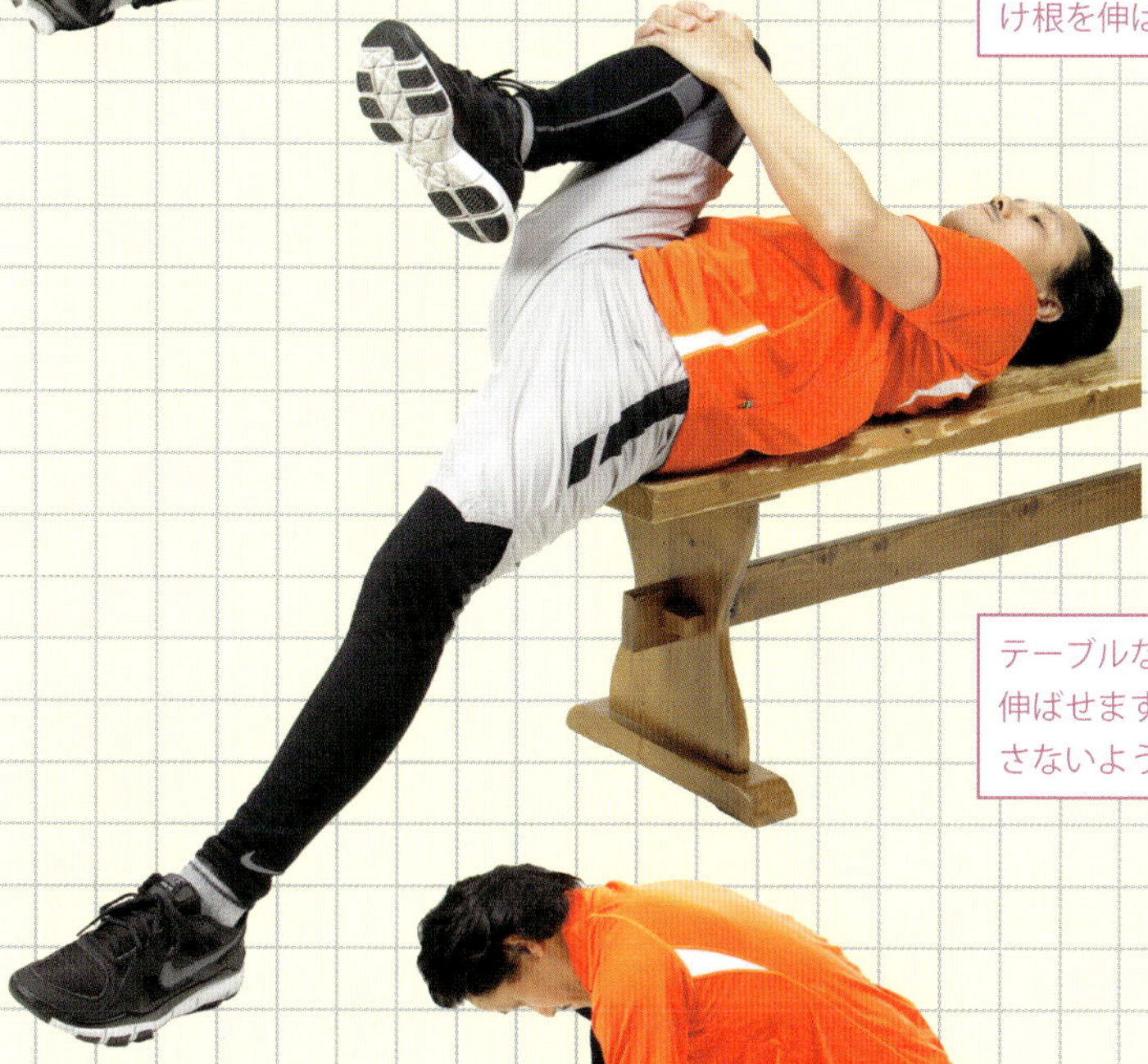

テーブルなどではもっと伸ばせます。背中を反らさないようにします。

C2

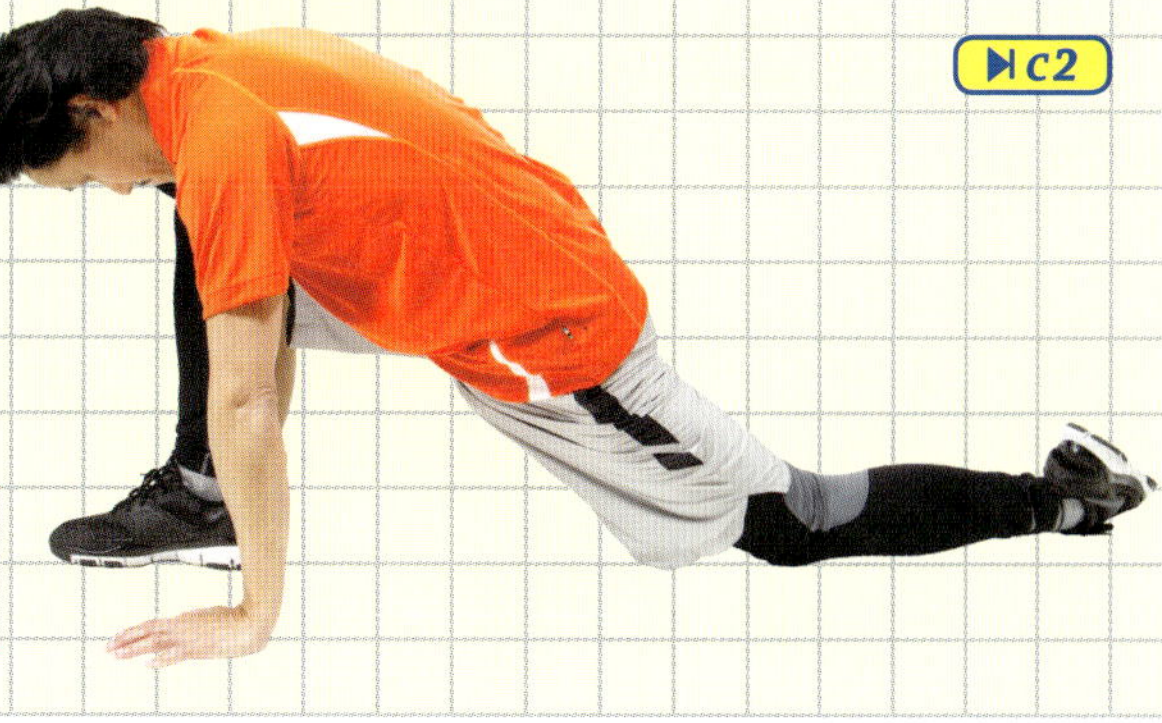

床では前後開脚し、背中を反らせないようにします。

大腿四頭筋のストレッチ

反り腰に重要　硬いと反り腰の原因となります。硬い側は入念に伸ばしましょう。

硬く伸びない側は？	
左	右

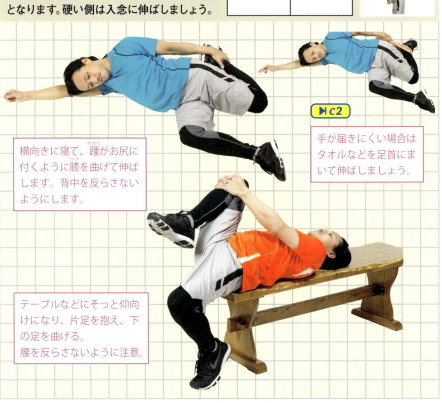

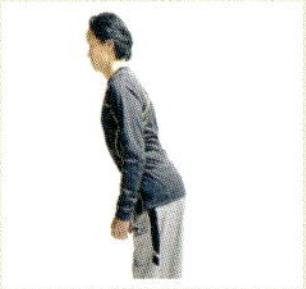

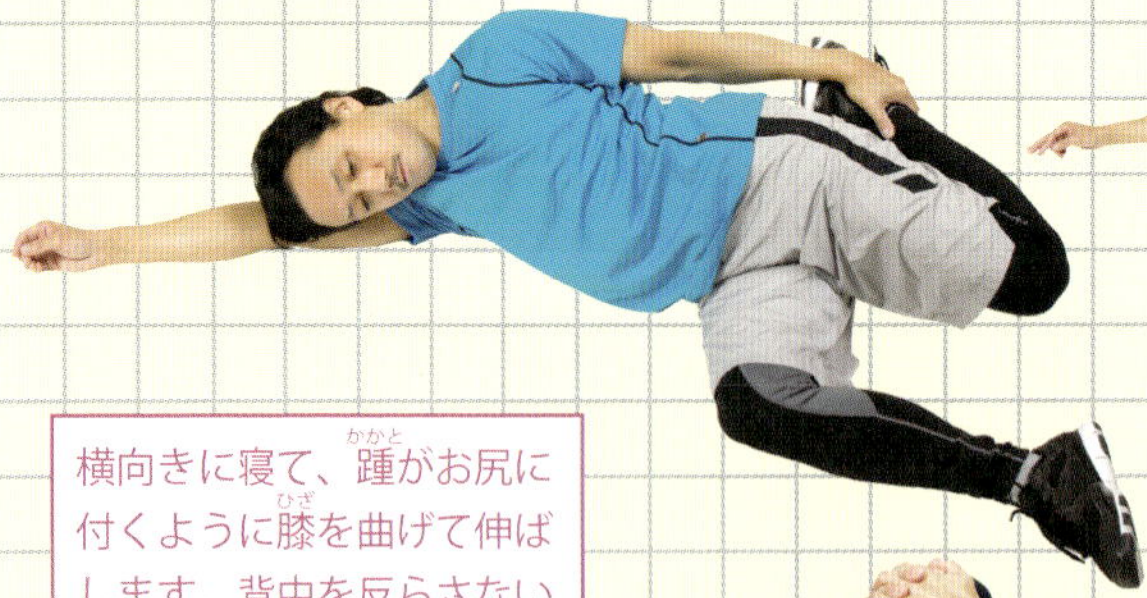

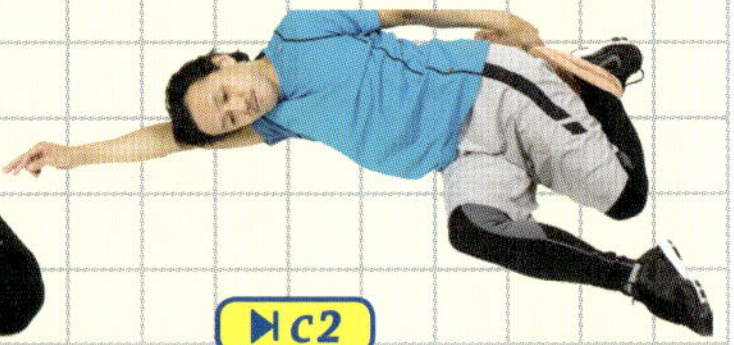

横向きに寝て、踵《かかと》がお尻に付くように膝《ひざ》を曲げて伸ばします。背中を反らさないようにします。

手が届きにくい場合はタオルなどを足首にまいて伸ばしましょう。

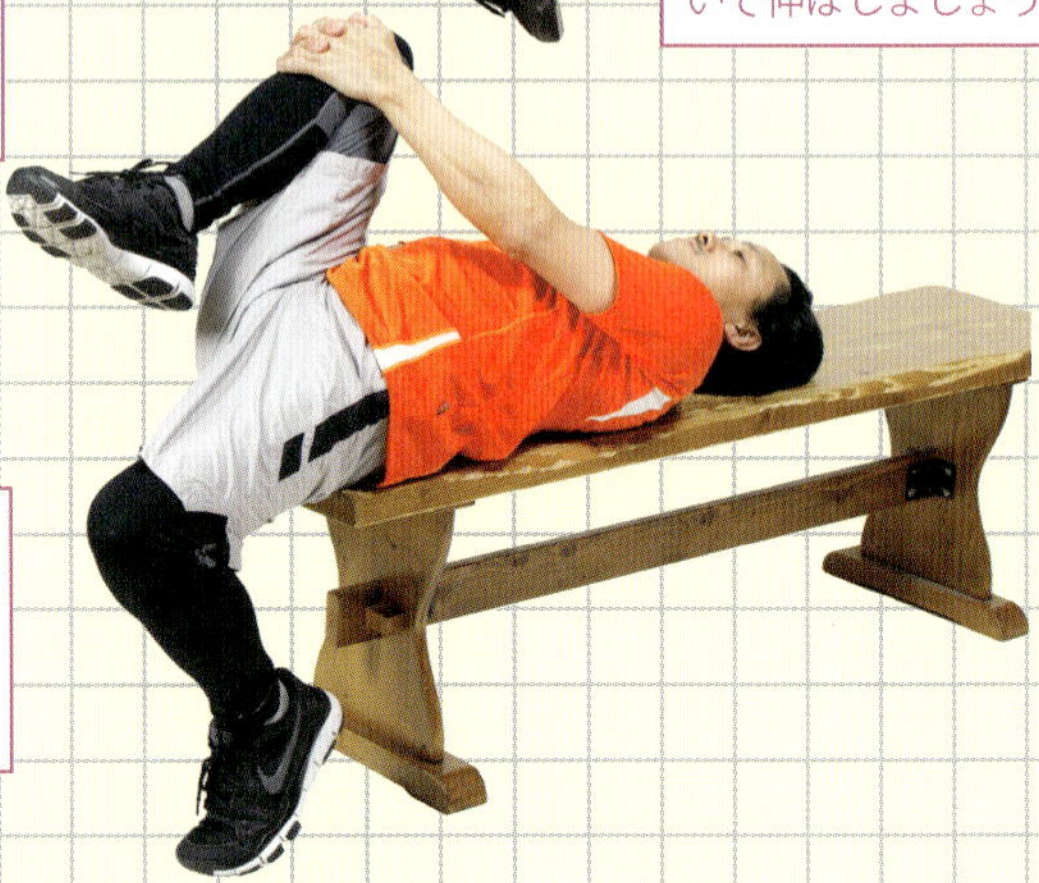

テーブルなどにそっと仰向けになり、片足を抱え、下の足を曲げる。
腰を反らさないように注意。

股関節内旋のストレッチ

硬く伸びない側は？	
左	右

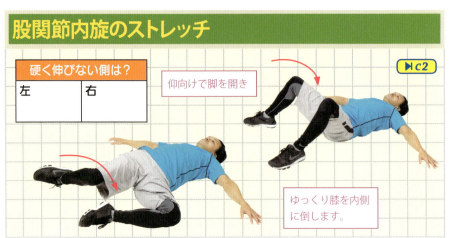

仰向けで脚を開き

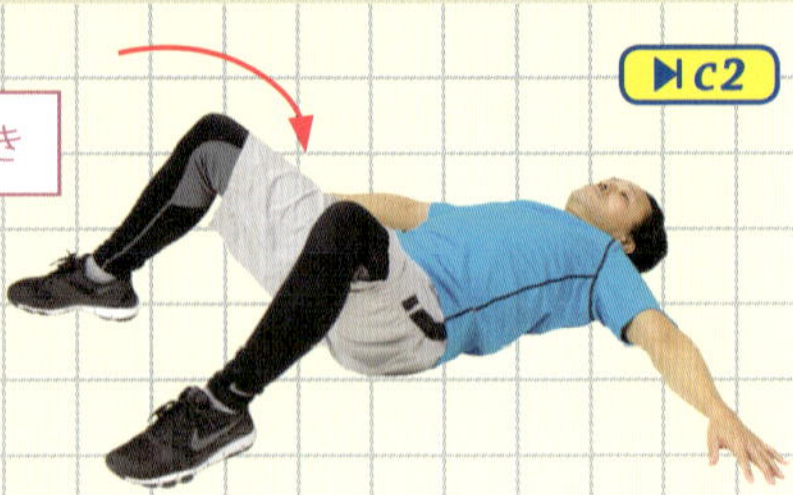

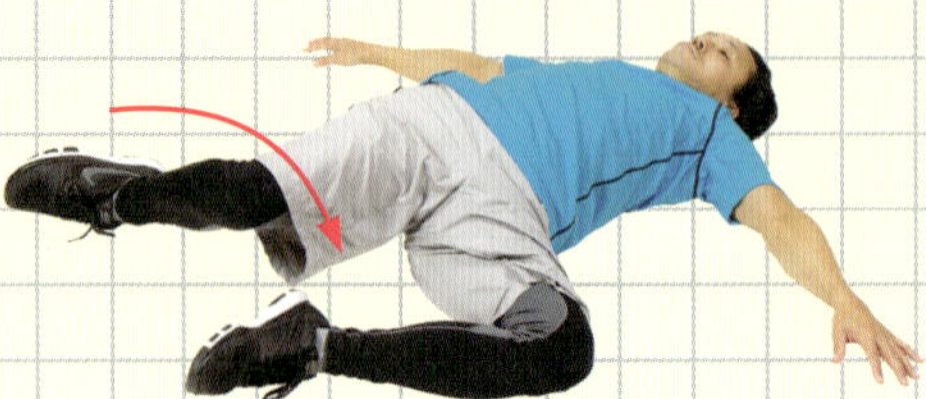

ゆっくり膝を内側に倒します。

ハムストリングス(太腿の裏)のストレッチ

坐骨の痛みに重要 左右の脚で内側と外側があり、硬いと痛みの原因となります。丁寧に伸ばしましょう。

硬く伸びない側は?	
左	右

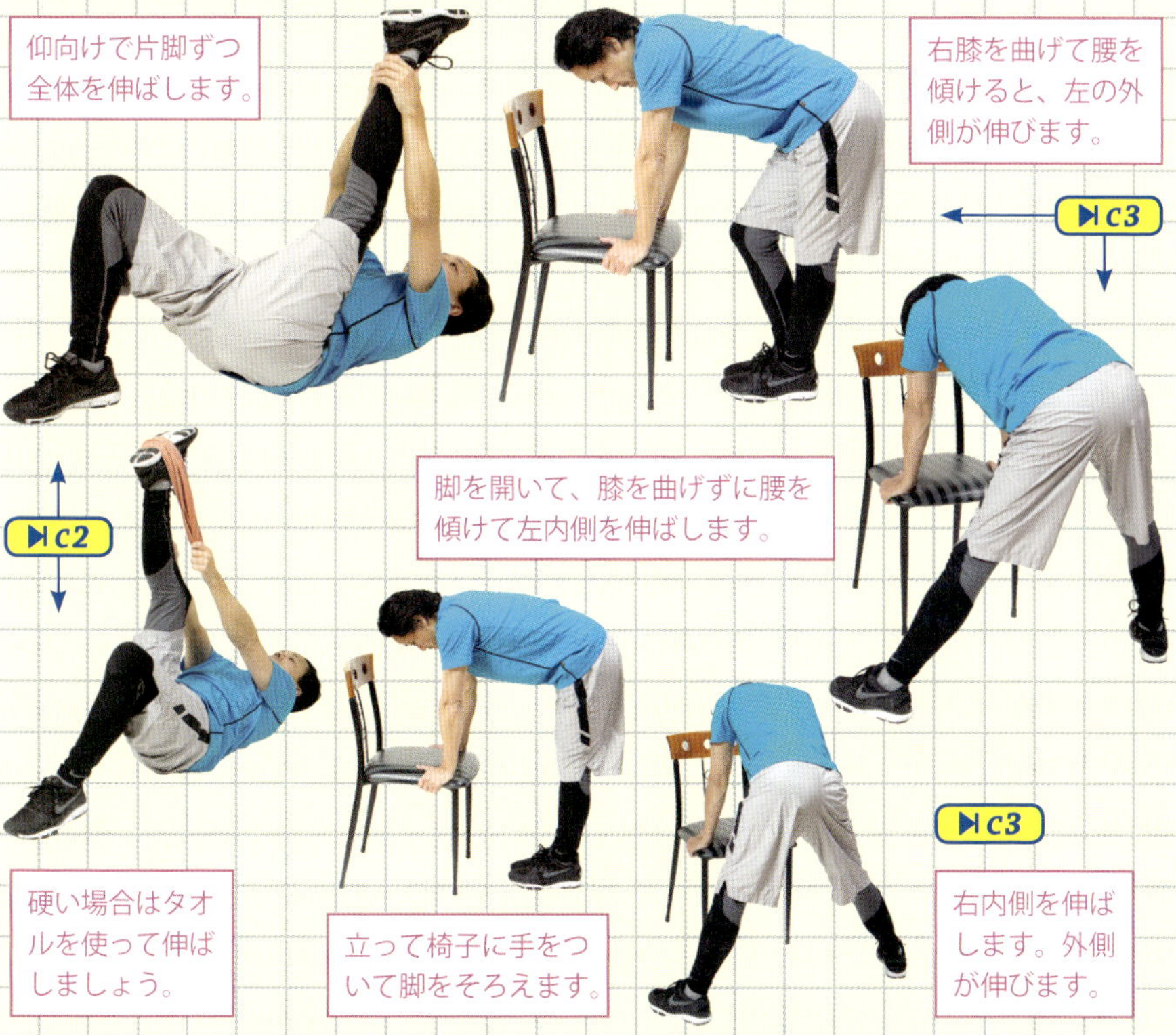

仰向けで片脚ずつ全体を伸ばします。

硬い場合はタオルを使って伸ばしましょう。

立って椅子に手をついて脚をそろえます。

脚を開いて、膝を曲げずに腰を傾けて左内側を伸ばします。

右膝を曲げて腰を傾けると、左の外側が伸びます。

右内側を伸ばします。外側が伸びます。

股関節外旋のストレッチ

硬く伸びない側は?	
左	右

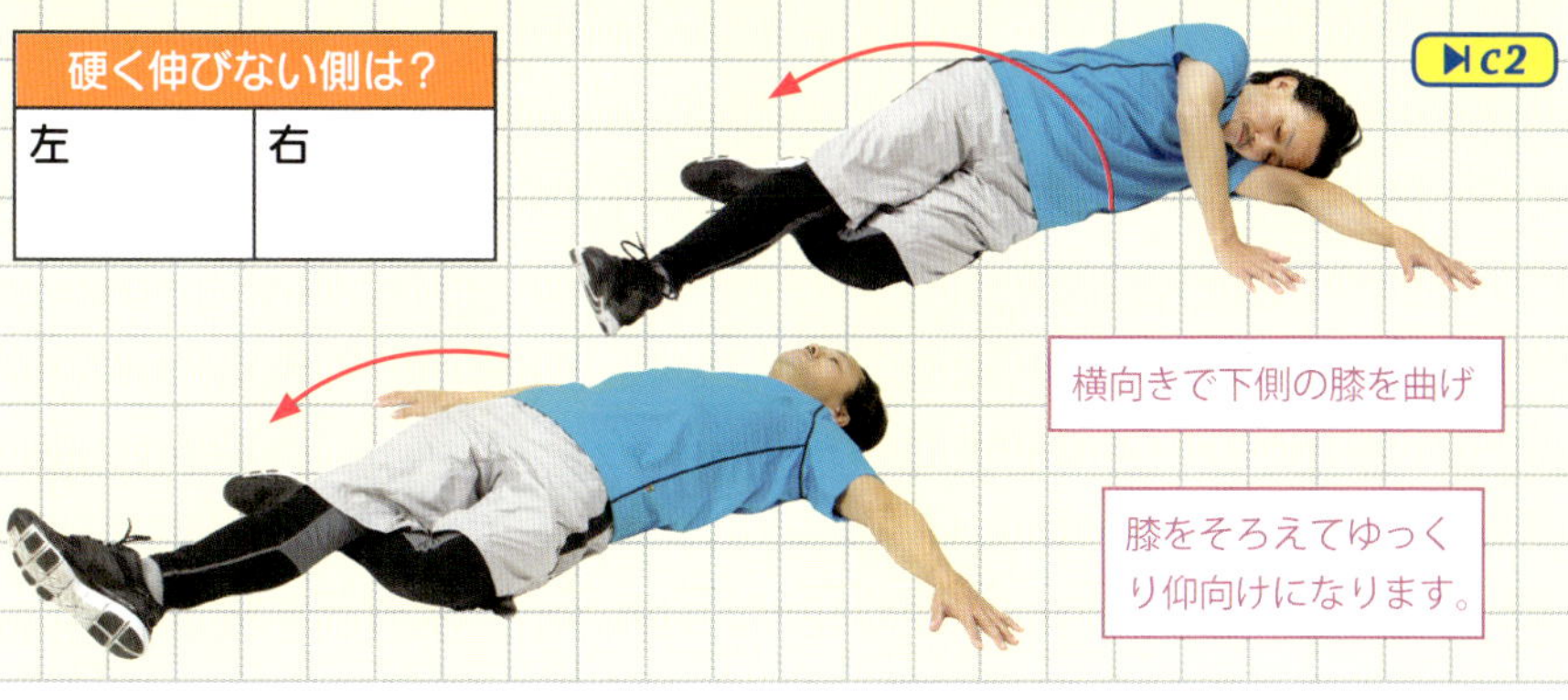

横向きで下側の膝を曲げ

膝をそろえてゆっくり仰向けになります。

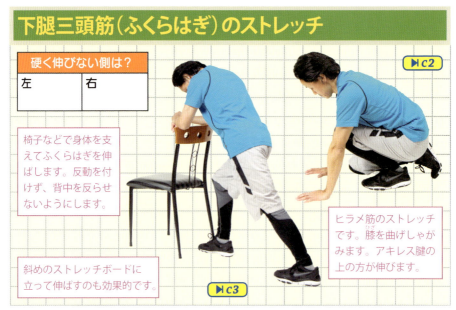

下腿三頭筋（ふくらはぎ）のストレッチ

硬く伸びない側は？	
左	右

c2

椅子などで身体を支えてふくらはぎを伸ばします。反動を付けず、背中を反らせないようにします。

ヒラメ筋のストレッチです。膝《ひざ》を曲げしゃがみます。アキレス腱の上の方が伸びます。

斜めのストレッチボードに立って伸ばすのも効果的です。

c3

上半身のストレッチ

広背筋（脇の下）のストレッチ

硬く伸びない側は？	
左	右

c3

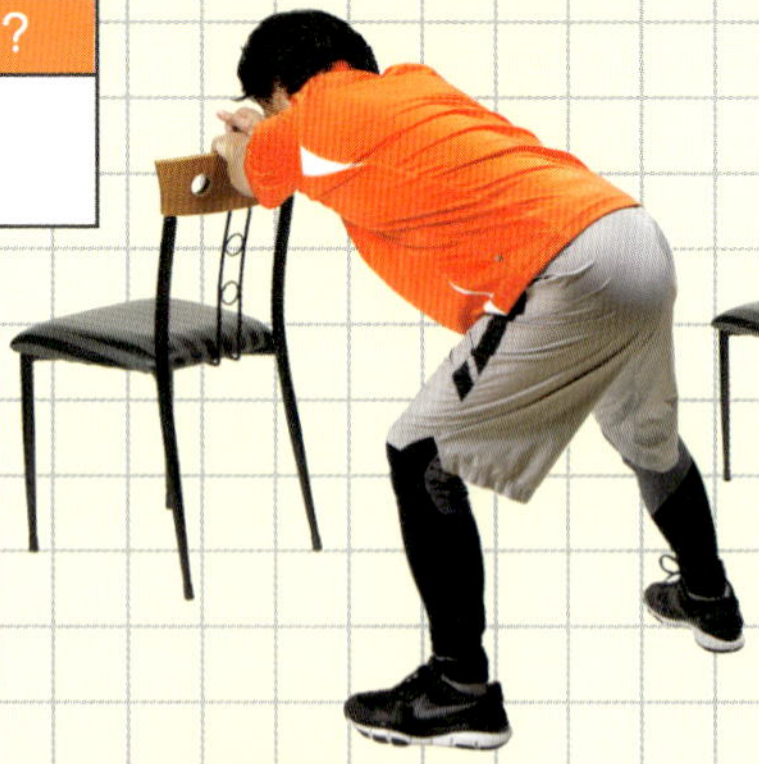

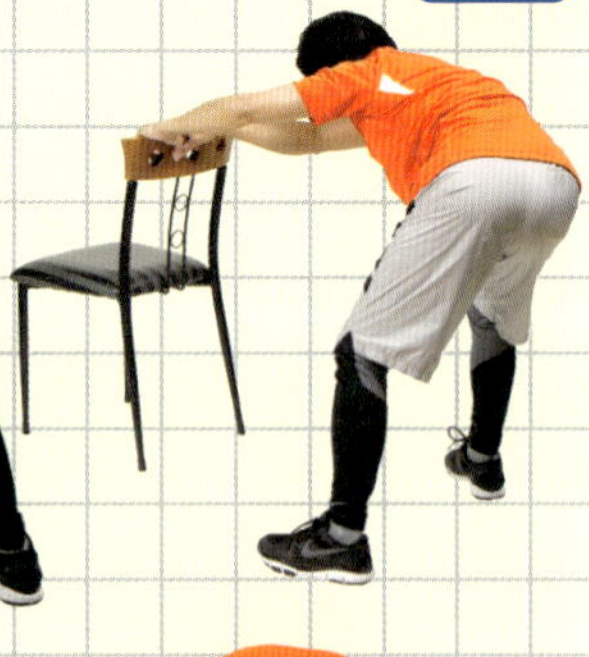

テーブルなど動きにくいものに捕まり、引っ張るようにして脇の下から腰まで伸ばします。

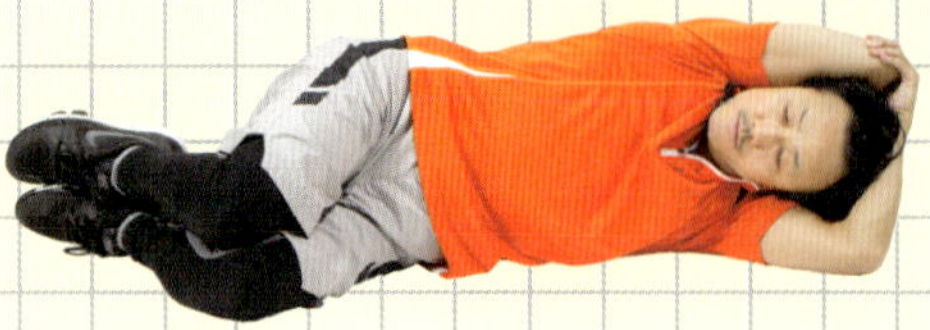

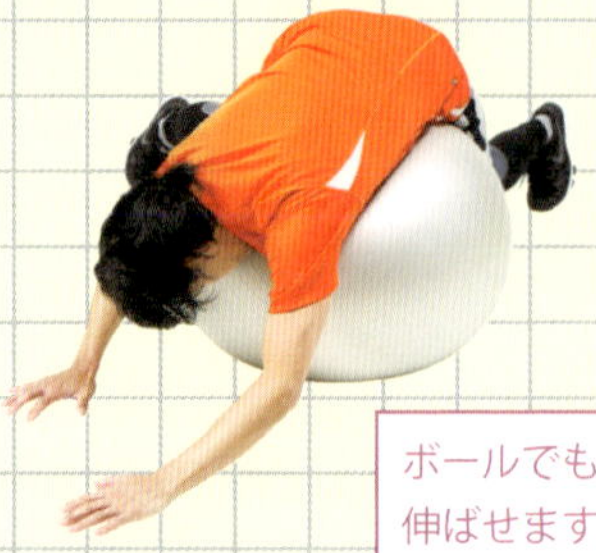

床に寝て腕を持ち上げ、反対の手で押さえます。

ボールでも伸ばせます。

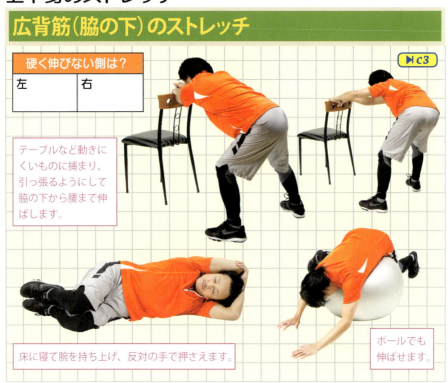

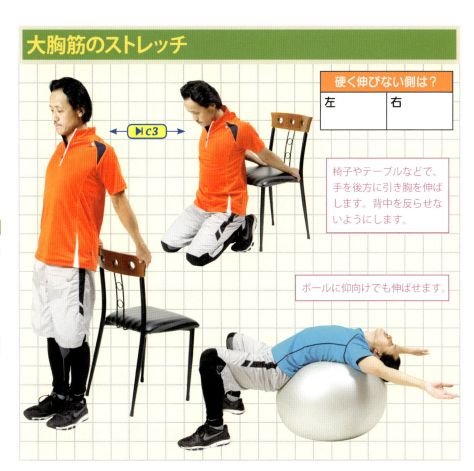

大胸筋のストレッチ

硬く伸びない側は？	
左	右

椅子やテーブルなどで、手を後方に引き胸を伸ばします。背中を反らせないようにします。

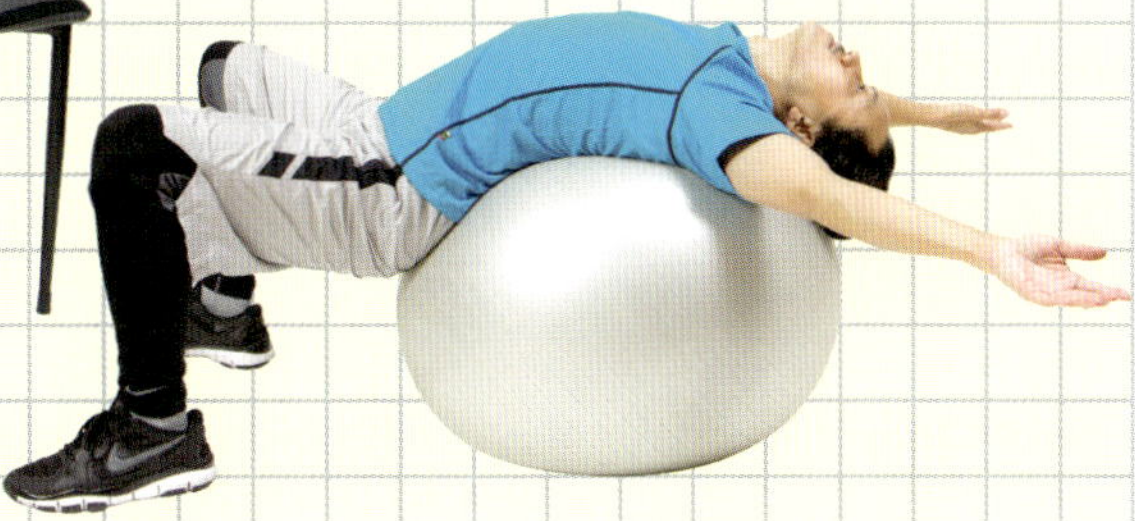

ボールに仰向けでも伸ばせます。

肩後側のストレッチ

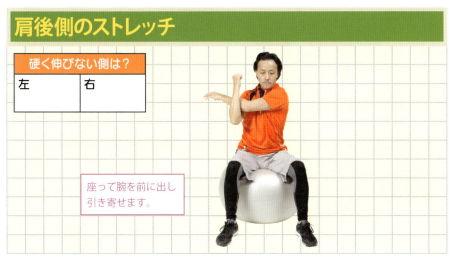

硬く伸びない側は？	
左	右

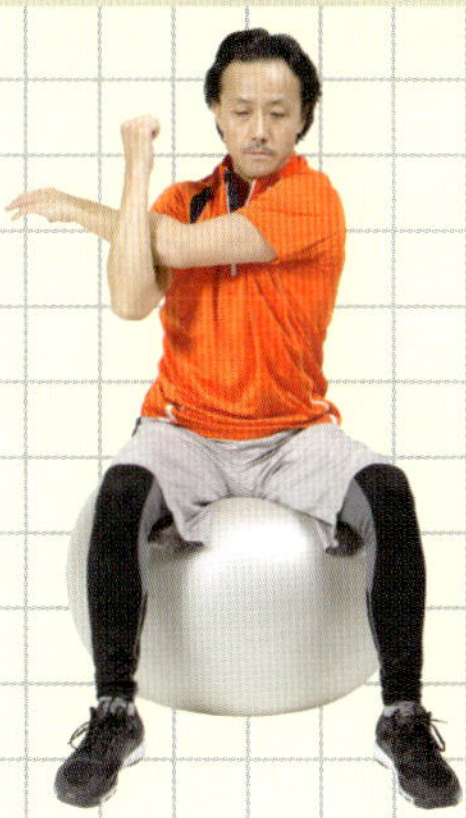

座って腕を前に出し引き寄せます。

PART 2

腰痛エクササイズの順序

2 個別（アイソレート）の筋強化

続いて、全身の主要な筋の個別強化に取り組んでいきます。

個別な筋の強化では、弱い筋、感じにくい筋を見つけ出すことが大切です。特に痛みを感じる場所や、周囲の筋群のエクササイズは、慎重にゆっくり負荷をかけずに行ってみましょう。また痛みの周囲の筋ではなくても、腰に負担がかかり痛みを感じる動きがあるかもしれません。その場合その動きは中止してください。その痛みを感じる動きに関連する筋が、腰痛の原因筋のひとつである可能性があります。まずストレッチを行い、ゆっくり少しずつ、痛みを感じない範囲から動かしてみましょう。

エクササイズ動作は、10回くらいゆっくり反復します。目的の筋が、はじめは意識しにくくても、何回か反復していると筋が縮んで力を発揮し、徐々に疲れてくる感じがあれば理想的です。

強化エクササイズが終わったら、必ずストレッチを行いましょう。本書では関連する重要な筋のストレッチも掲載しています。動かし強化した筋、周りの筋、反対側の筋、どの筋も動かすことで、ほぐれて伸びやすくなります。「動いて伸ばす」――これを丁寧に反復することで、全身の筋がより働きやすくなります。

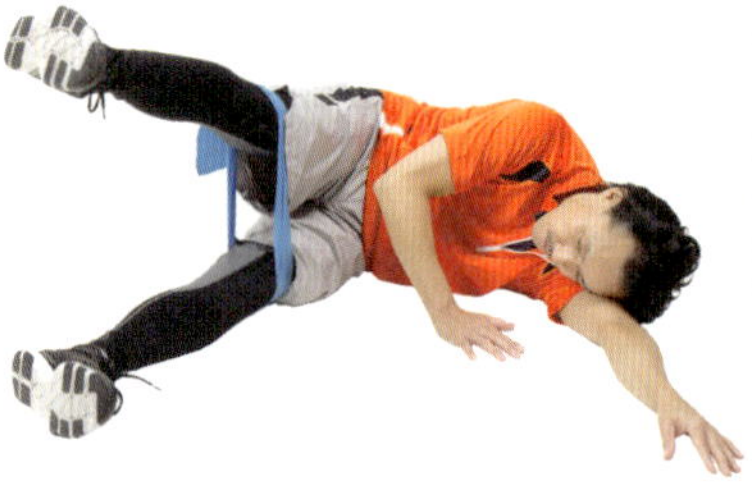

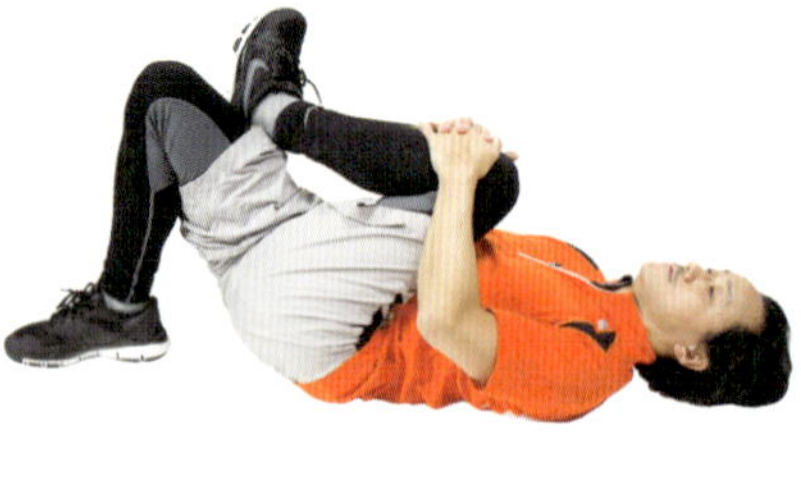

柔軟性の左右バランスのチェック

筋バランスのチェックも重要です。左右にエクササイズを行ってみて、硬い側やきつい側、筋の働きが弱かったり意識できない側があれば、チェックボックスに印をつけて重点的に取り組みましょう。参考までに、筋バランス比較の目安は次のようになります。

左右比		
3：1以下	最悪	××
2：1	悪い	×
3：2	中	△
左＝右		◎

硬く伸びない側は？	
左	右

強化エクササイズの注意

❶ ゆっくり動作を行い、反動をつけない

❷ 力を発揮するときに息を吐き、戻すときに吸います

❸ フォームと角度を適確に、痛みを感じたら中止

❹ 筋が縮んで働いている感じを確認

❺ 10回、3セット位から

強度の変換手順

❶ 回数を増やす

❷ セット数を増やす

❸ 負荷をかける（バンド、重りなど）

体幹の強化 ウォーミングアップ

ボールでスウィング

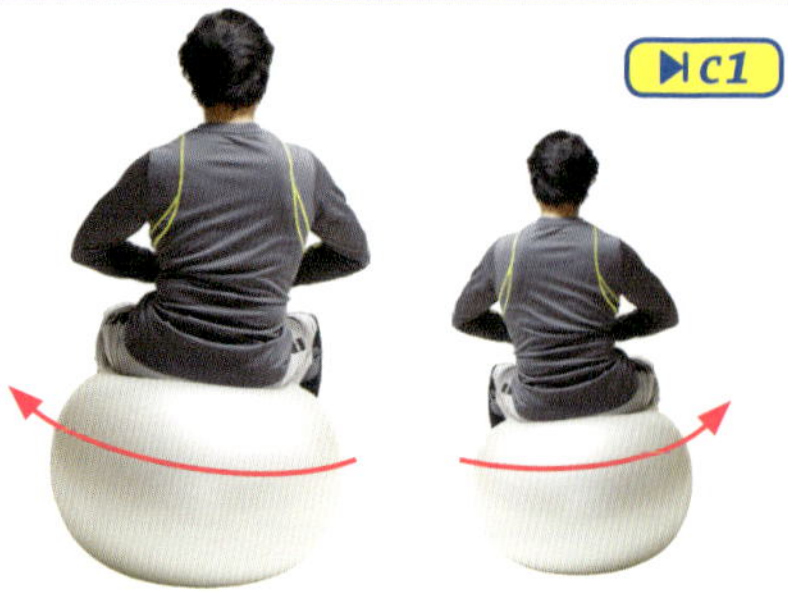

ボールに座って脚を開き、ゆっくりと左右に腰をスウィングしてみましょう。低強度の動作で、左右の腹筋と背筋の感じ、痛みの有無を確認しましょう。動きにくい側、意識しにくい側があれば、その側を丁寧に反復して、ウォーミングアップしましょう。

脊柱起立筋群の強化【脊柱の伸展】

Back-Extension

背骨を後ろから支える強力で重要な筋

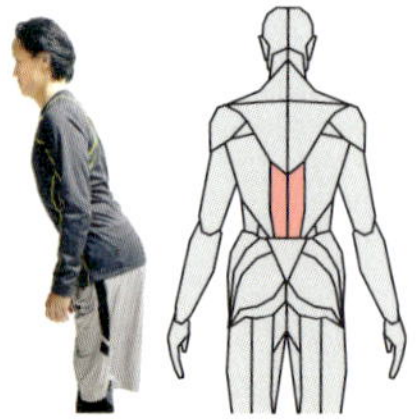

反り腰に重要 弱くて硬いと反り腰と腰痛になりやすいので、少しずつ動かして強化しましょう。

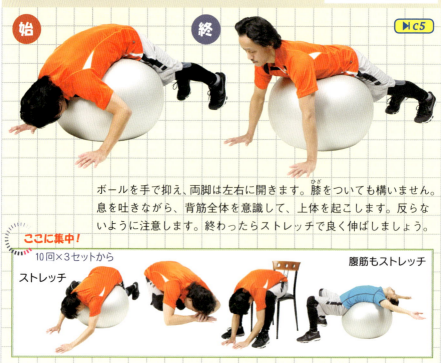

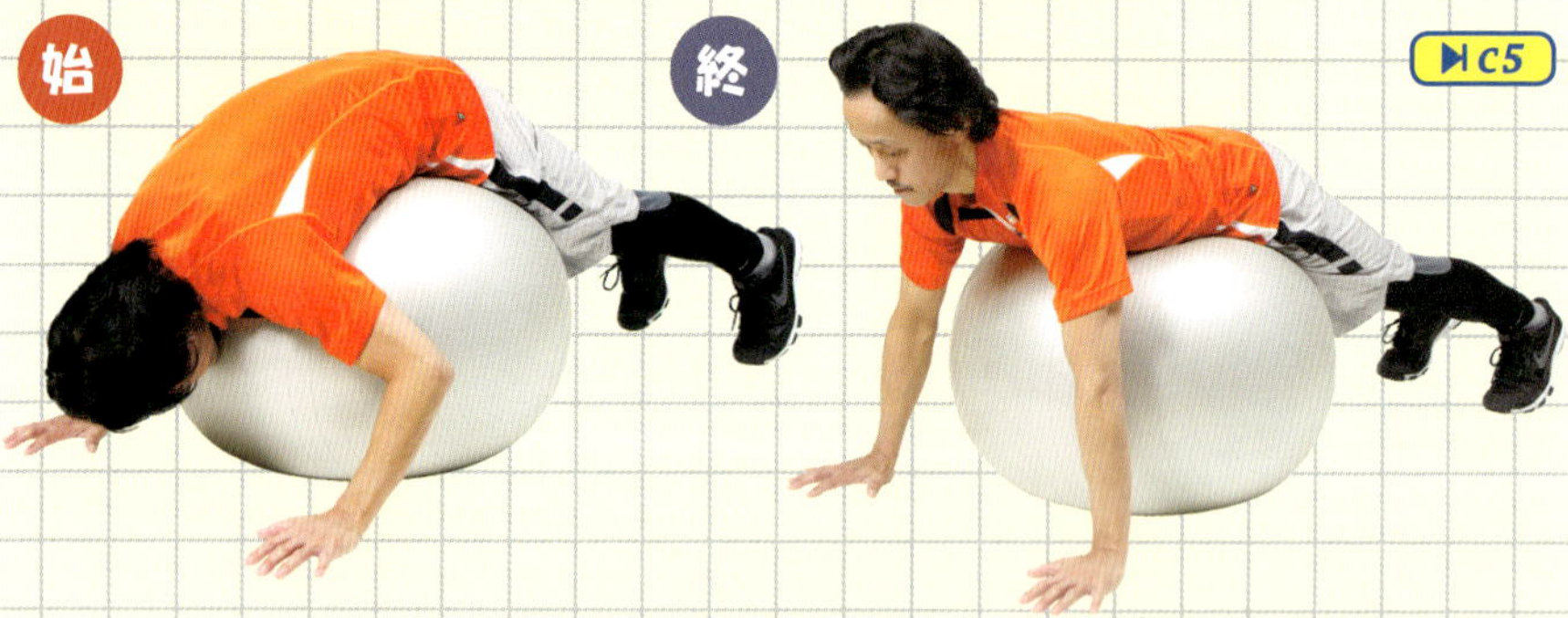

ボールを手で抑え、両脚は左右に開きます。膝《ひざ》をついても構いません。息を吐きながら、背筋全体を意識して、上体を起こします。反らないように注意します。終わったらストレッチで良く伸ばしましょう。

ここに集中！

10回×3セットから

ストレッチ

腹筋もストレッチ

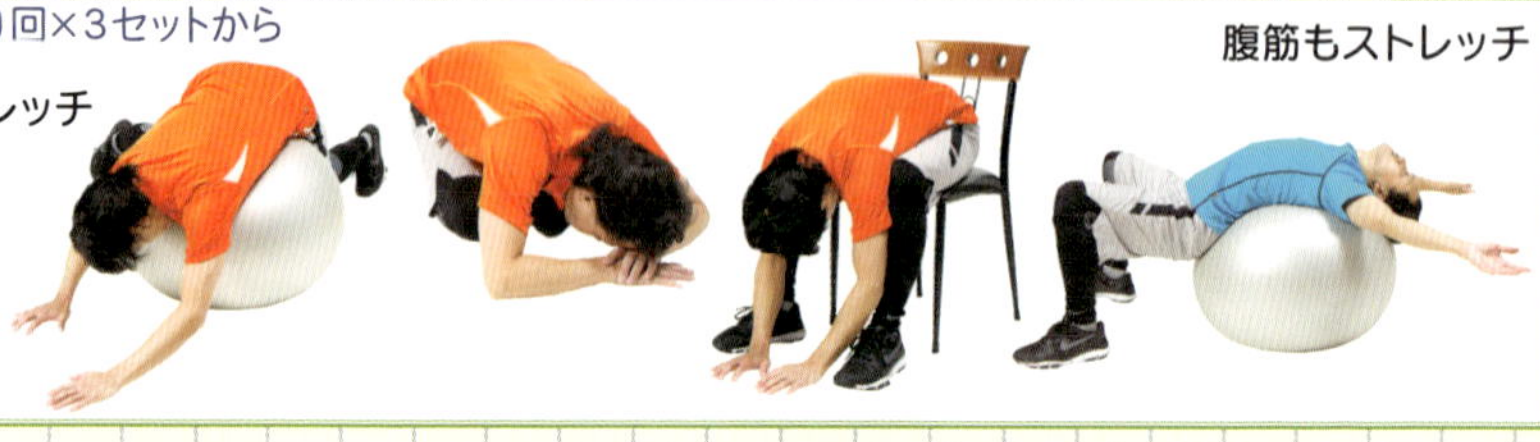

片側背筋の強化【脊柱の伸展と側屈】

Side Buck-Extension

背骨を左右それぞれに支える強力で重要な筋

側弯に重要　片側が弱いと側弯《そくわん》と腰痛になりやすいので、弱い側を少しずつ動かして強化しバランスを整えましょう。

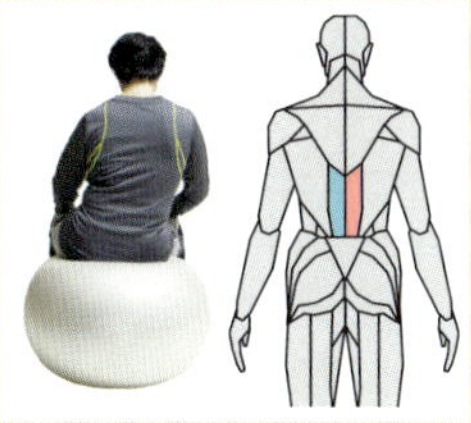

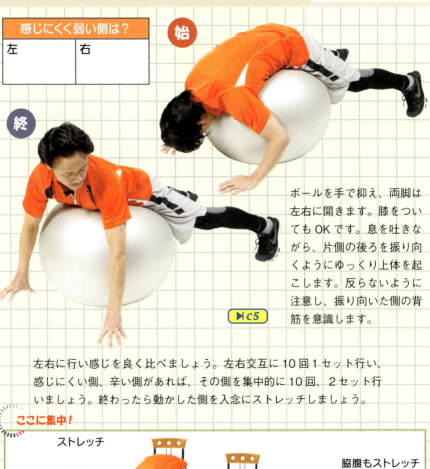

感じにくく弱い側は？	
左	右

ボールを手で抑え、両脚は左右に開きます。膝をついてもOKです。息を吐きながら、片側の後ろを振り向くようにゆっくり上体を起こします。反らないように注意し、振り向いた側の背筋を意識します。

C5

左右に行い感じを良く比べましょう。左右交互に10回1セット行い、感じにくい側、辛い側があれば、その側を集中的に10回、2セット行いましょう。終わったら動かした側を入念にストレッチしましょう。

ここに集中！

ストレッチ

脇腹もストレッチ

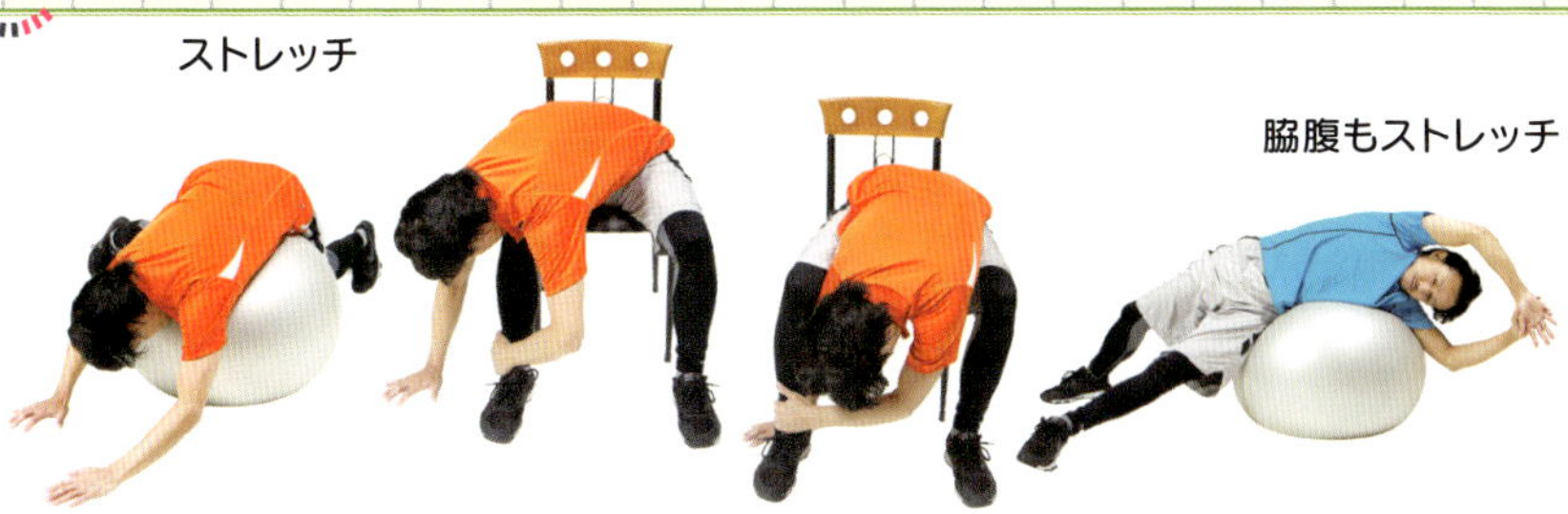

ストレッチも、左右に身体を曲げてゆったり伸ばしましょう。

腹直筋の強化【脊柱の屈曲】

Center-Abdominal

胸郭から臍《へそ》の下まで長くお腹の中央にあり、内臓を保護し呼吸を行い脊柱《せきちゅう》を支える筋

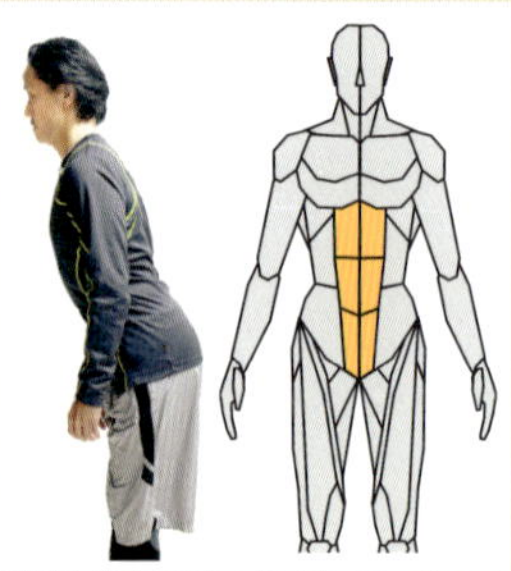

反り腰に重要

弱いと反り腰と腰痛になりやすいので、少しずつ動かして強化しましょう。

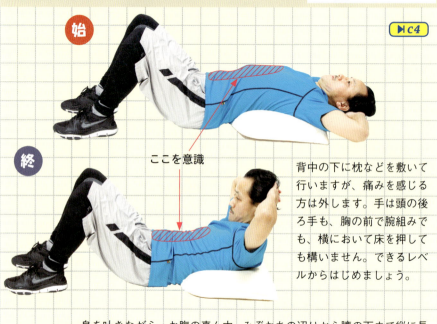

始

c4

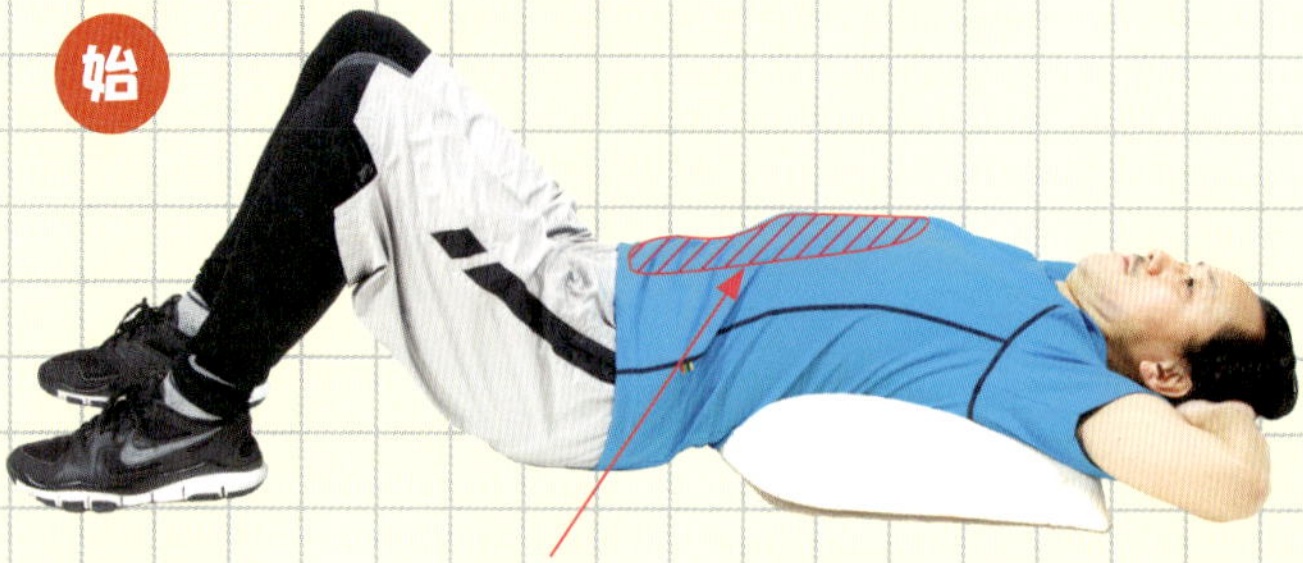

終

ここを意識

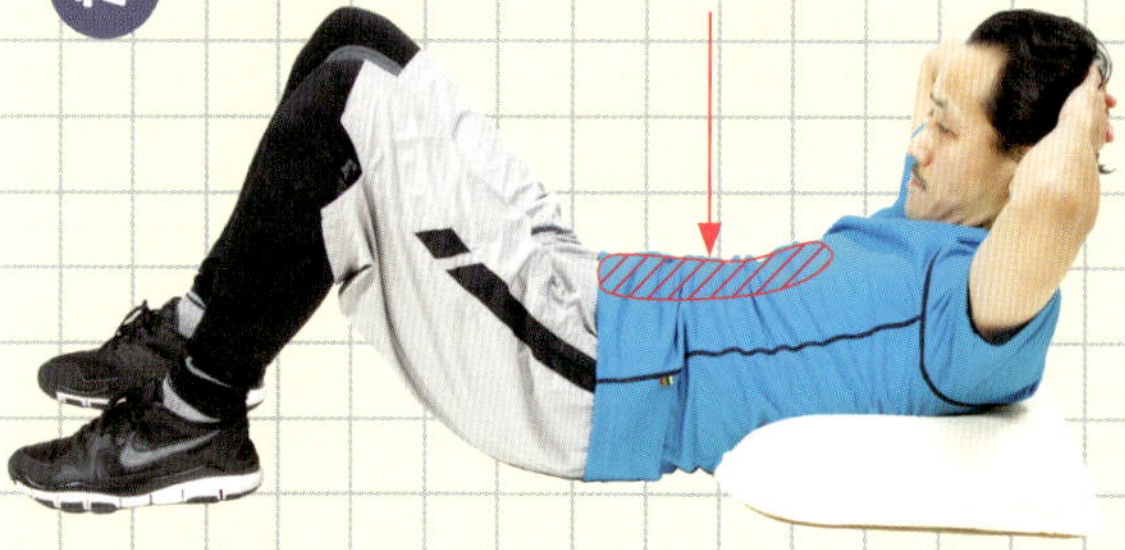

背中の下に枕などを敷いて行いますが、痛みを感じる方は外します。手は頭の後ろ手も、胸の前で腕組みでも、横において床を押しても構いません。できるレベルからはじめましょう。

息を吐きながら、お腹の真ん中、みぞおちの辺りから臍の下まで縦に長く意識しながら、ゆっくり床から上体が離れるくらい少し起こしてくるだけで充分です。このとき、腰から下には力を入れないようにします。

ここに集中！

10回×3セットから

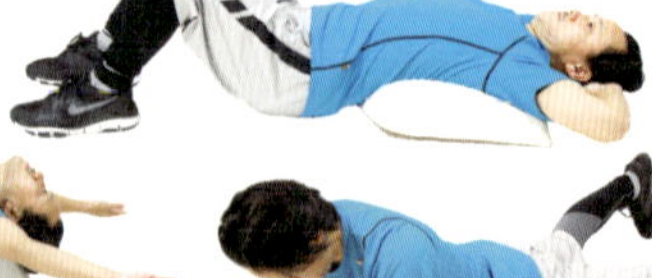

ストレッチ

c1

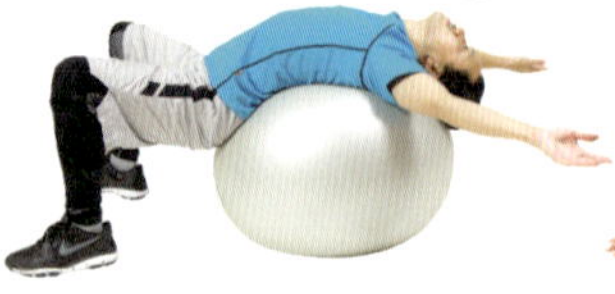

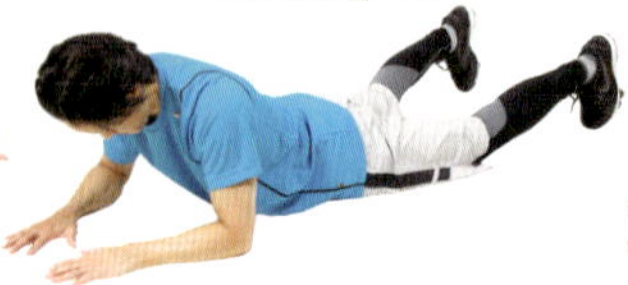

背筋もストレッチ

c1

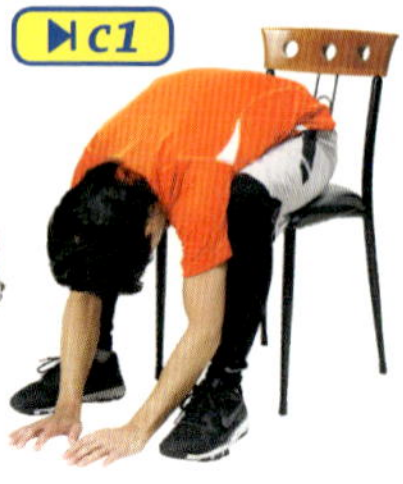

腹斜筋(脇腹)の強化【脊柱の屈曲と側屈】

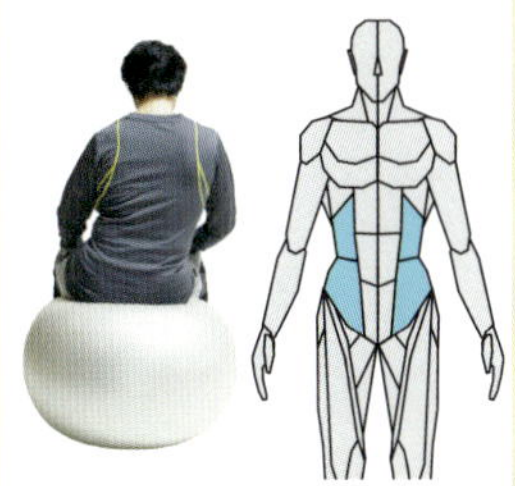

Side-Abdominal

脇腹で左右から内臓を保護し呼吸を行い脊柱を支える筋

側弯に重要

片側が弱かったり硬いと、側弯《そくわん》と腰痛になりやすいので、弱い側を強化し硬い側を伸ばしバランスを整えましょう。

感じにくく弱い側は？	
左	右

始

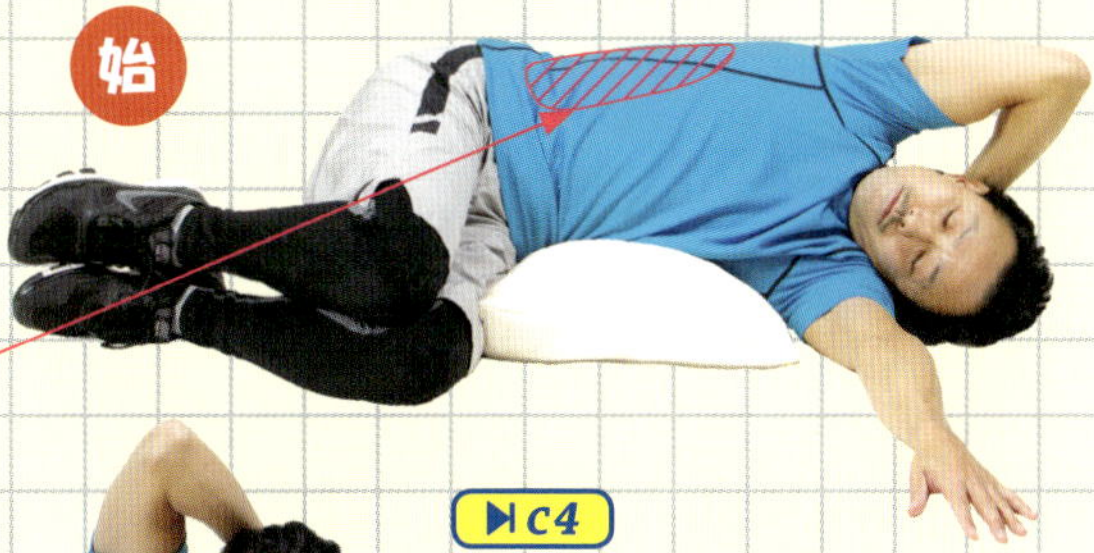

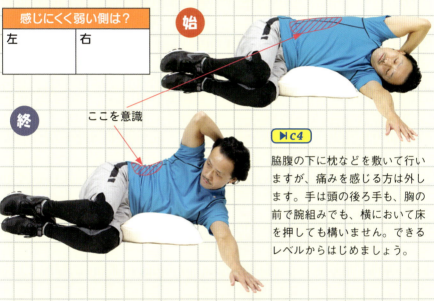

ここを意識

終

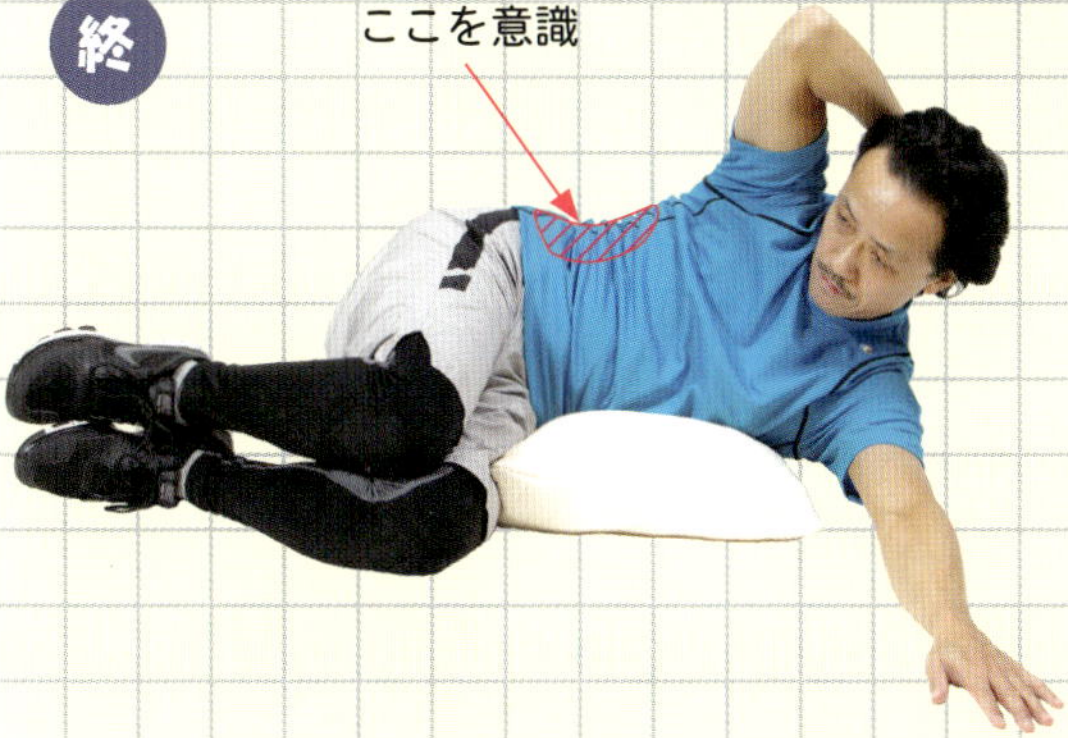

▶C4

脇腹の下に枕などを敷いて行いますが、痛みを感じる方は外します。手は頭の後ろ手も、胸の前で腕組みでも、横において床を押しても構いません。できるレベルからはじめましょう。

息を吐きながら、片側の脇腹を意識しながら、ゆっくり床から上体が離れるくらい少し起こしてくるだけで充分です。このとき、腰から下には力を入れないようにします。左右それぞれ10回ずつ同じように行い、感じを良く比べましょう。感じにくい側、辛い側があれば、その側を集中的に10回、2セット行いましょう。終わったら左右の脇腹をストレッチして、硬い側を入念にストレッチしましょう。

ここに集中！

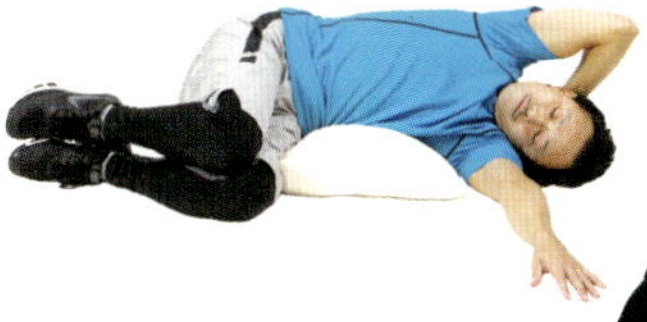

左右伸ばして硬い側を入念に伸ばしましょう。

ストレッチ ▶C1

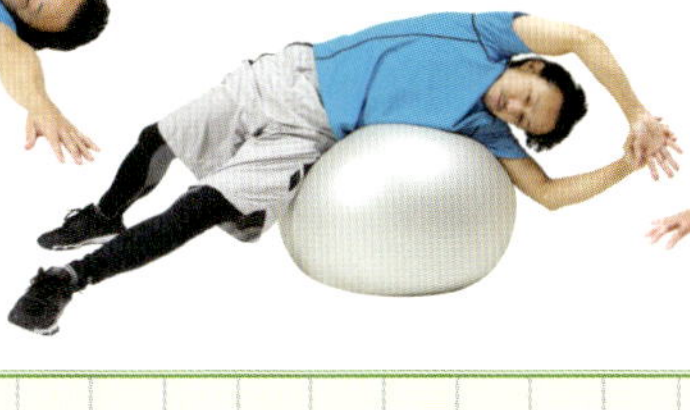

背筋もストレッチ

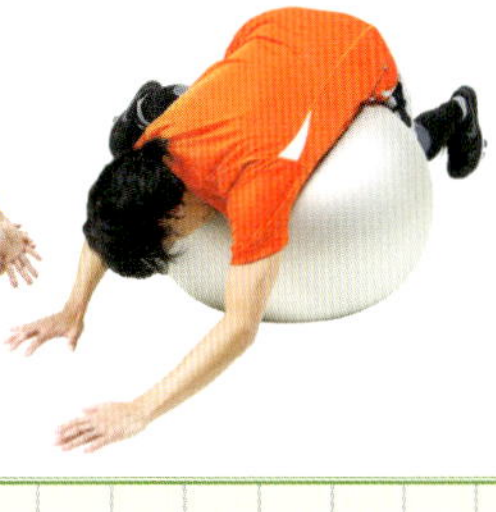

対角腹斜筋の強化【脊柱の屈曲と回旋】

Twist-Abdominal

お腹を斜めに連動する腹筋で体幹部《たいかんぶ》を捻《ひね》る筋

側弯に重要

片側が弱いと側弯《そくわん》と腰痛になりやすいので、弱い側を強化し硬い側を伸ばし、バランスを整えましょう。

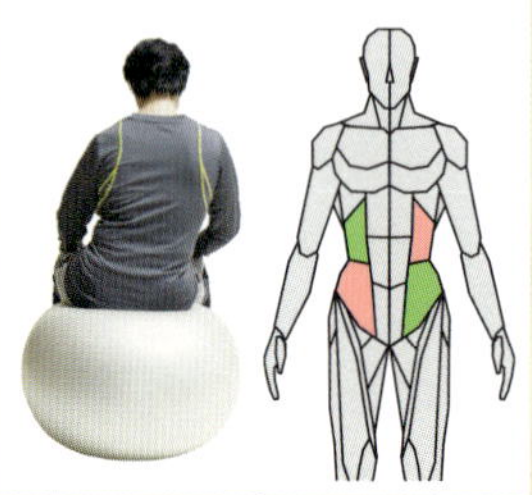

脇腹の下に枕などを敷いて行いますが、痛みを感じる方は外します。手は頭の後ろ手も、胸の前で腕組みでも、横において床を押しても構いません。できるレベルからはじめましょう。

感じにくく弱い側は？	
左手左膝	右手右膝

C4

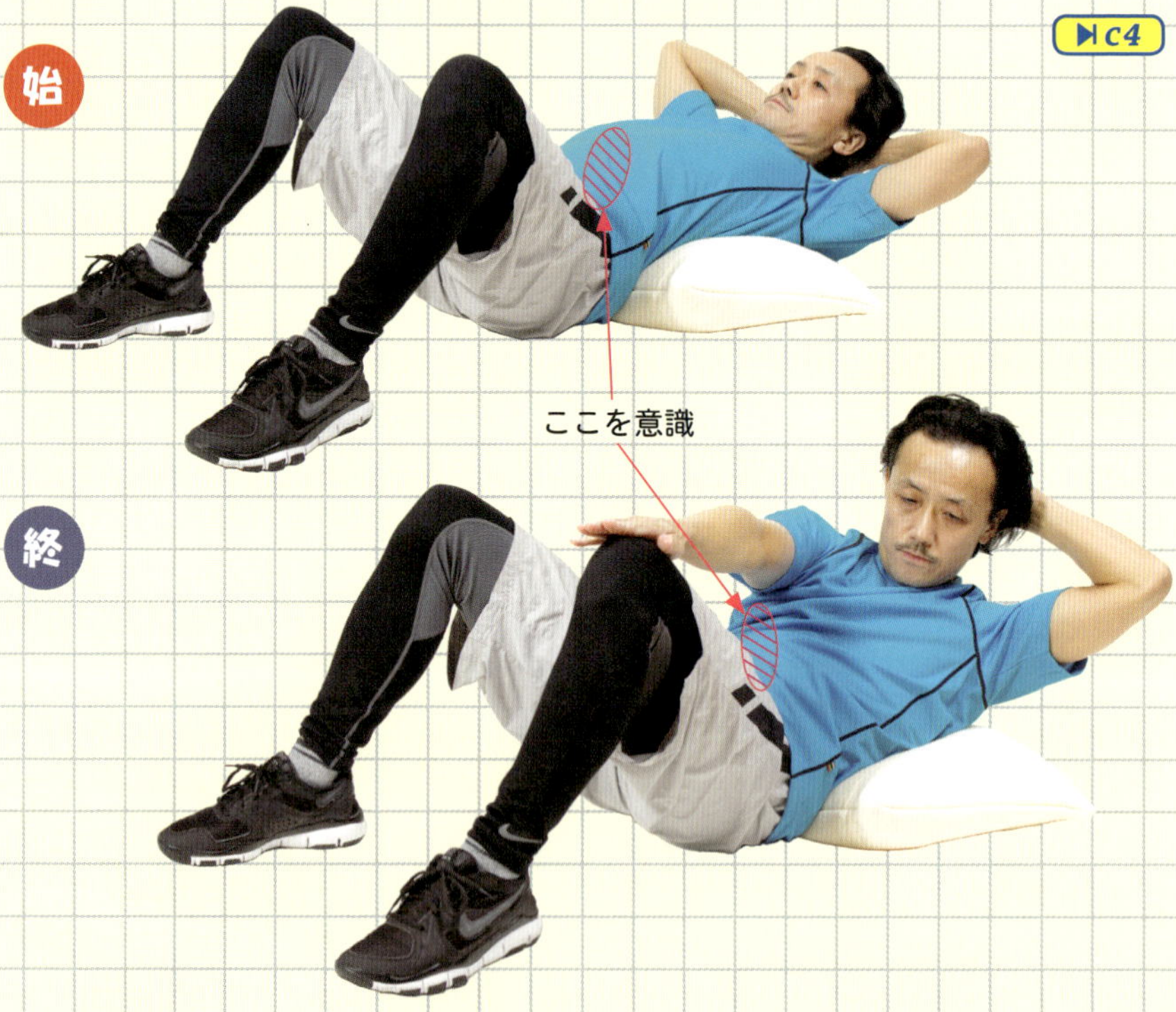

息を吐きながら、斜めに腹筋を意識しながら、ゆっくり床から上体が離れるくらい少し起こしてくるだけで充分です。このとき、腰から下には力を入れないようにします。右手で左膝《ひざ》、左手で右膝と、左右交互に10回行い、感じを良く比べましょう。

感じにくい側、辛い側があれば、その側を集中的に10回、2セット行いましょう。終わったら斜めにストレッチしましょう。

ここに集中！

ストレッチ

c2

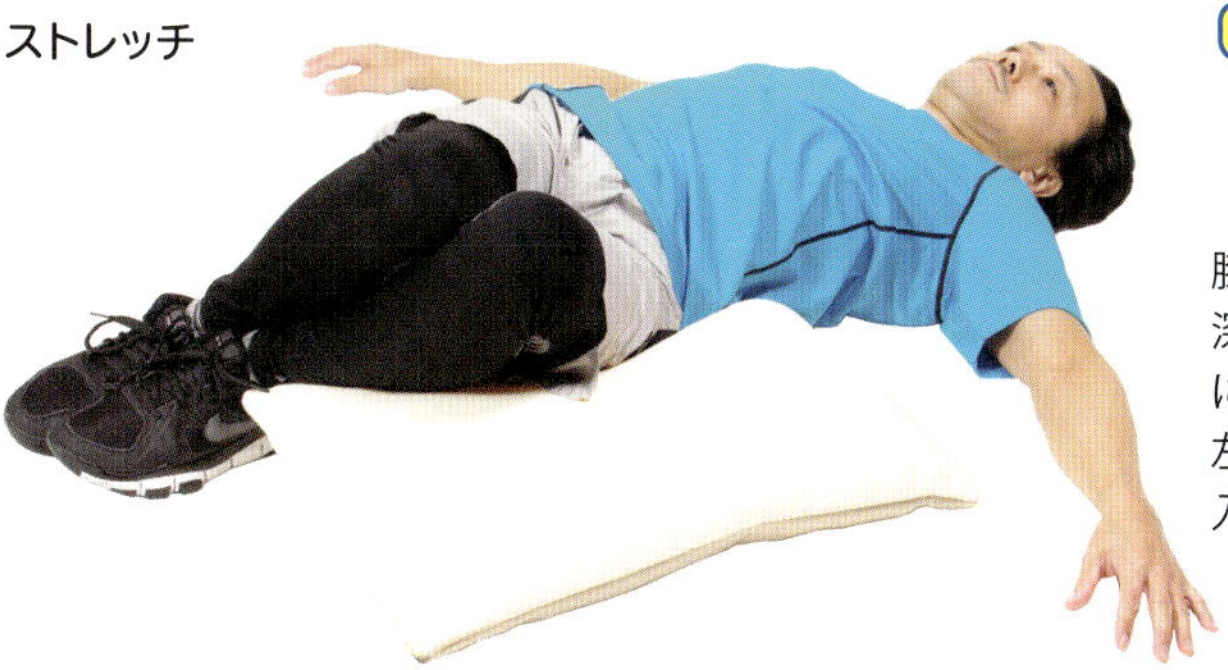

膝の下に枕を敷いて、深く捻《ねじ》れすぎないようにします。
左右伸ばして硬い側を入念に伸ばしましょう。

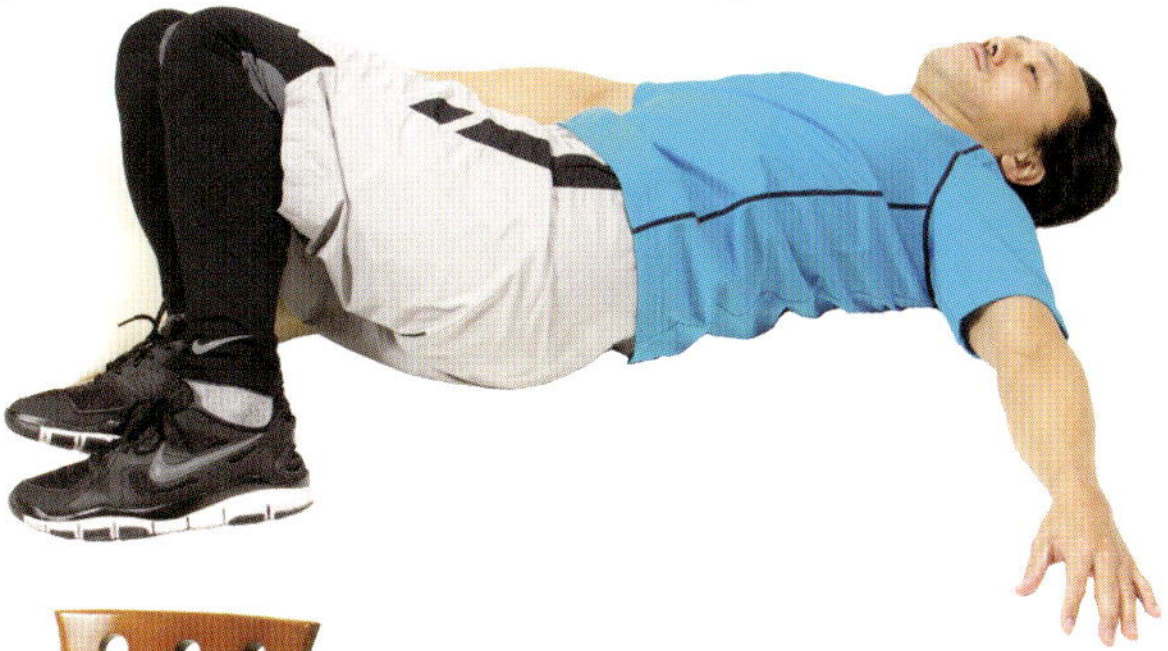

背筋もストレッチ

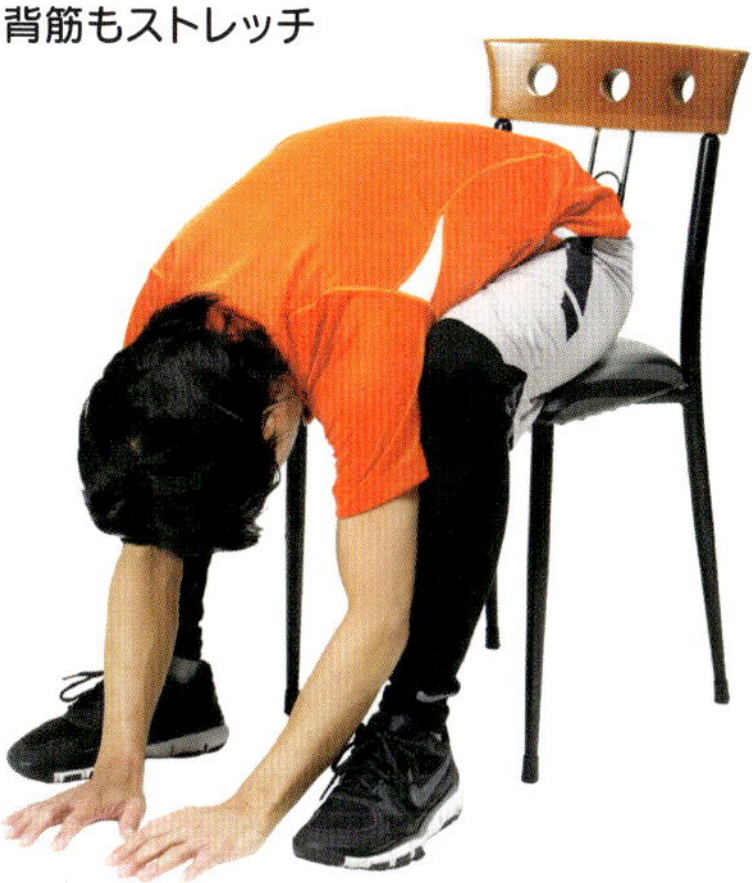

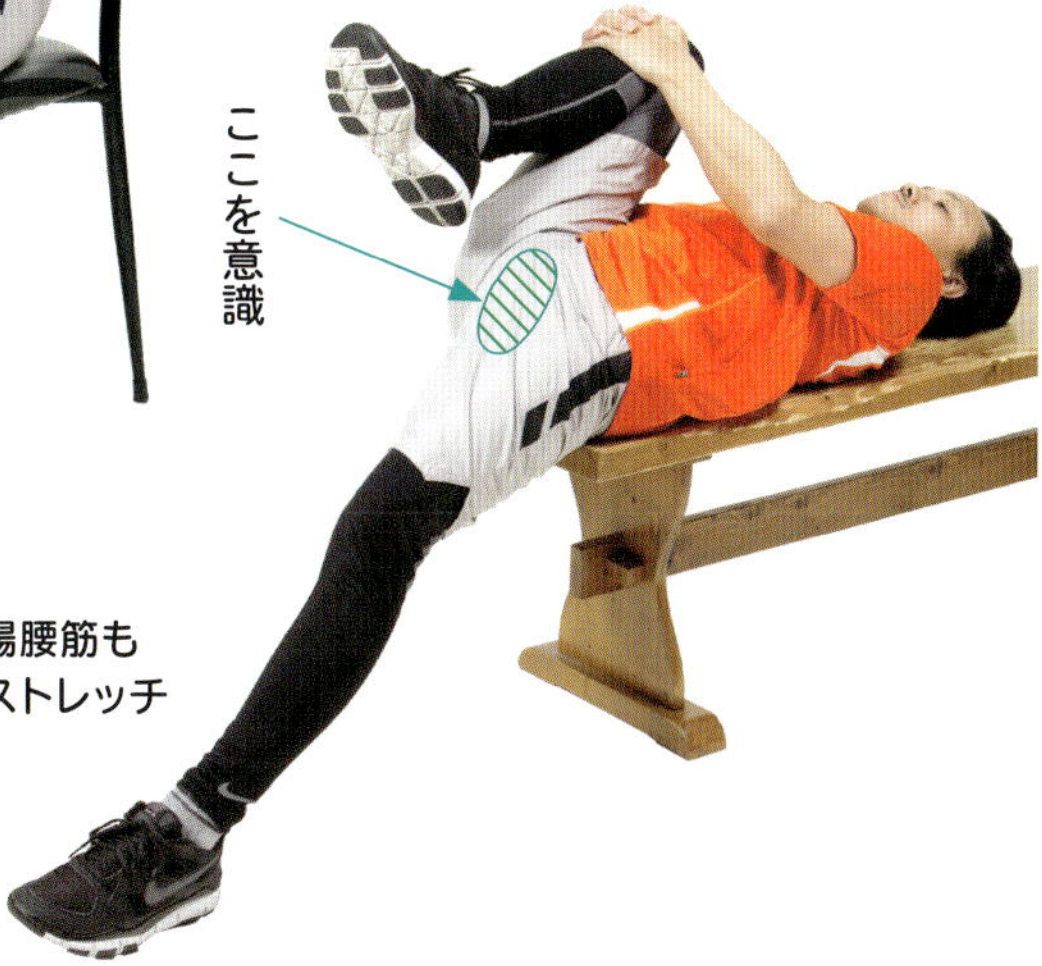

腸腰筋もストレッチ

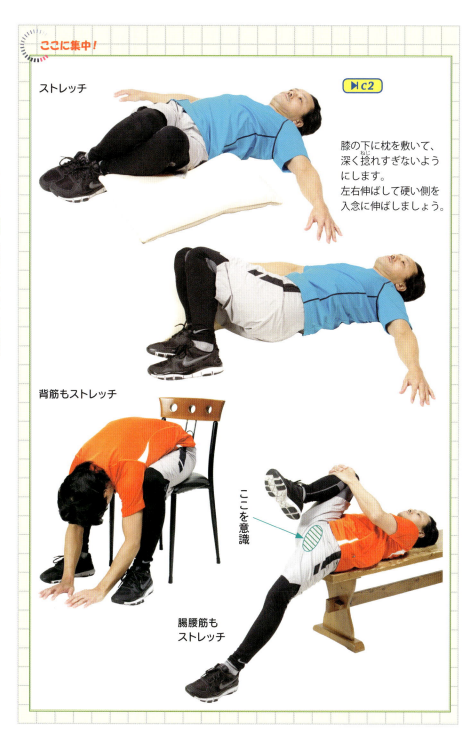

股関節群の強化

大殿筋インナーの強化【股関節屈曲での外転、膝関節屈曲】

Hip-Abduction

お尻の後側に盛り上がっている股関節《こかんせつ》最大の筋の深層で、股関節と背骨を支える最も重要な筋

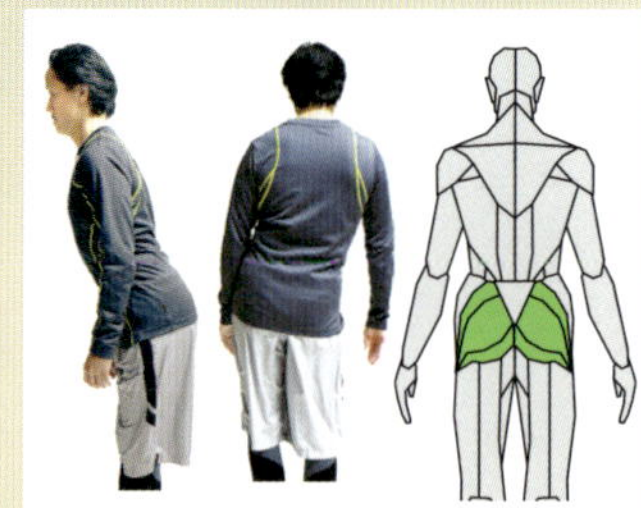

反り腰と骨盤傾斜に重要

弱いと反り腰や背筋に負担がかかり腰痛になりやすく、左右差があると骨盤傾斜の原因になりますので、弱い側、硬い場合は、集中的に取り組んで強化しましょう。

バンドなしで

感じにくく弱い側は？	
左	右

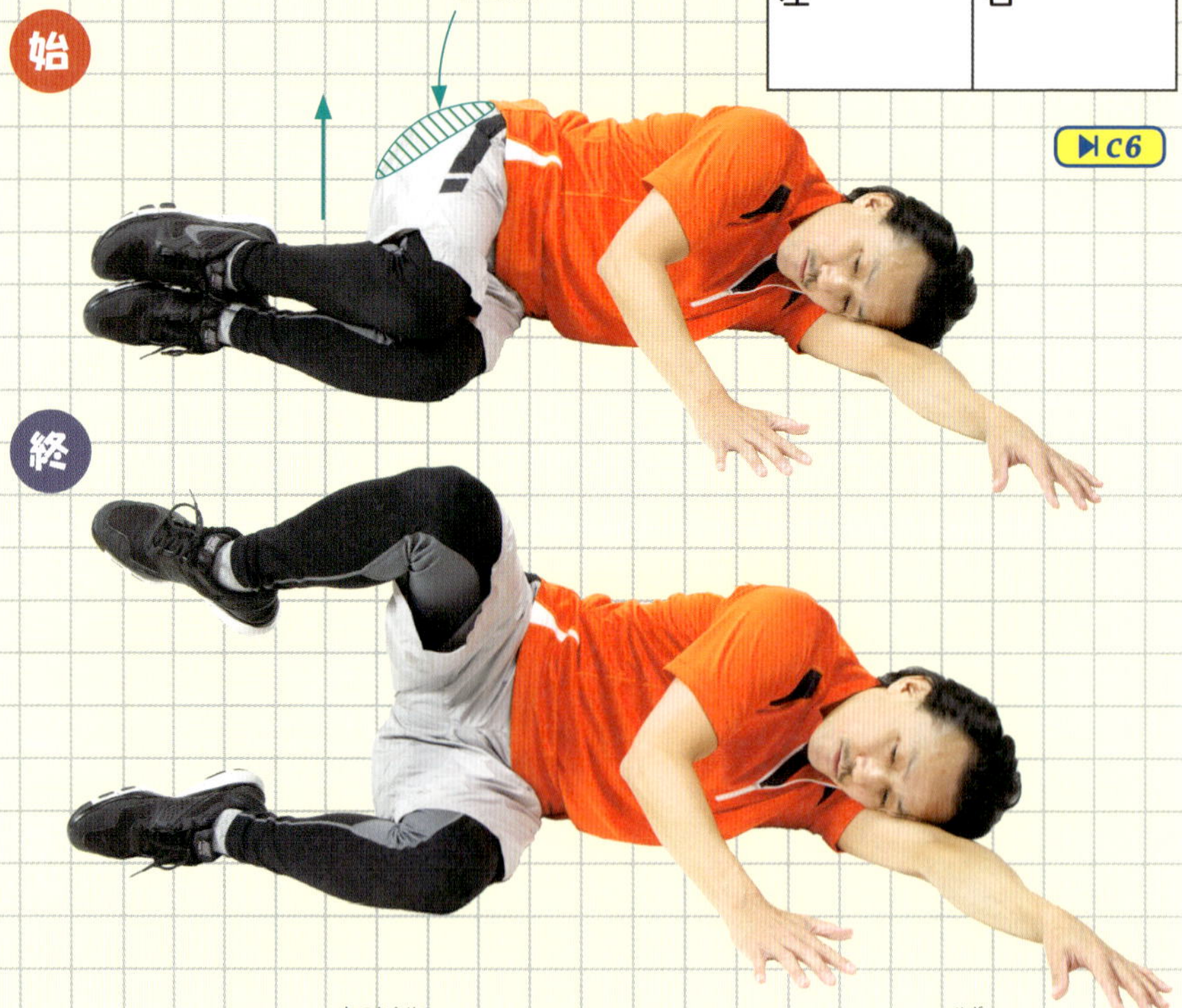

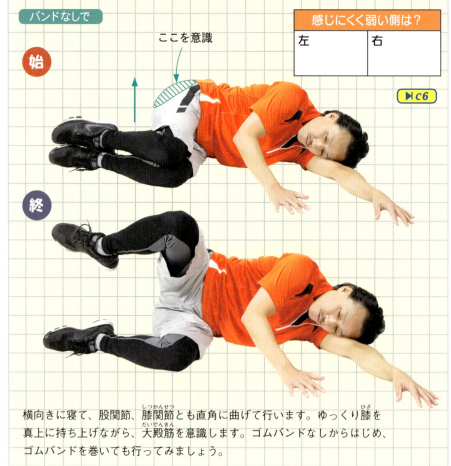

横向きに寝て、股関節、膝関節《しつかんせつ》とも直角に曲げて行います。ゆっくり膝《ひざ》を真上に持ち上げながら、大殿筋《だいでんきん》を意識します。ゴムバンドなしからはじめ、ゴムバンドを巻いても行ってみましょう。

バンドを巻いて

始

ここを意識

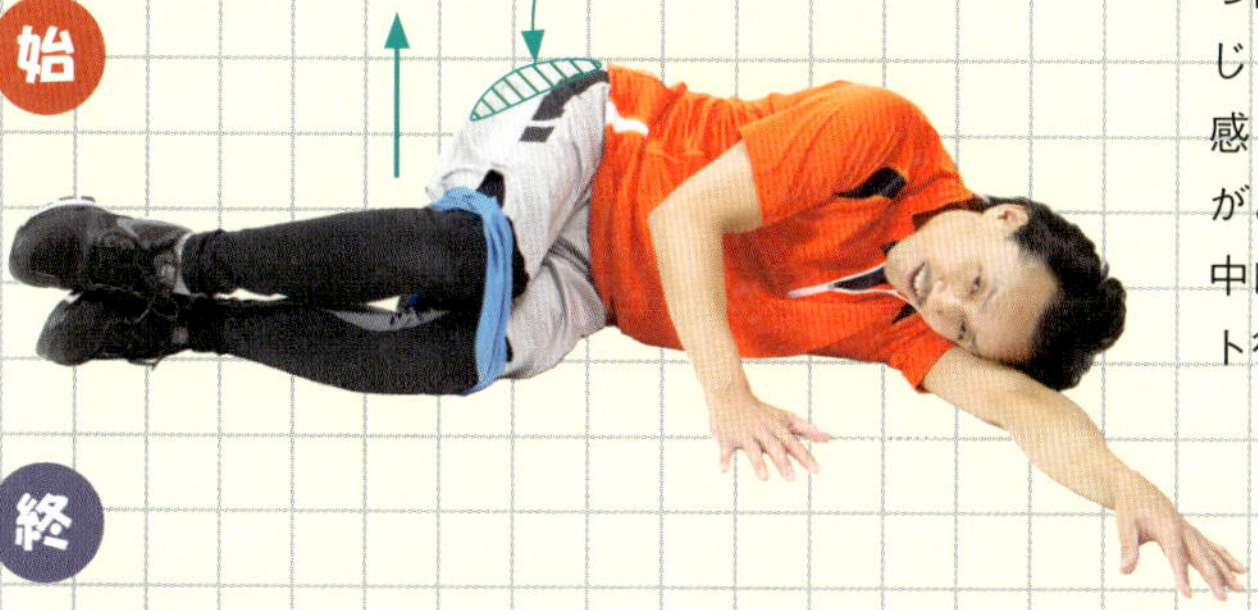

左右それぞれ10回ずつ同じように行い、感じを良く比べましょう。感じにくい側、辛い側があれば、その側を集中的に10回、2セット行いましょう。

終

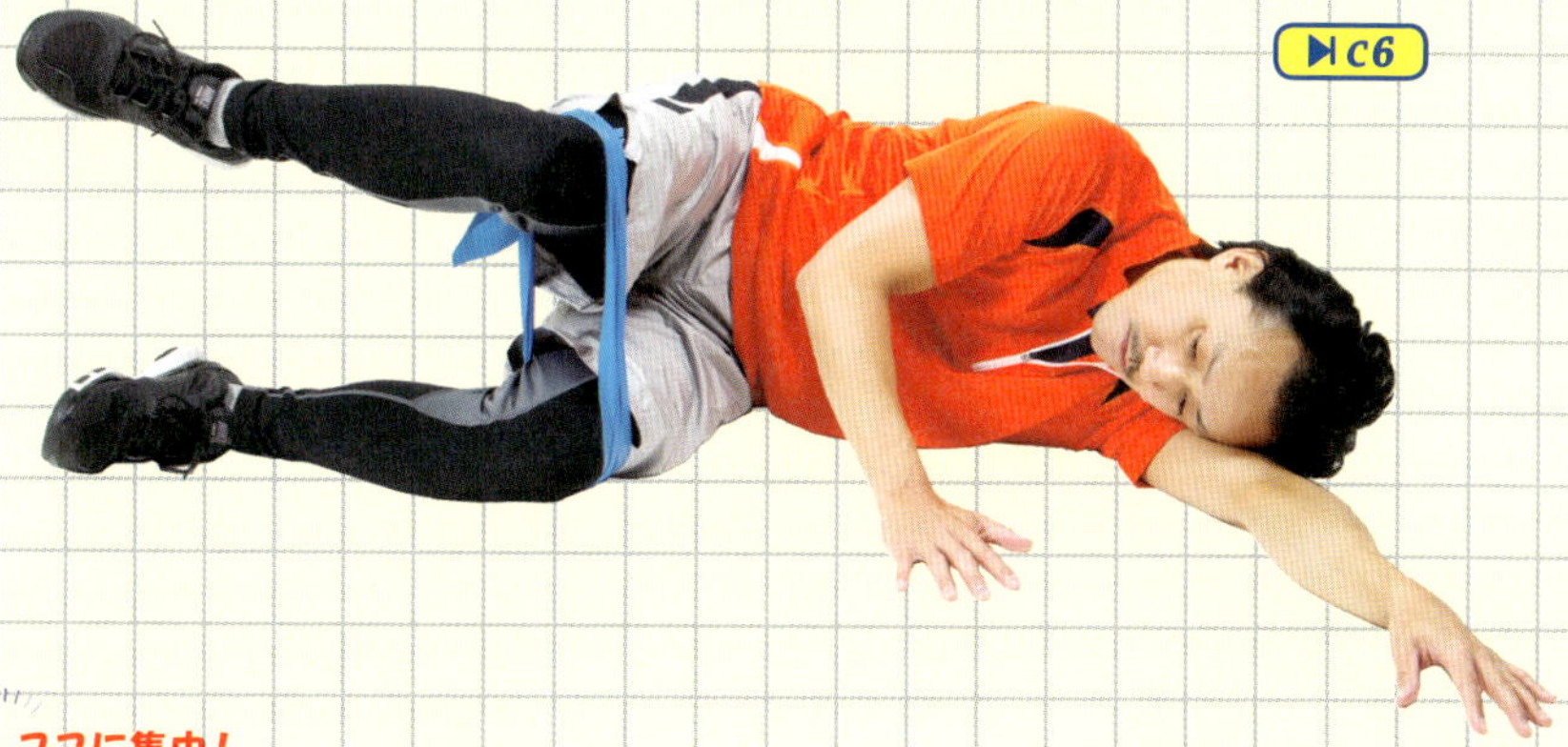

c6

ここに集中！

ストレッチ

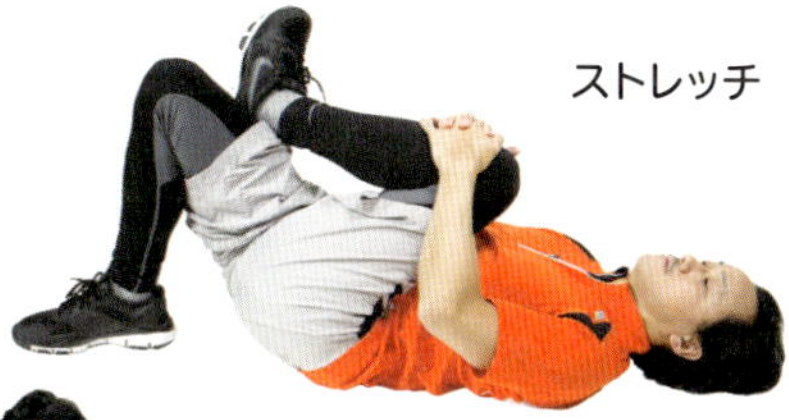

c6

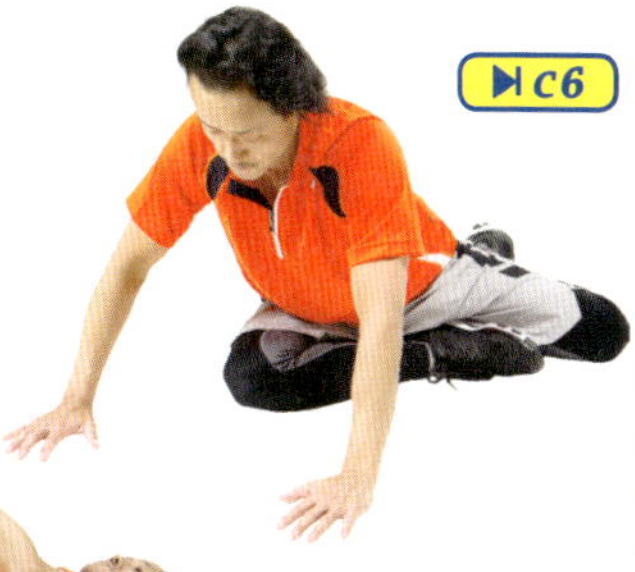

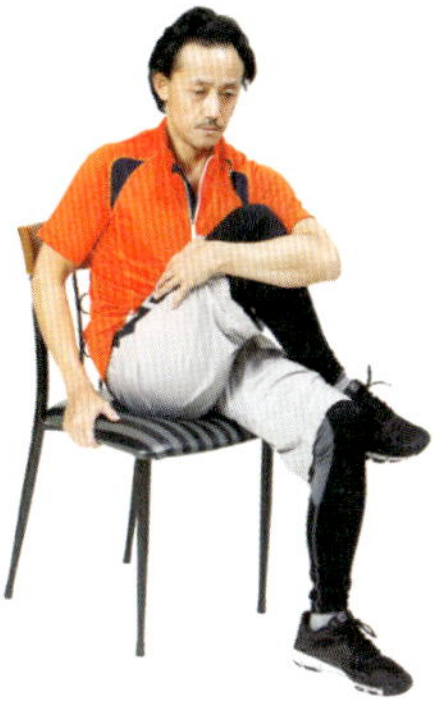

腸腰筋も
ストレッチ

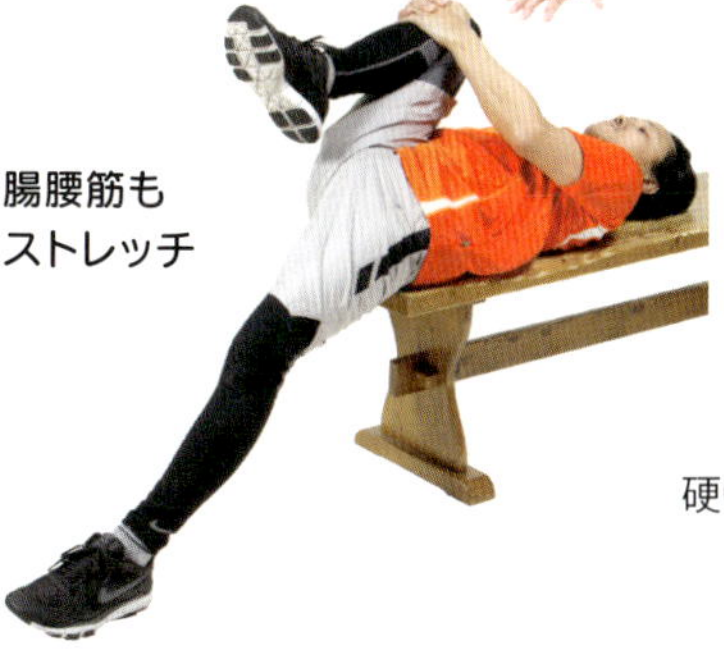

硬い側は、ストレッチで
入念に伸ばします。

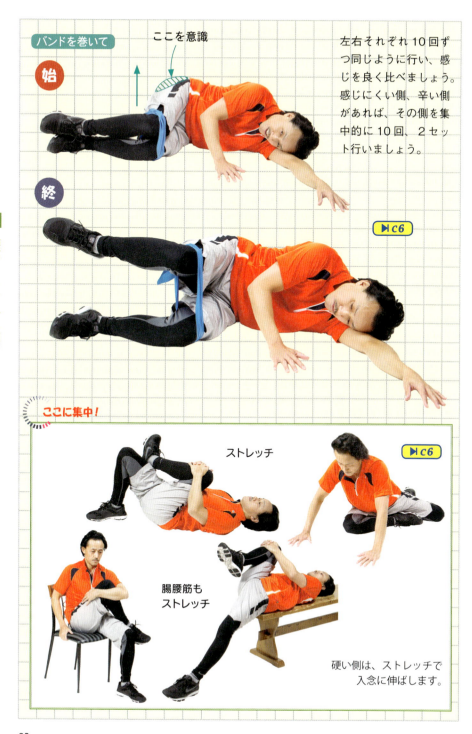

大殿筋アウターの強化【股関節屈曲での外転、膝関節伸展】

Hip-Abduction

お尻の後側に盛り上がっている股関節《こかんせつ》最大の筋の浅層で、股関節と背骨を支える最も重要な筋

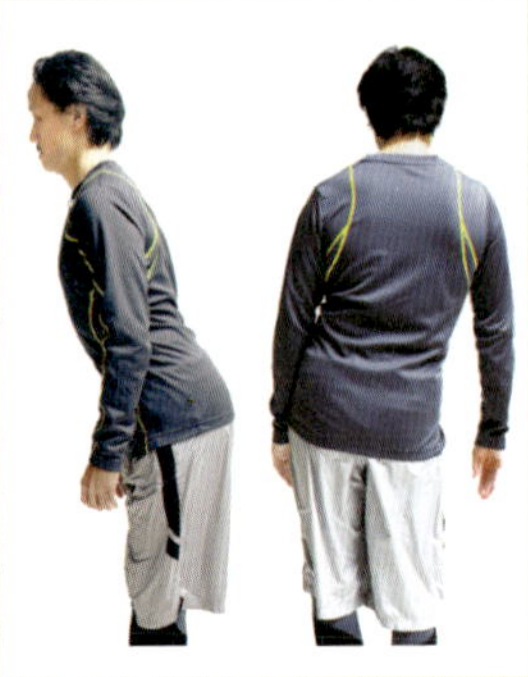

反り腰と骨盤傾斜に重要

弱いと反り腰や背筋に負担がかかり腰痛になりやすく、左右差があると骨盤傾斜の原因になりますので、弱い側、硬い場合は、集中的に取り組んで強化しましょう。

また、大殿筋《だいでんきん》アウターは、大殿筋インナーよりも強いので、楽に感じると良好です。弱い場合は、大殿筋インナーに負担をかけ腰痛になりやすいので、丁寧に強化に取り組みましょう。

バンドなしで

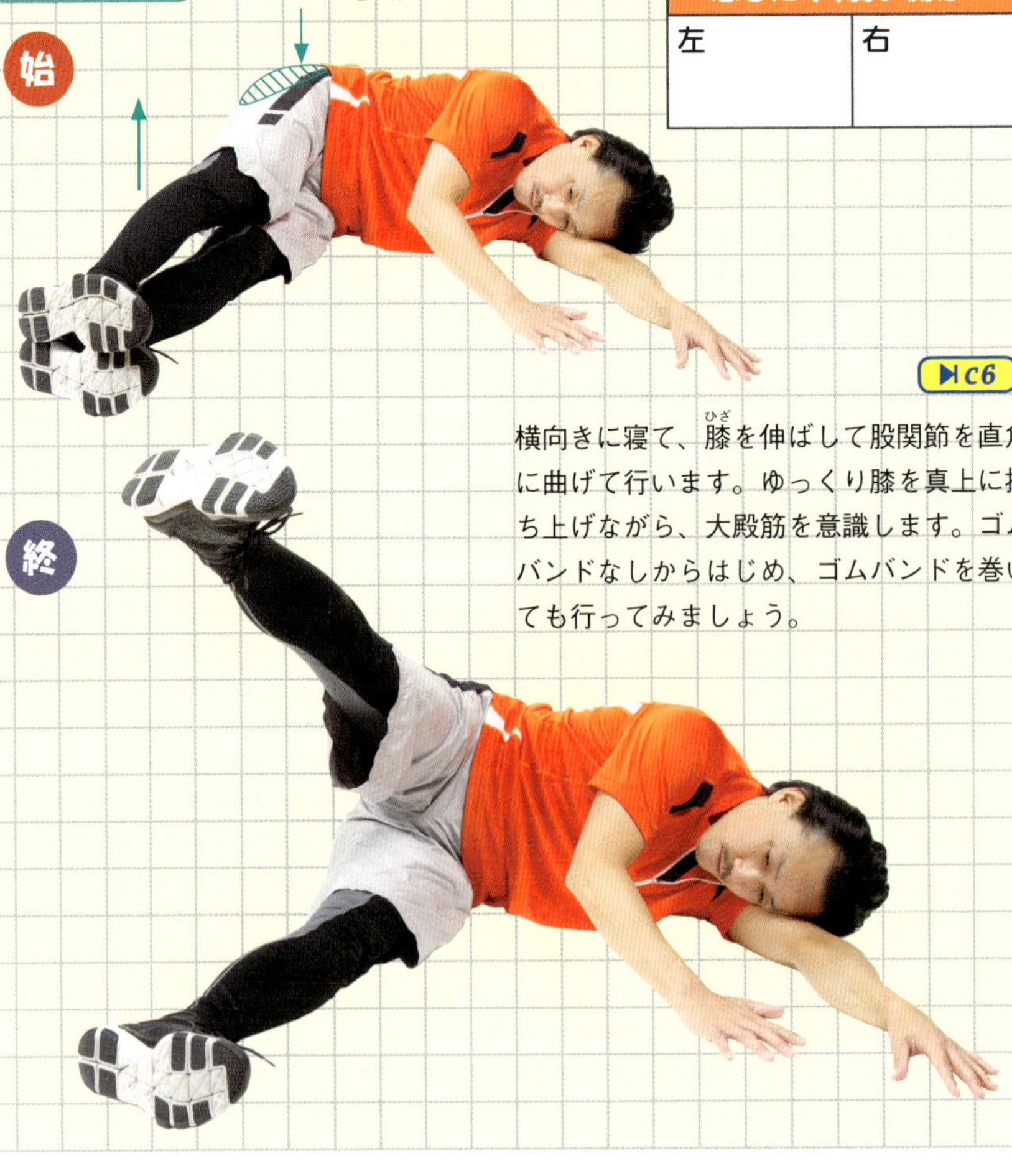

感じにくく弱い側は？	
左	右

▶C6

横向きに寝て、膝《ひざ》を伸ばして股関節を直角に曲げて行います。ゆっくり膝を真上に持ち上げながら、大殿筋を意識します。ゴムバンドなしからはじめ、ゴムバンドを巻いても行ってみましょう。

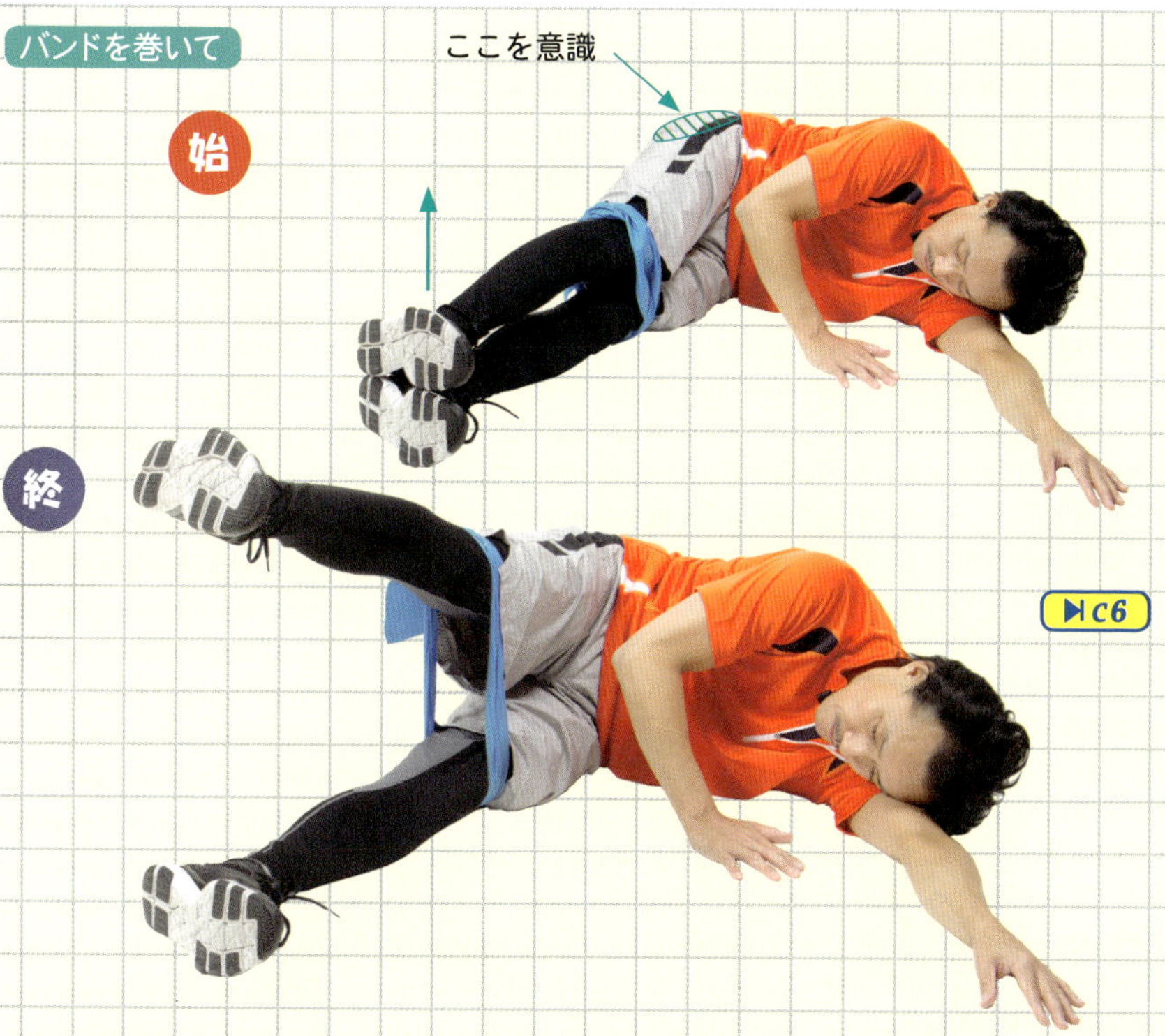

左右それぞれ10回ずつ同じように行い、感じを良く比べましょう。感じにくい側、辛い側があれば、その側を集中的に10回、2セット行いましょう。

ここに集中！

大殿筋アウターのストレッチ

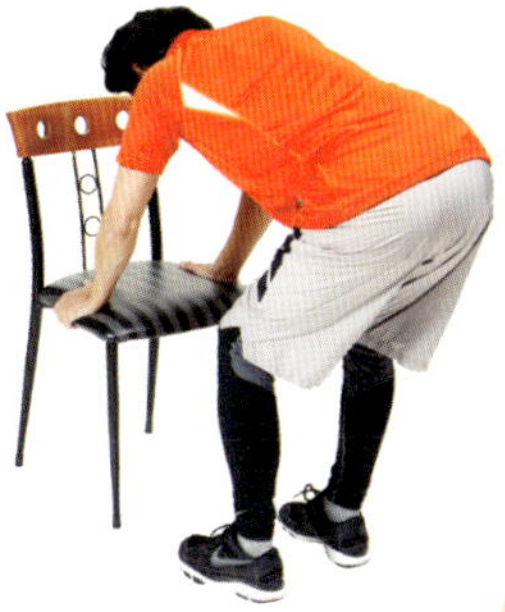

大殿筋インナーのストレッチ

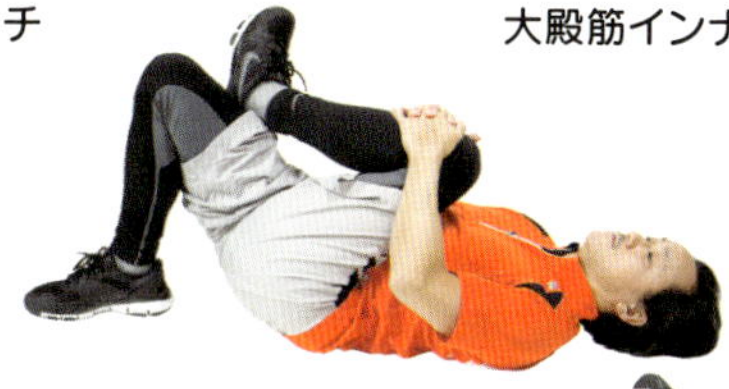

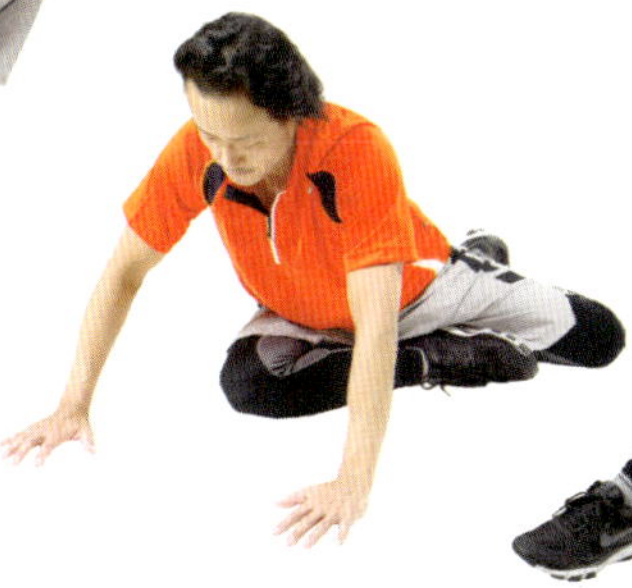

腸腰筋もストレッチ

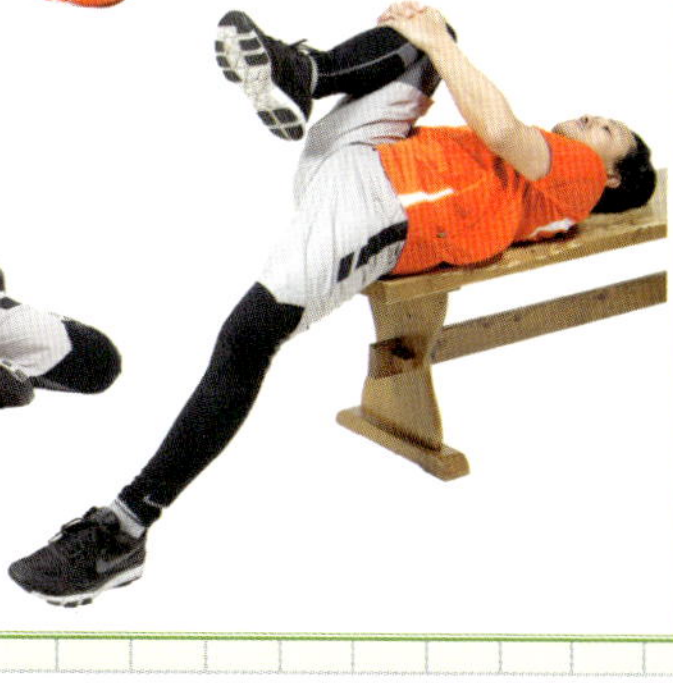

重要：
大殿筋インナーの方が強くて硬い場合は入念に伸ばします。

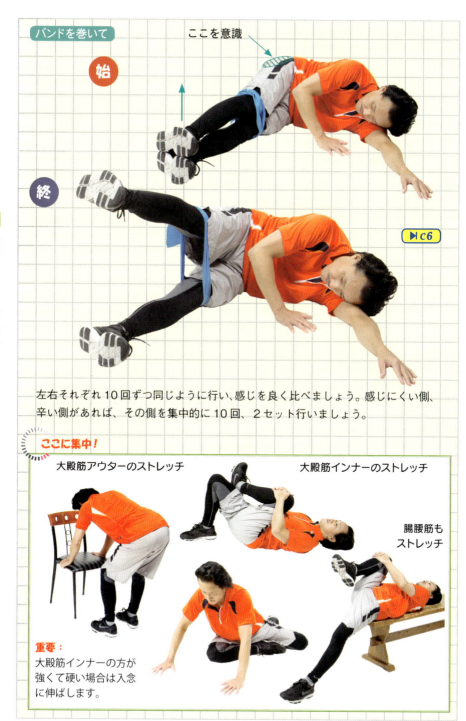

大殿筋の強化【股関節の伸展】

Hip-Extension (Buck-Kick)

お尻の後側に盛り上がっている股関節《こかんせつ》最大の筋で、股関節と背骨を支える最も重要な筋

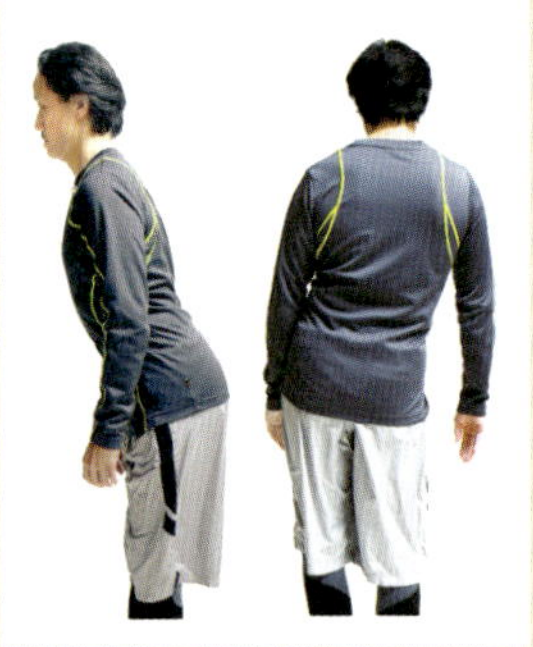

反り腰と骨盤傾斜に重要

弱いと反り腰や背筋に負担がかかり腰痛になりやすく、左右差があると骨盤傾斜の原因になりますので、弱い側、硬い場合は、集中的に取り組んで強化しましょう。

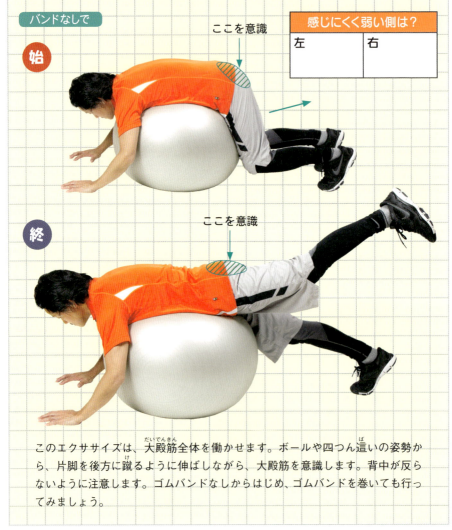

バンドなしで

感じにくく弱い側は？	
左	右

始

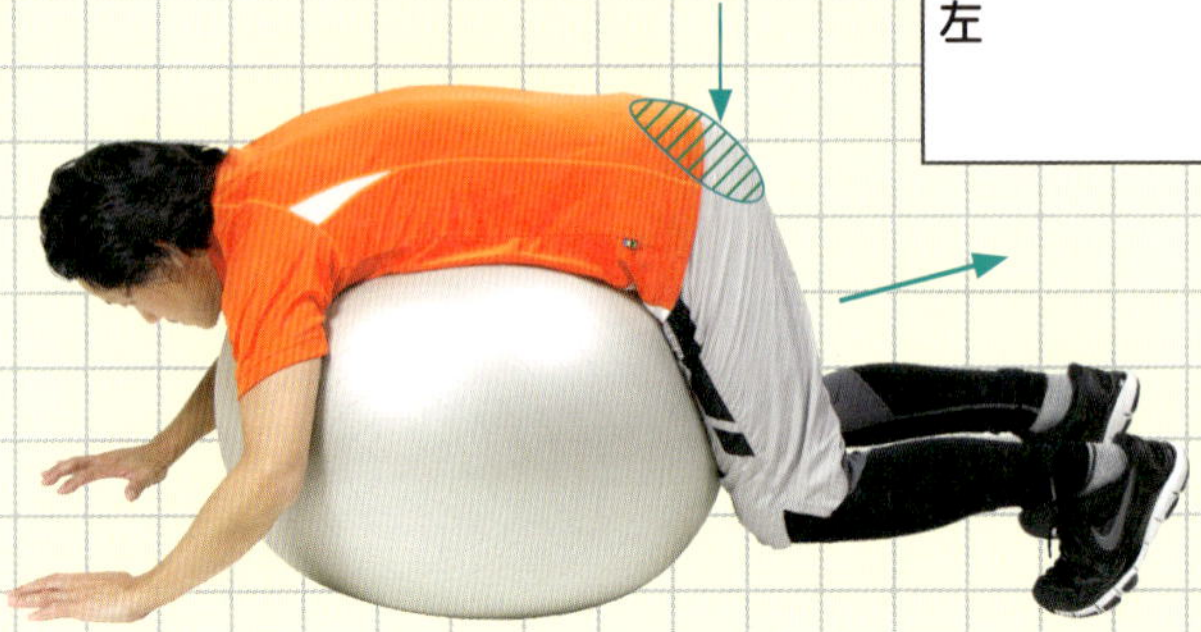

終

このエクササイズは、大殿筋《だいでんきん》全体を働かせます。ボールや四つん這《ば》いの姿勢から、片脚を後方に蹴《け》るように伸ばしながら、大殿筋を意識します。背中が反らないように注意します。ゴムバンドなしからはじめ、ゴムバンドを巻いても行ってみましょう。

バンドを巻いて

始

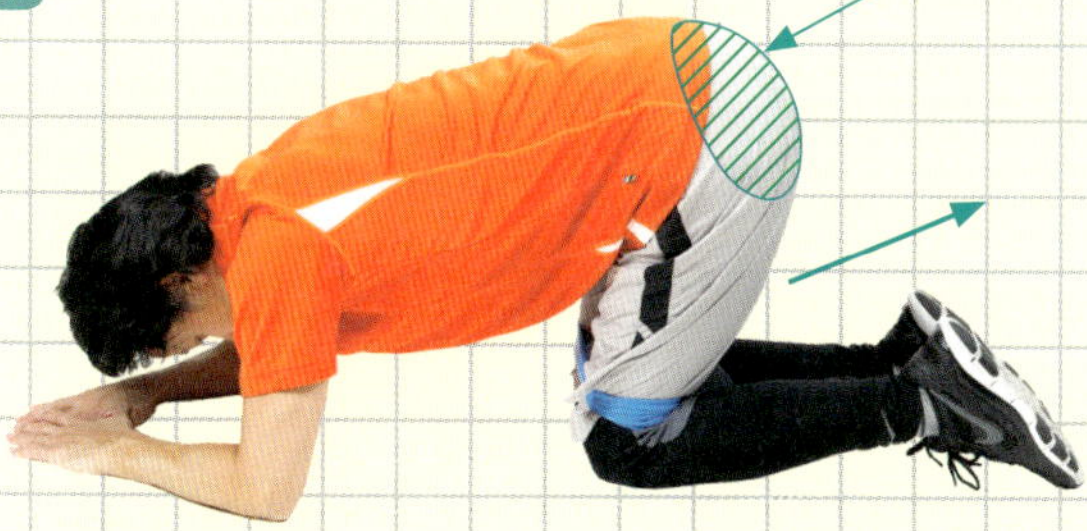

終

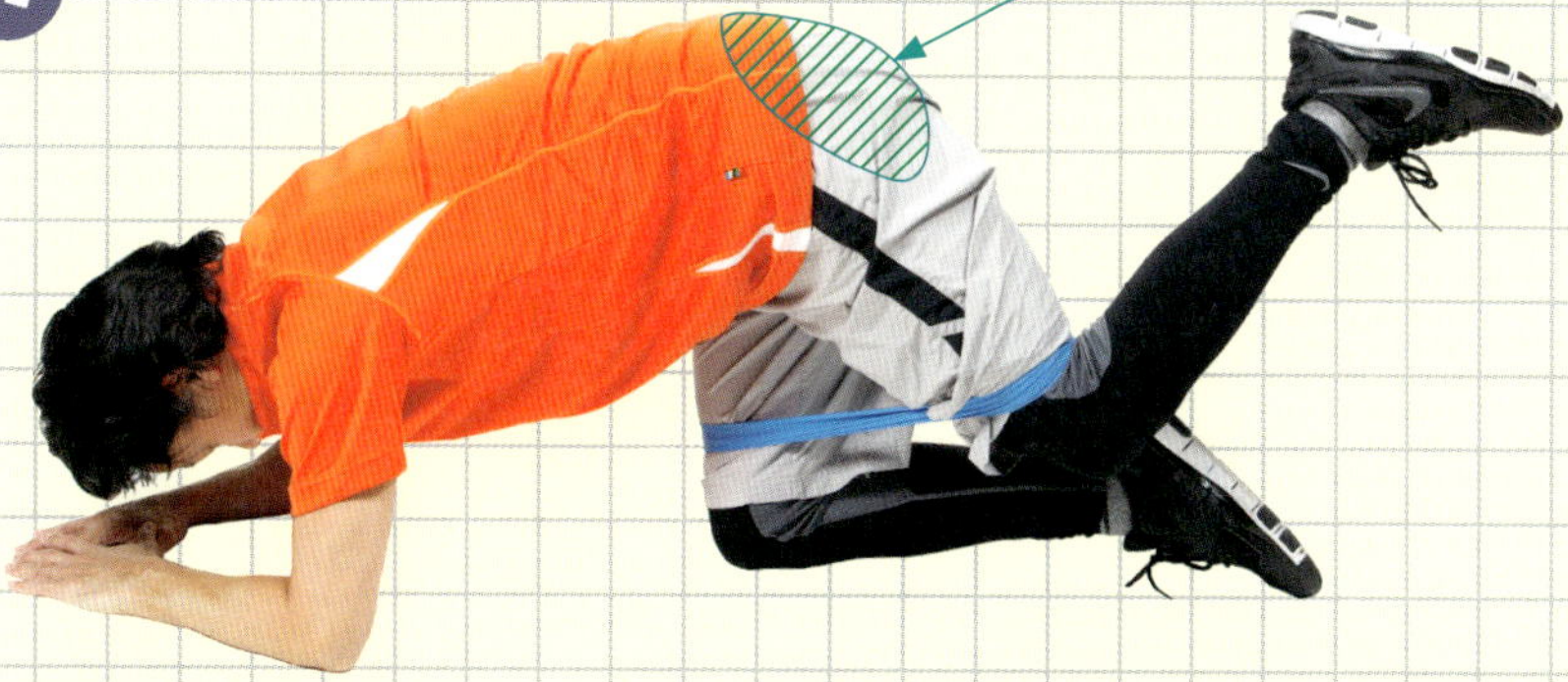

左右それぞれ10回ずつ同じように行い、感じを良く比べましょう。感じにくい側、辛い側があれば、その側を集中的に10回、2セット行いましょう。

ここに集中！

大殿筋アウターのストレッチ

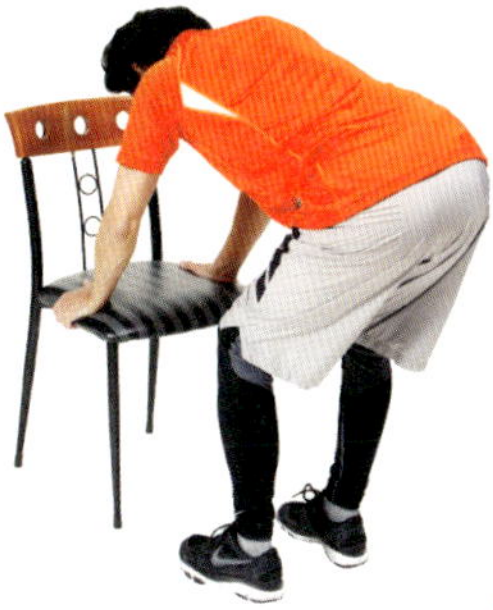

大殿筋インナーのストレッチ

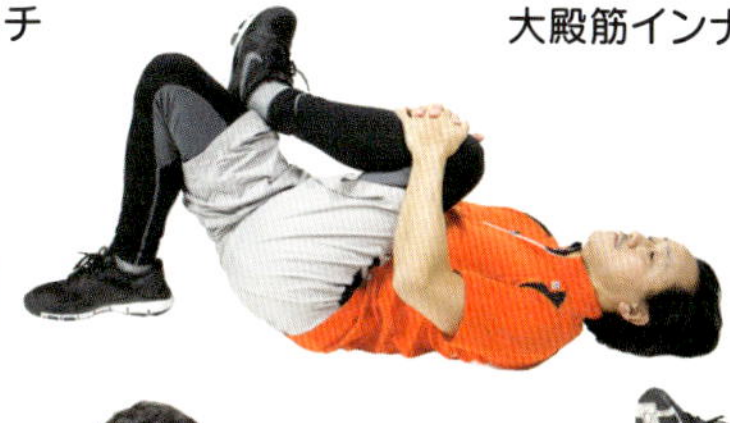

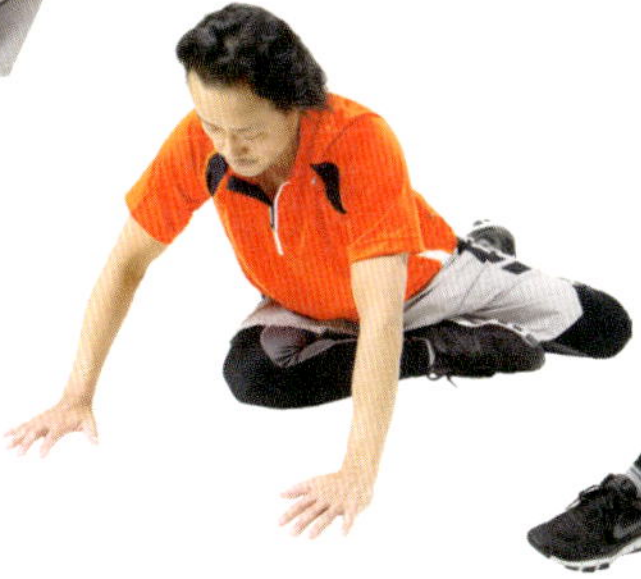

腸腰筋もストレッチ

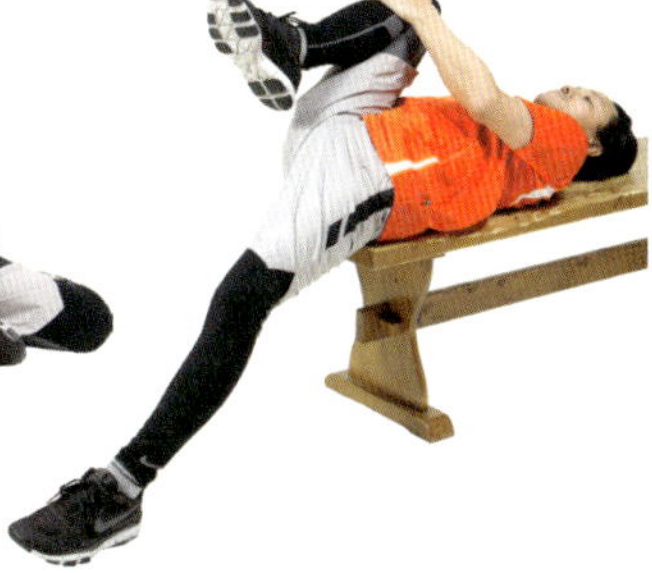

重要：
大殿筋インナーの方が強くて硬い場合は入念に伸ばします。

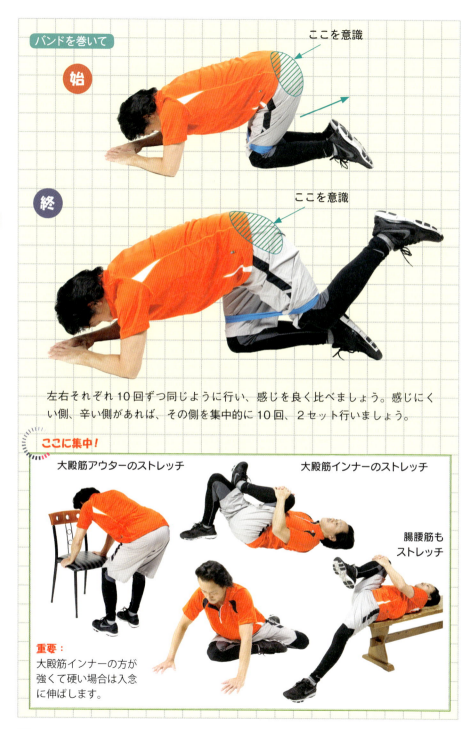

中小殿筋の強化【股関節《こかんせつ》の外転】

Side-Kick

腰の横にあり、骨盤の水平性を保つために最も重要な筋

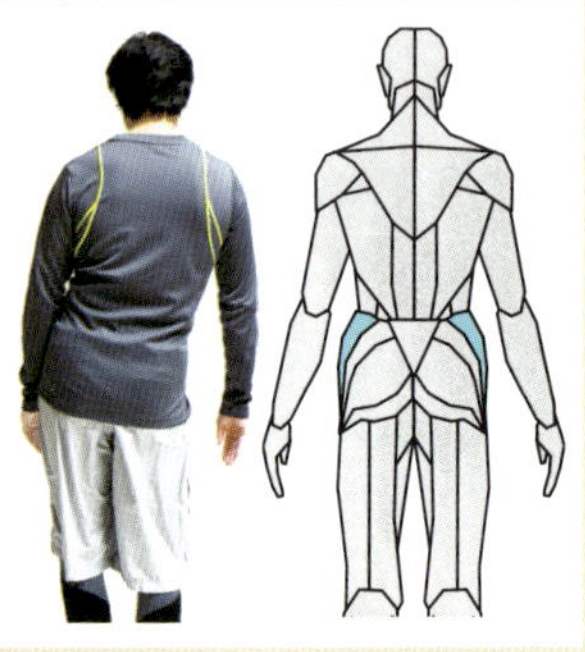

骨盤傾斜に重要

弱いと骨盤が傾き腰痛になりやすいので、弱い側、硬い場合は、集中的に取り組んで強化しましょう。また内転筋群や大腿四頭筋《だいたいしとうきん》が硬い方は、ストレッチもセットで行うと効果的です。

バンドなしで

感じにくく弱い側は？	
左	右

始

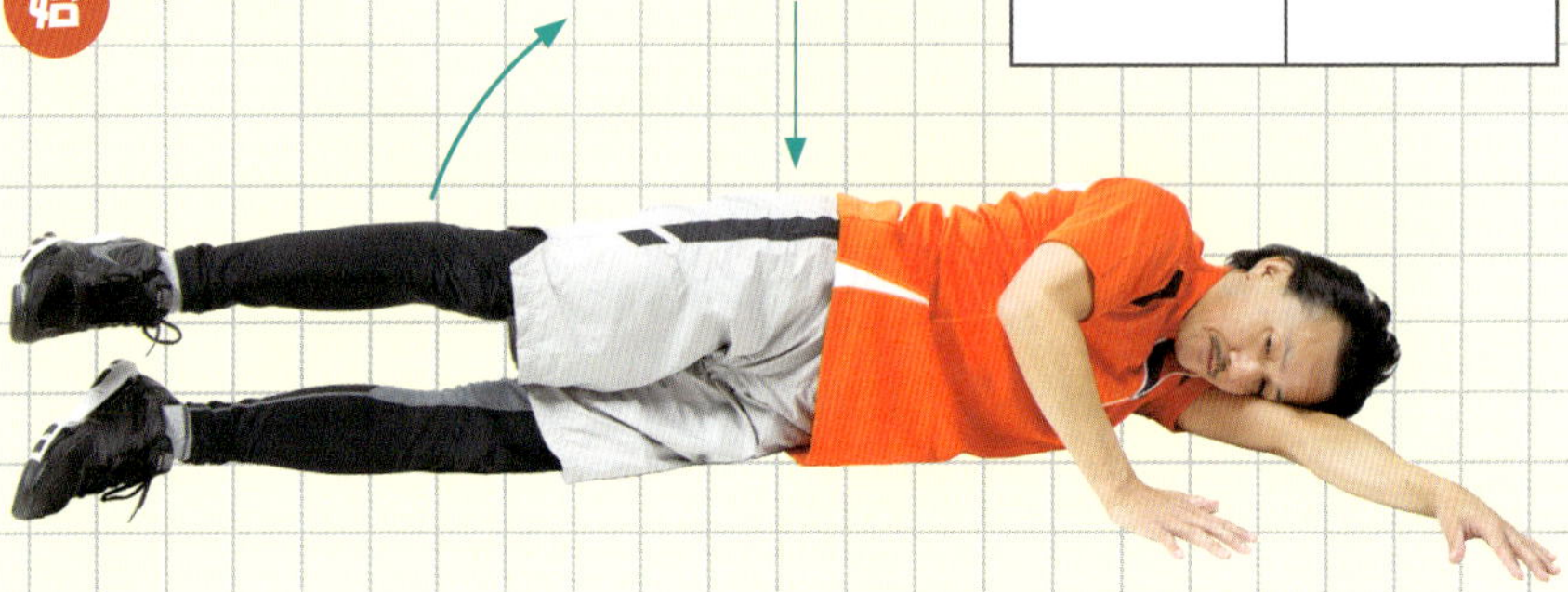

終

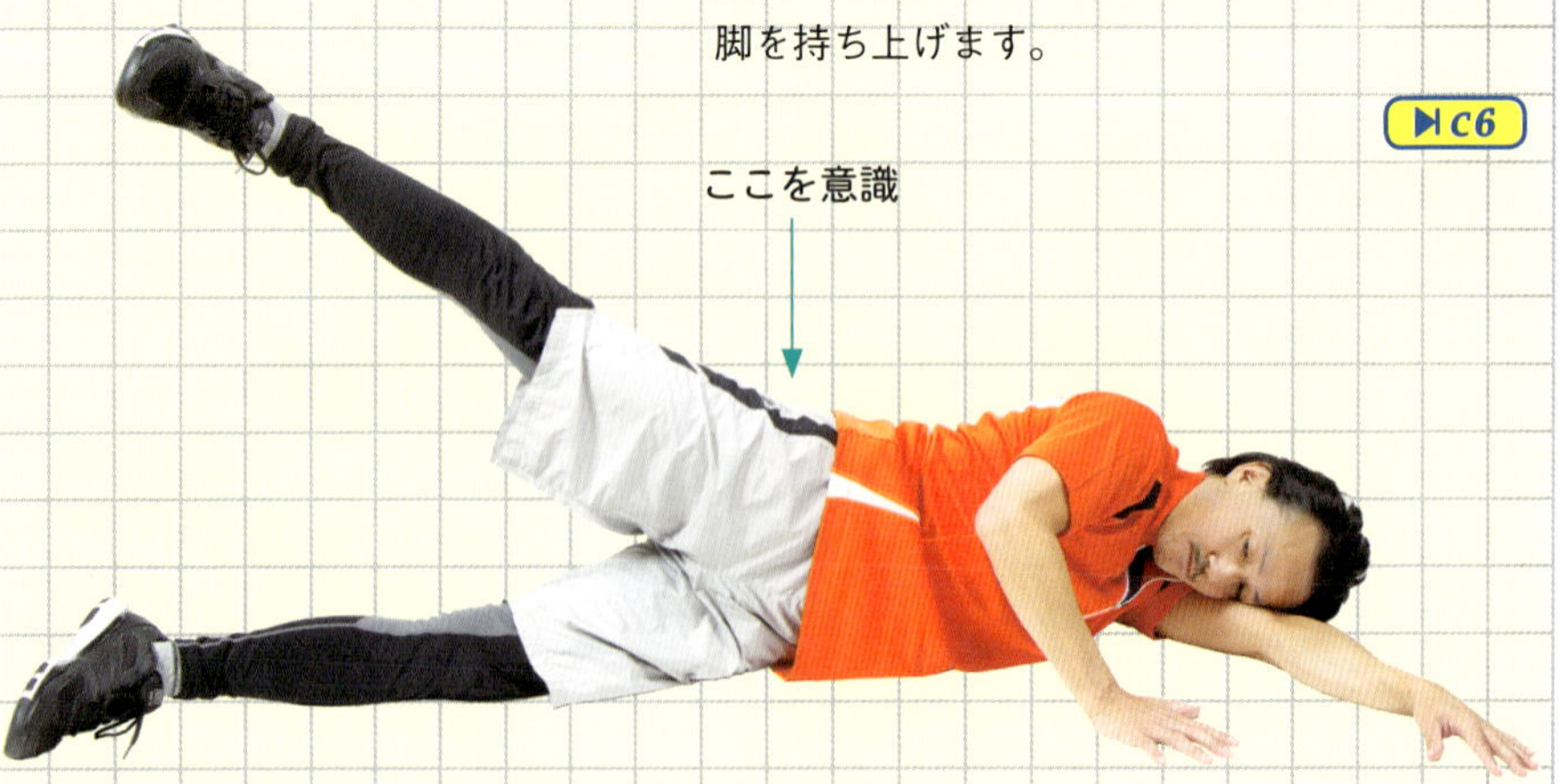

横向きに寝て、バンドなしの場合は肩腰足首まで真っすぐに伸ばして、ゆっくり脚を持ち上げます。

C6

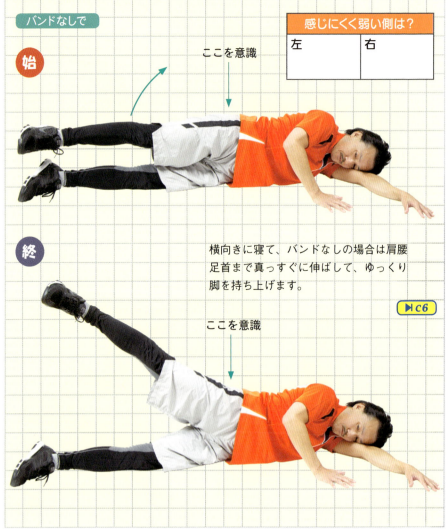

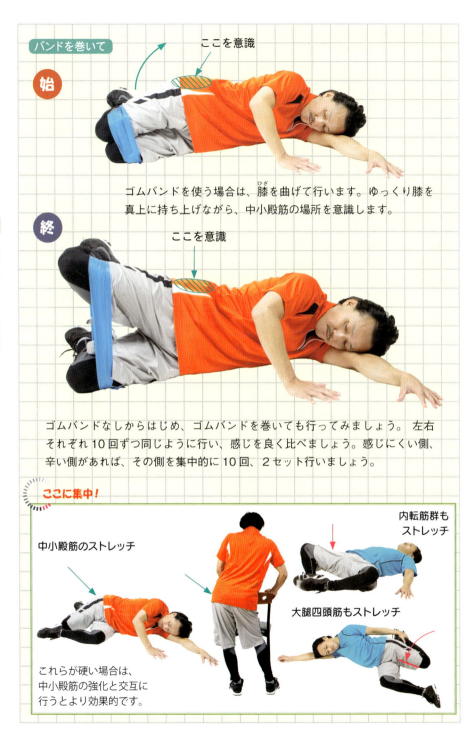

バンドを巻いて

始

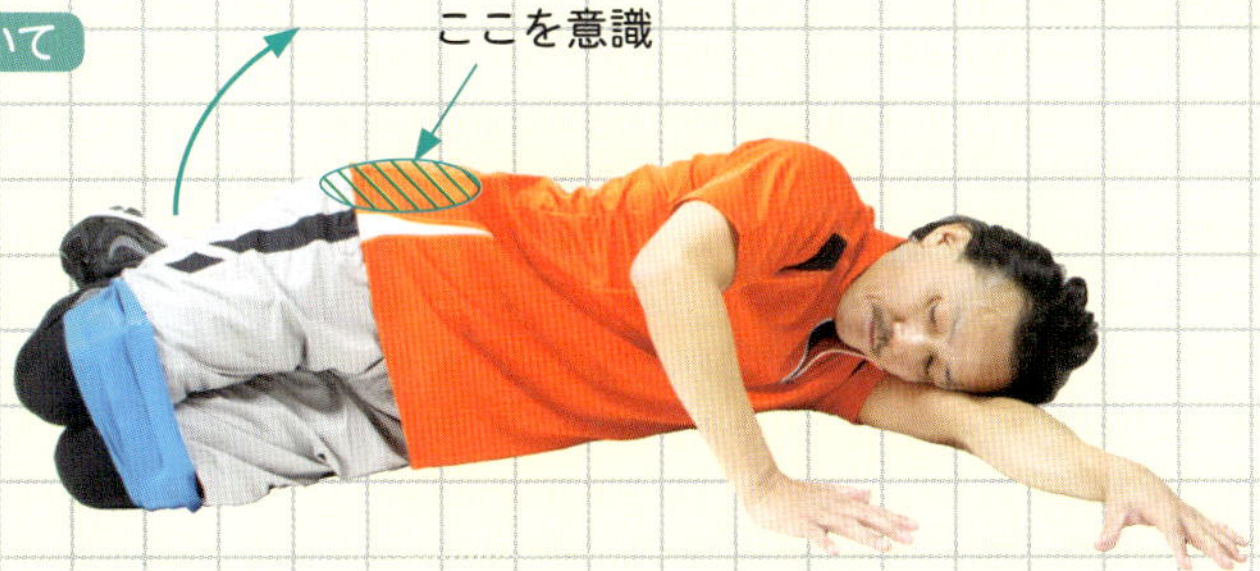

ゴムバンドを使う場合は、膝《ひざ》を曲げて行います。ゆっくり膝を真上に持ち上げながら、中小殿筋の場所を意識します。

終

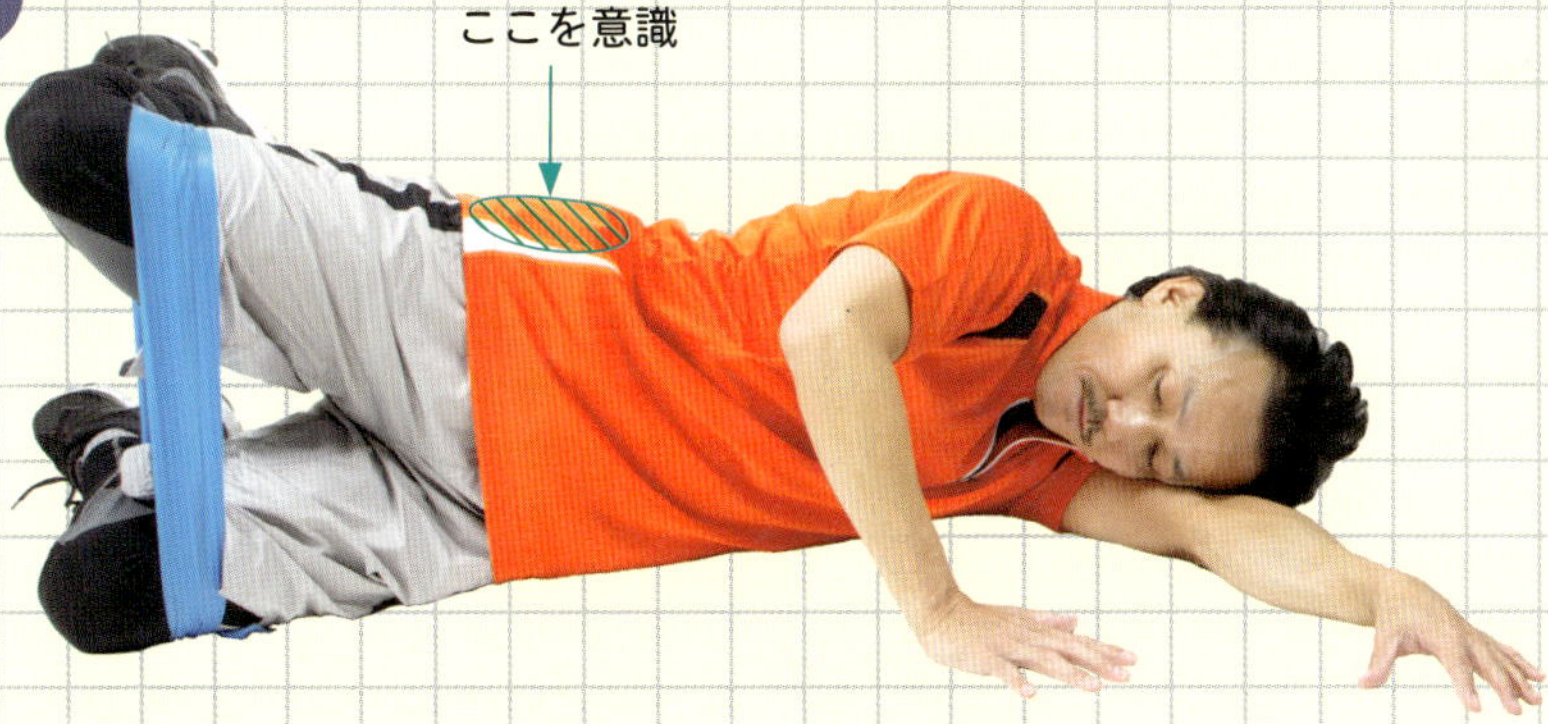

ゴムバンドなしからはじめ、ゴムバンドを巻いても行ってみましょう。 左右それぞれ 10 回ずつ同じように行い、感じを良く比べましょう。感じにくい側、辛い側があれば、その側を集中的に 10 回、2 セット行いましょう。

ここに集中！

中小殿筋のストレッチ

内転筋群もストレッチ

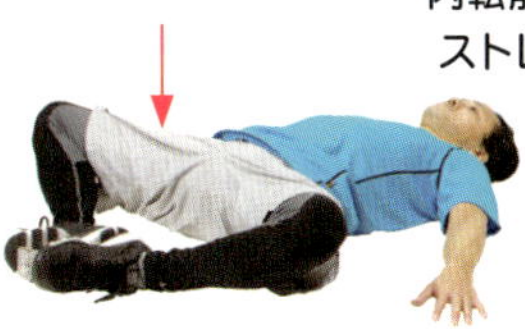

大腿四頭筋もストレッチ

これらが硬い場合は、中小殿筋の強化と交互に行うとより効果的です。

内転筋群の強化【股関節の内転】

Hip-Adduction

内股《うちまた》にあり脚を閉じる働きをする大きな筋群

骨盤傾斜に重要

あぐらが組めないなど、内転筋群が硬く、腰痛で難渋されている方は非常に多く、ストレッチだけでは柔らかくなりません。内転筋群が硬いと骨盤が傾き腰痛になりやすいので、弱く硬い場合は、集中的に取り組みましましょう。内転筋群は、４種類の強化とストレッチをセットで行うと、非常に効果的です。

ボールがあると理想的、クッションなどでも代用可。

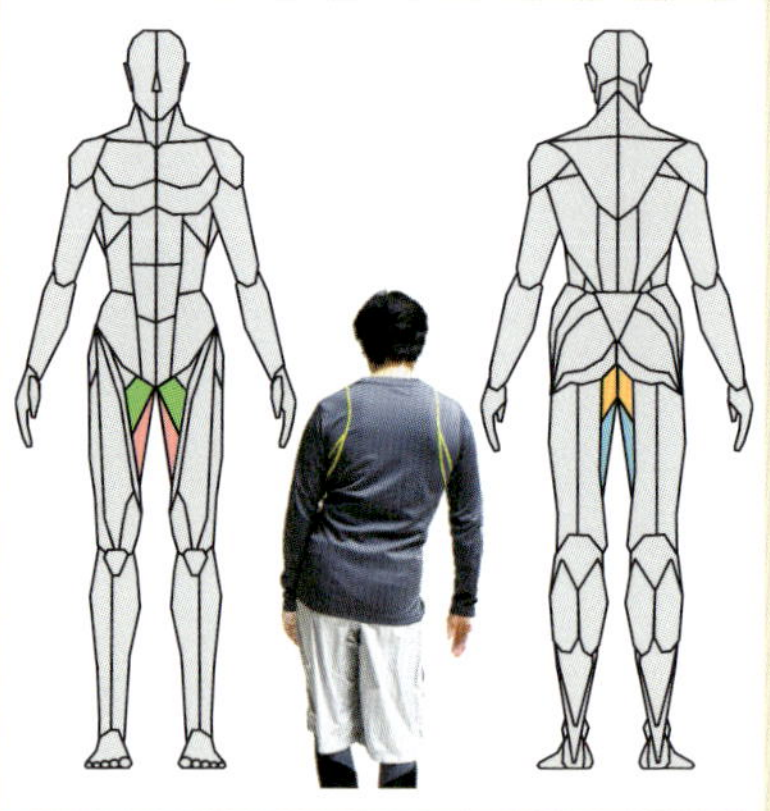

股屈曲ボール小

▶C7

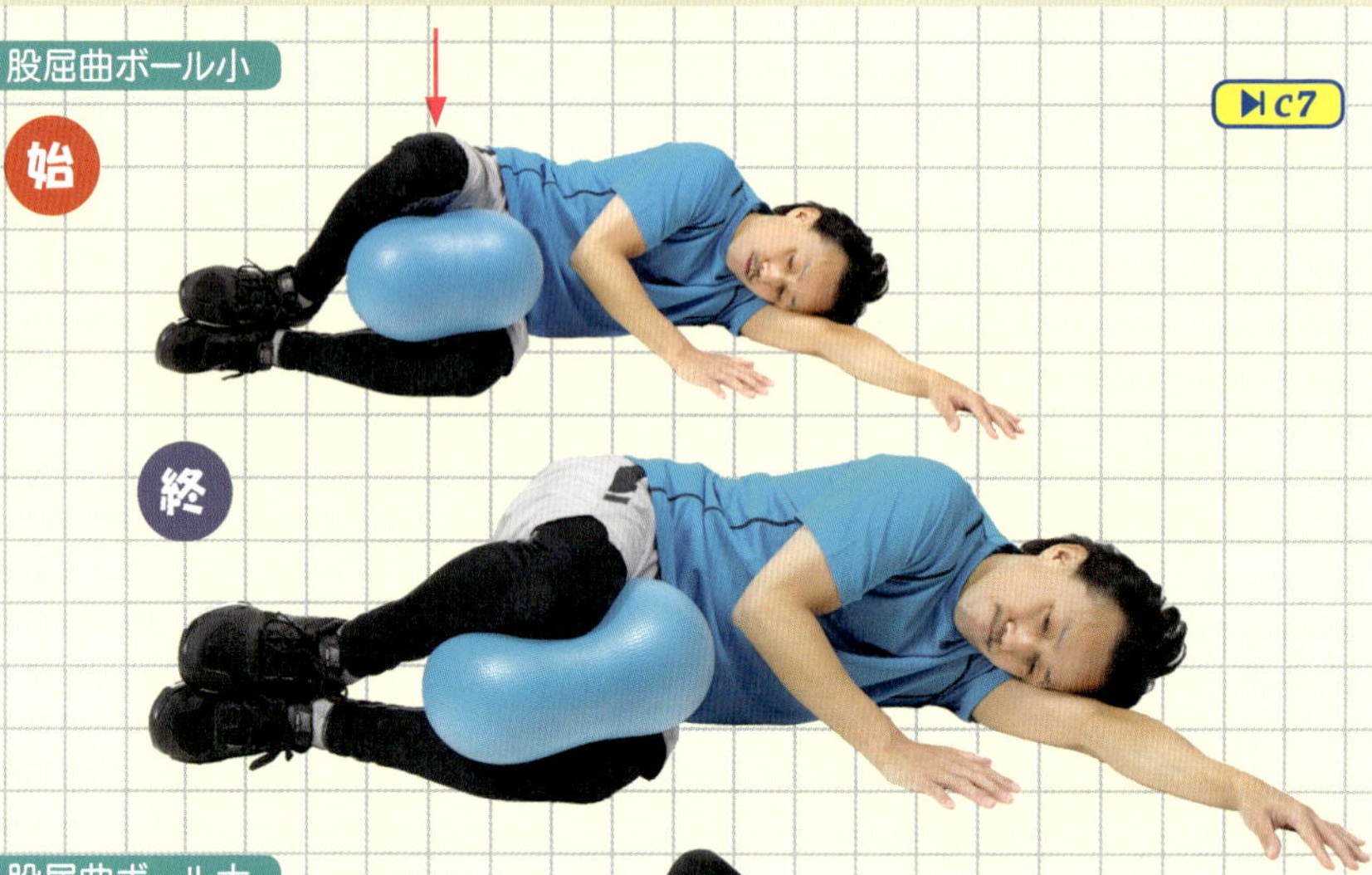

股屈曲ボール大

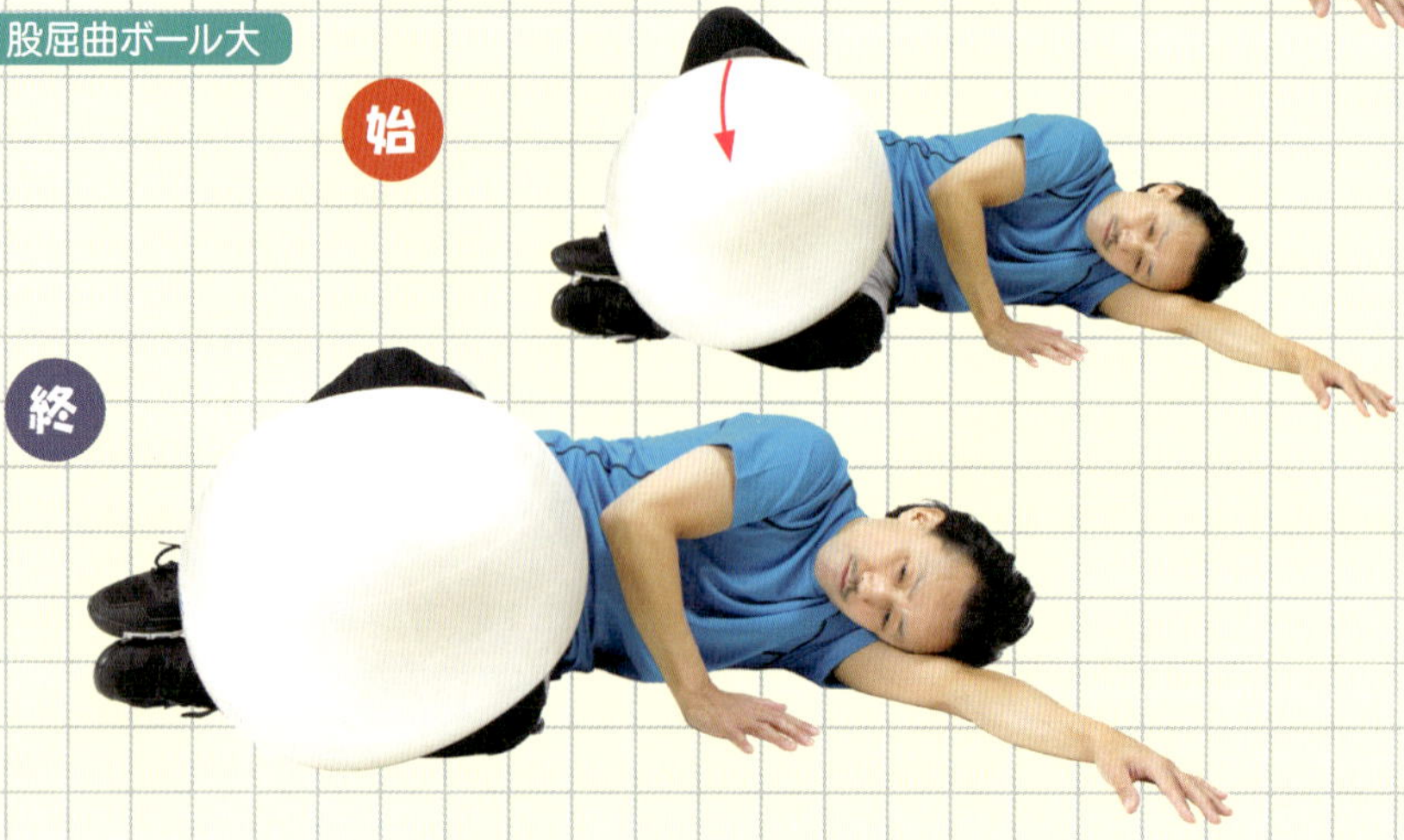

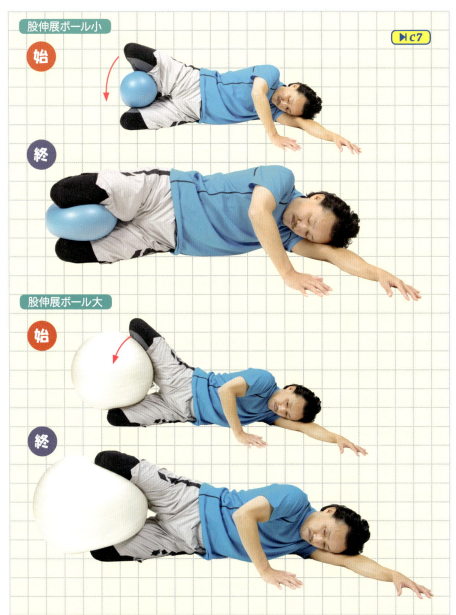

股伸展ボール小

▶C7

始

終

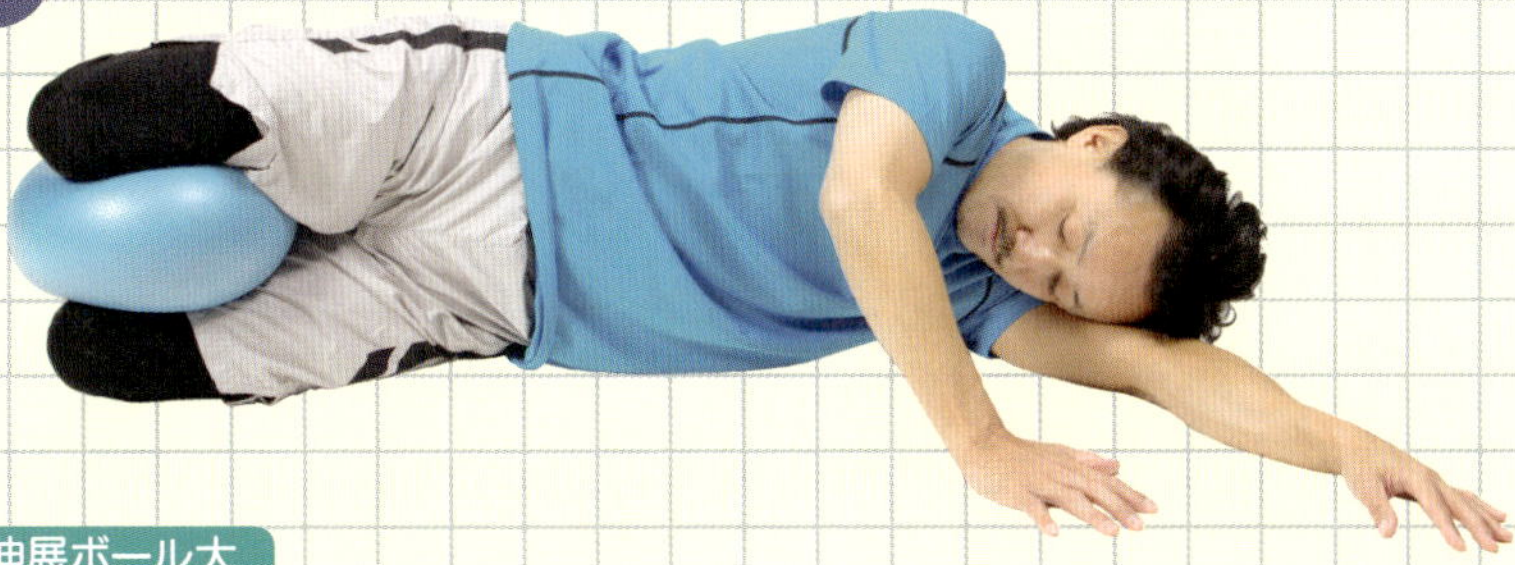

股伸展ボール大

始

終

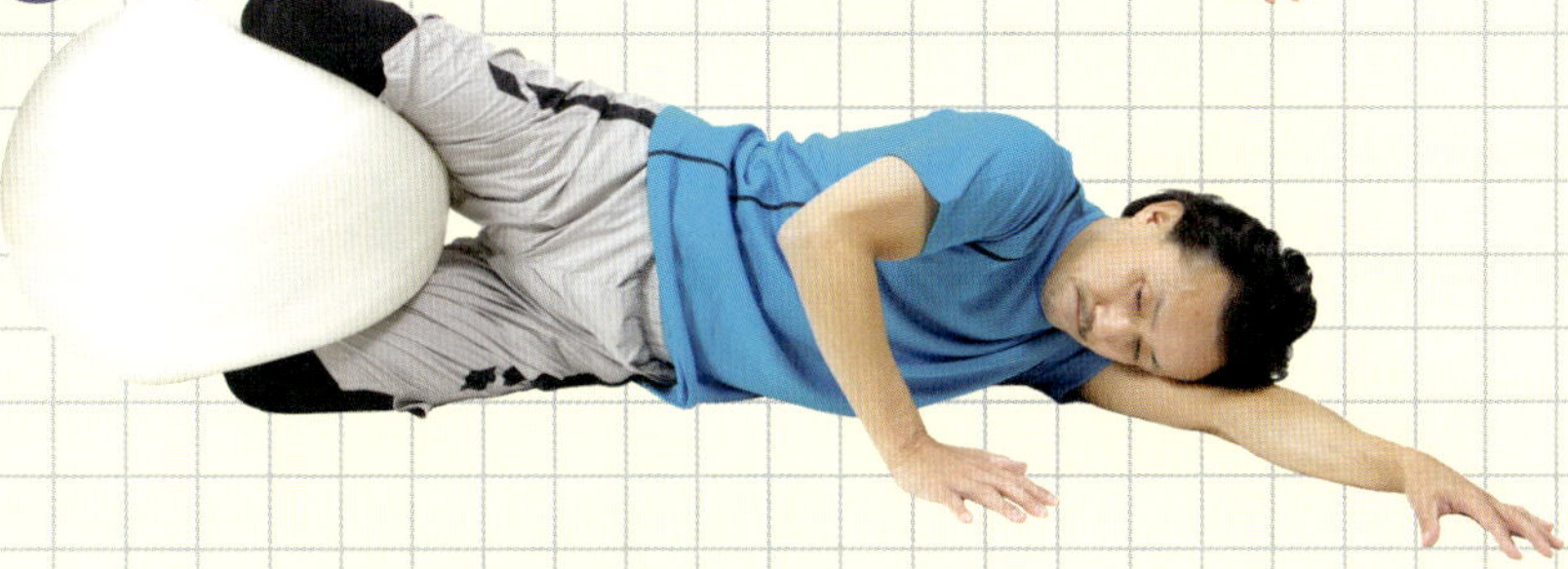

横向きに寝て、股関節を直角に曲げて、ボールをつぶします。大小で働く筋が異なります。また股関節を伸ばして行う場合も、大小で働く筋が異なります。内転筋群が硬い方は、特に4種類全体に取り組んで、力の入りにくいバージョンと左右の側をチェックしてください。左右それぞれ10回ずつ同じように行い、感じを良く比べましょう。感じにくい側、辛い側があれば、そのバージョンを集中的に10回、2セット行いましょう。

ここに集中！

硬い側は、集中的に入念に、
ストレッチを行いましょう。

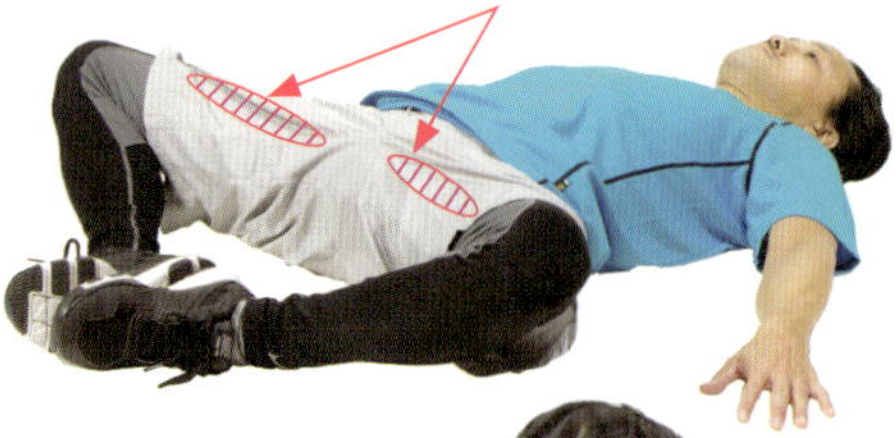

内転筋群のストレッチ

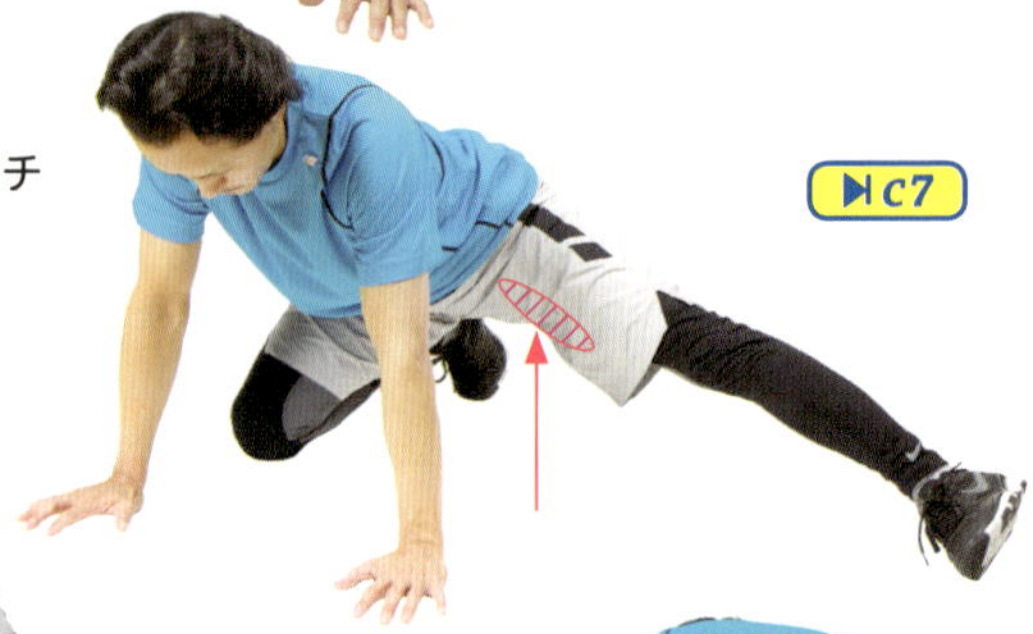

c7

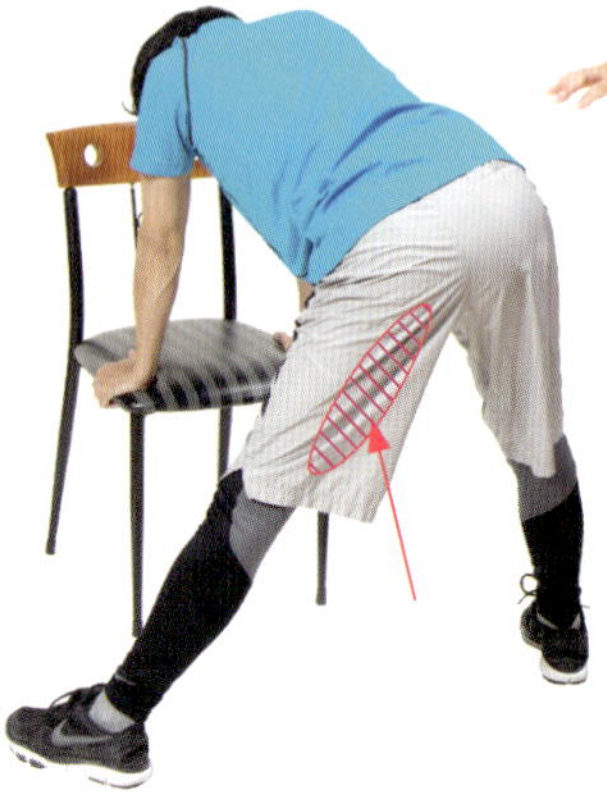

ハムストリングスも
ストレッチ

c3

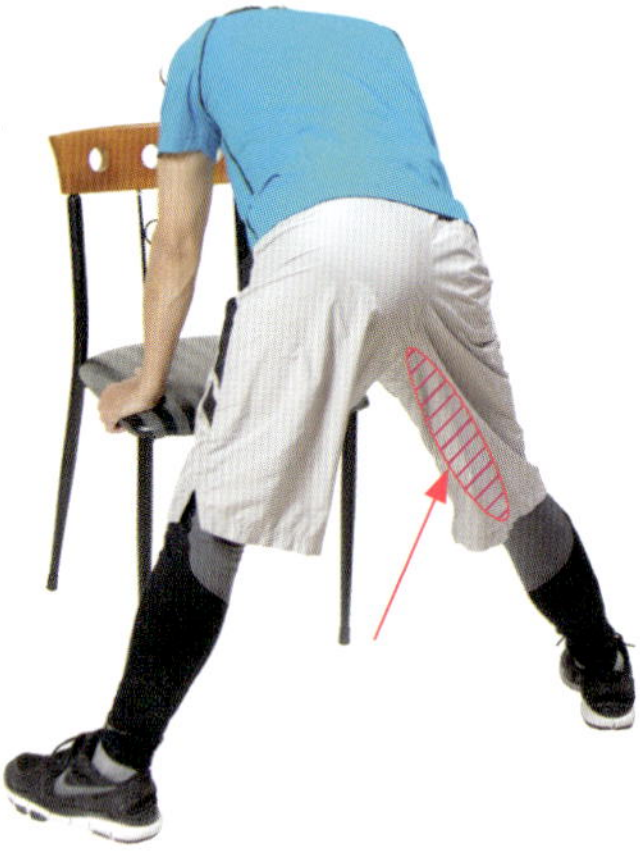

c2

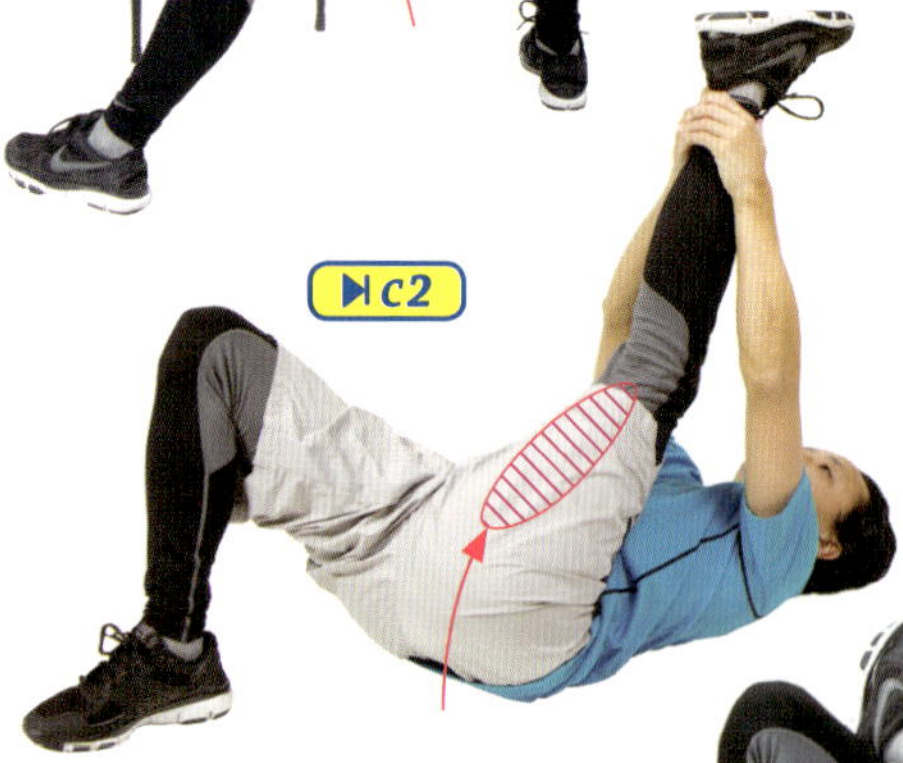

大殿筋もストレッチ

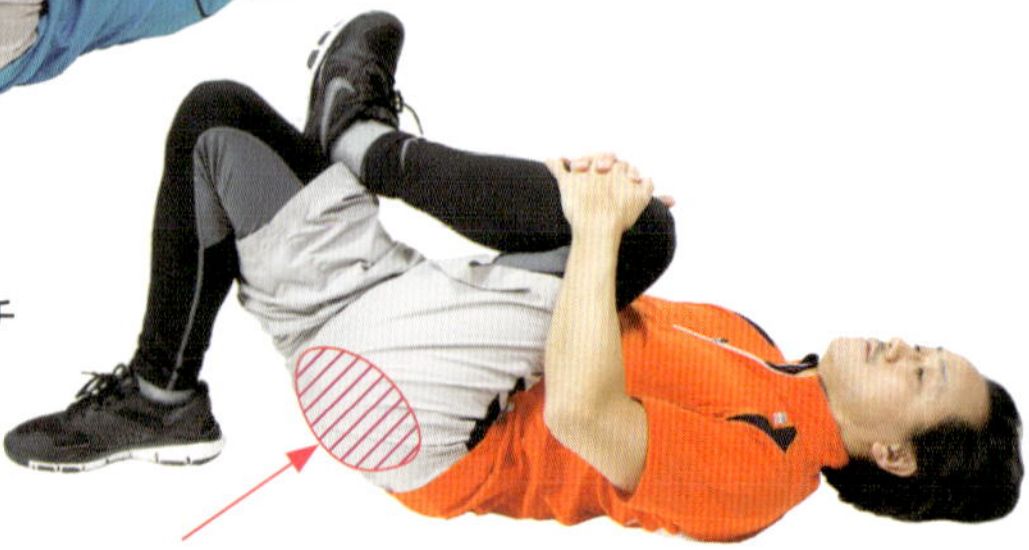

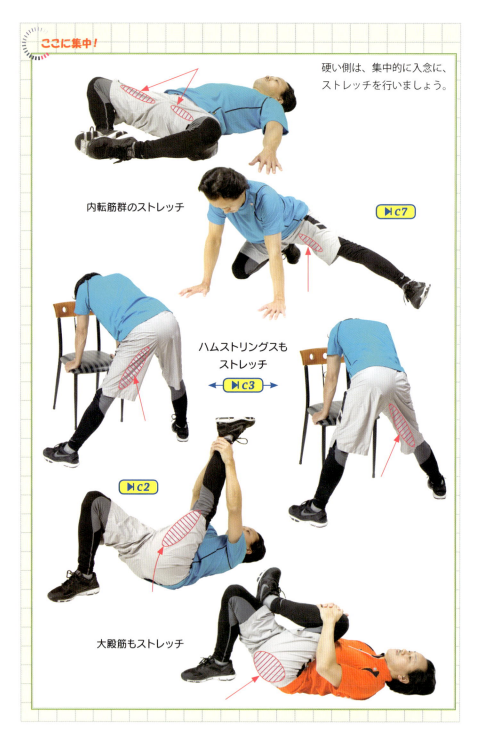

股関節内旋・外旋の強化【股関節の回旋】

Hip-Rotation

股関節《こかんせつ》は、内回旋、外回旋と捻《ひね》る働きがあります。外回旋が弱くなると大殿筋《だいでんきん》が硬くなりやすく、内回旋が弱くなると、歩きにくくなります。少しずつ動かしてストレッチを行いましょう。

感じにくく弱い側は？			
左外回旋	左内回旋	右内回旋	右外回旋

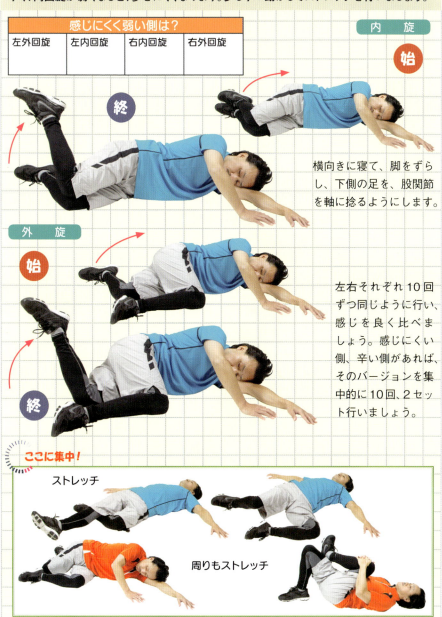

内　旋

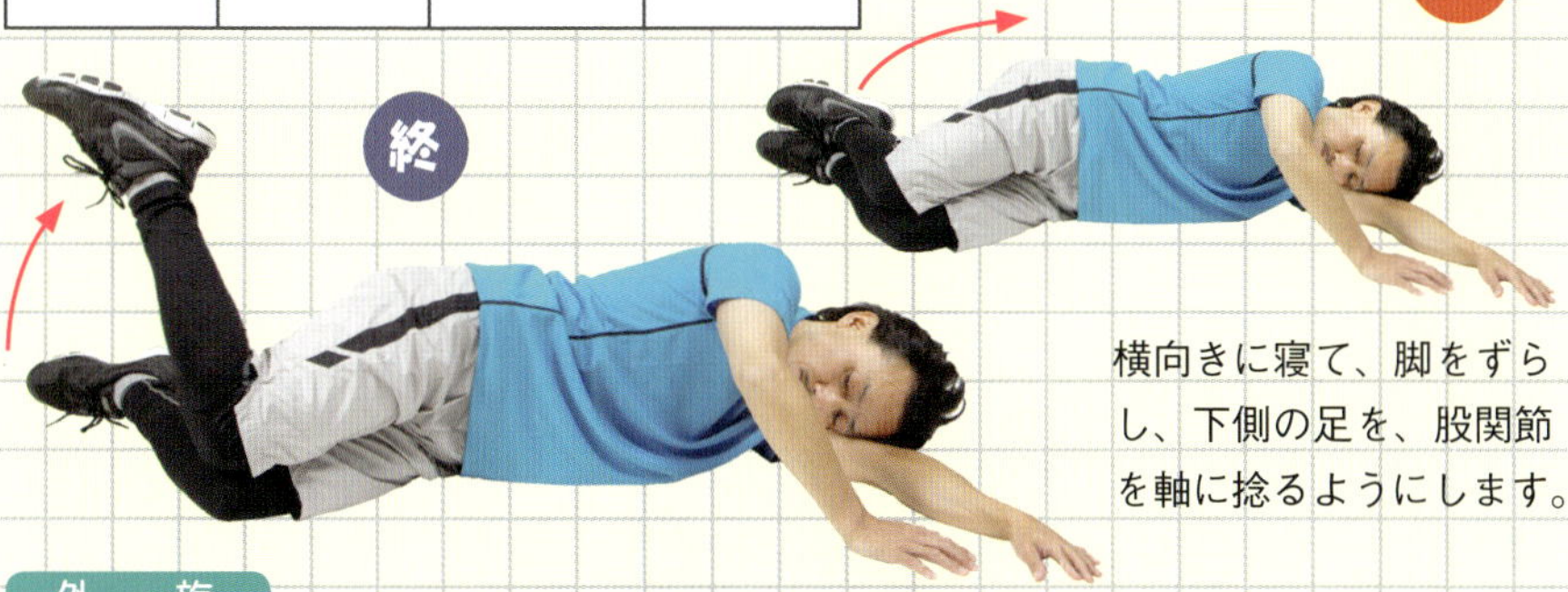

横向きに寝て、脚をずらし、下側の足を、股関節を軸に捻るようにします。

外　旋

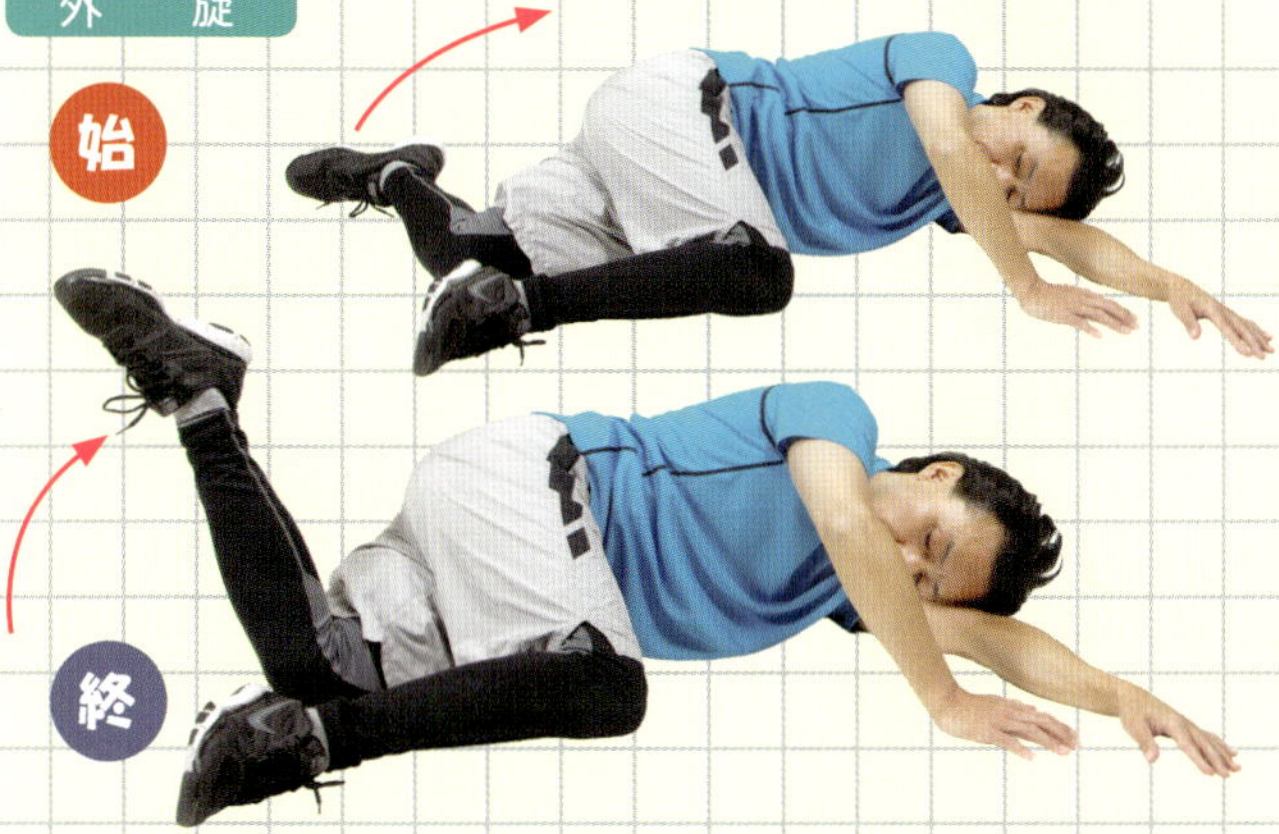

左右それぞれ10回ずつ同じように行い、感じを良く比べましょう。感じにくい側、辛い側があれば、そのバージョンを集中的に10回、2セット行いましょう。

ここに集中！

ストレッチ

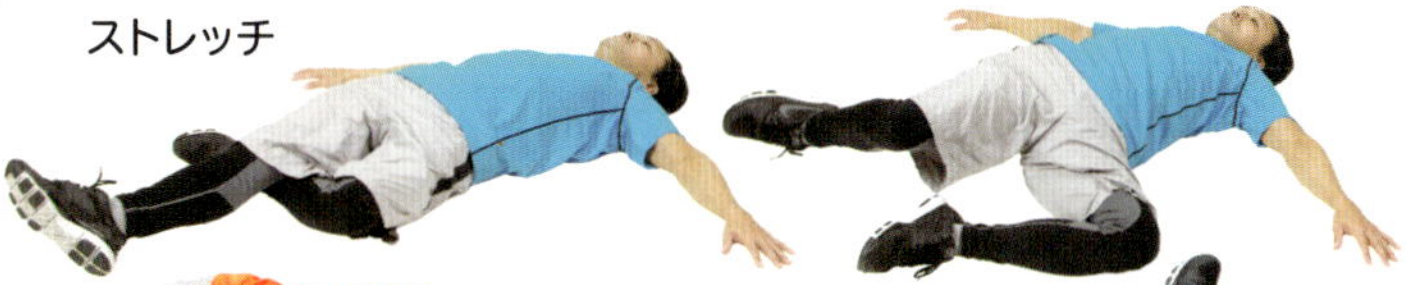

周りもストレッチ

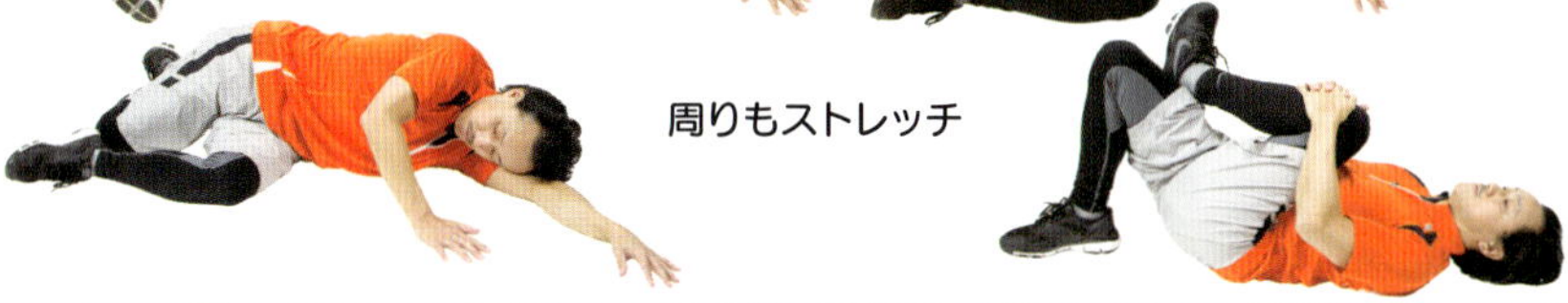

腸骨筋の強化【股関節の屈曲】

Leg-Raise

鼠径部《そけいぶ》の脚の付け根にあり、脚を引き上げる重要な筋

反り腰と側弯に重要

弱いと大腰筋《だいようきん》や大腿直筋《だいたいちょっきん》に負担がかかり反り腰と腰痛になりやすく、片側が弱いと大腰筋に負担がかかり側弯《そくわん》にもなりますので、丁寧に強化とストレッチに取り組みましょう。

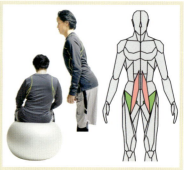

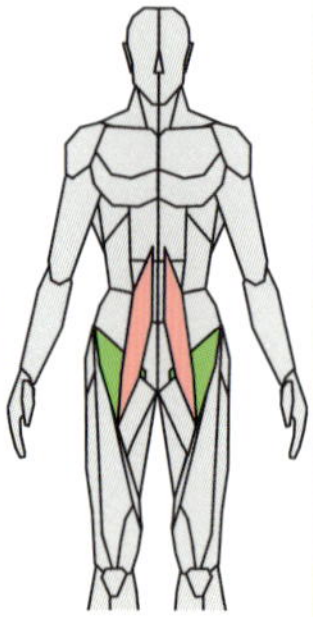

バンドなしで

感じにくく弱い側は？	
左	右

始

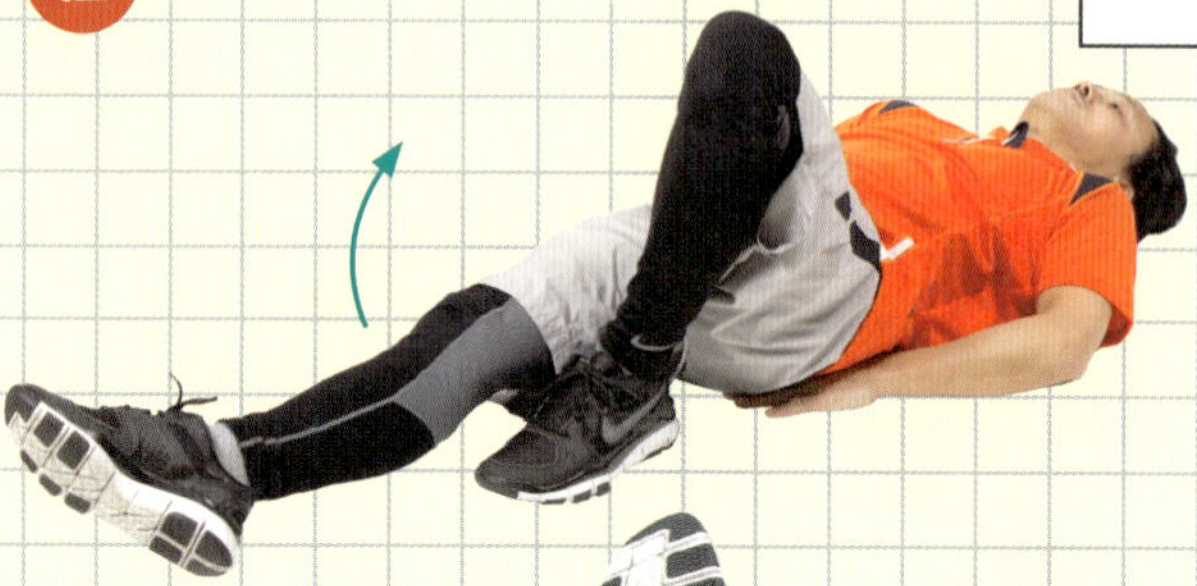

▶C8

終

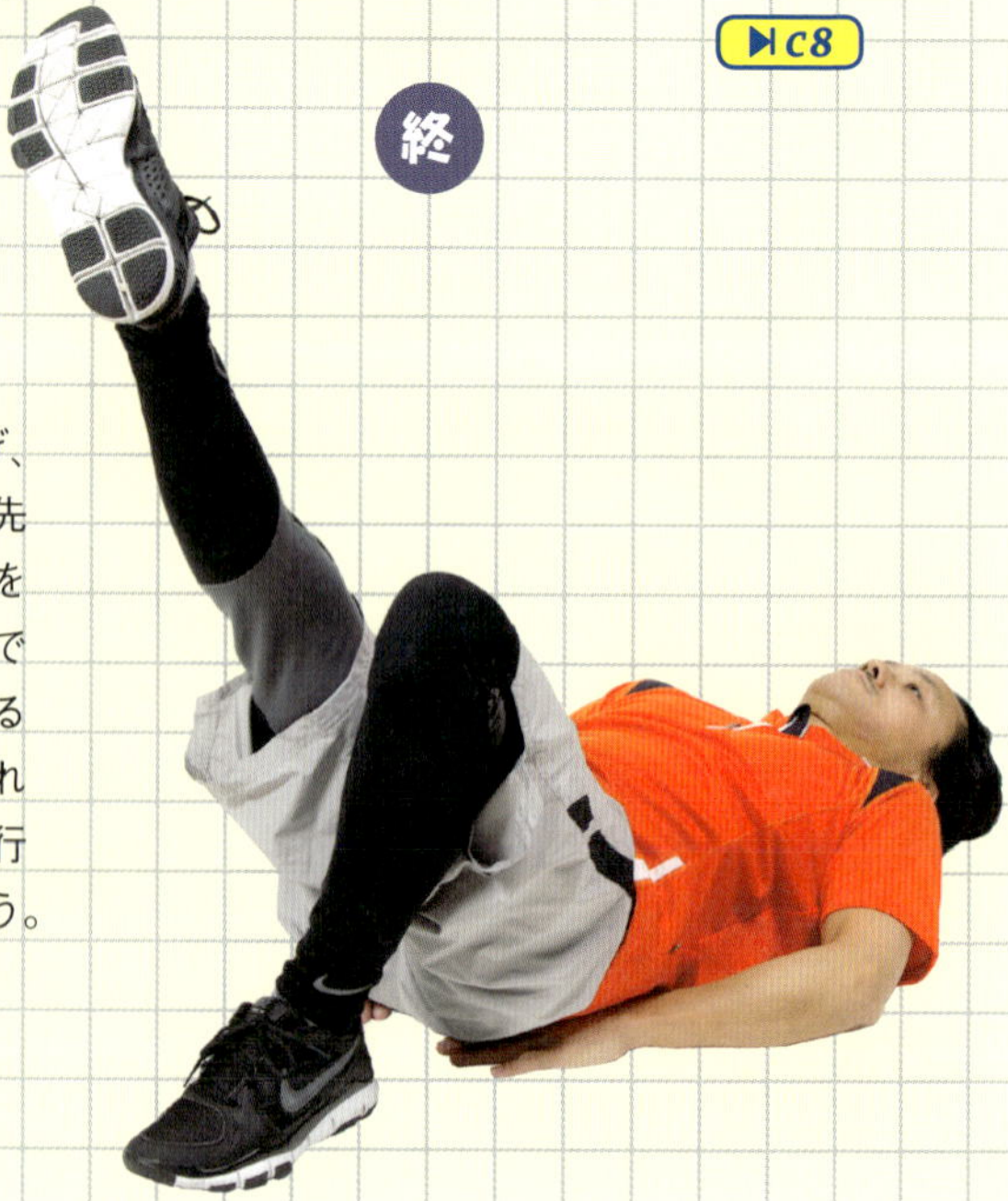

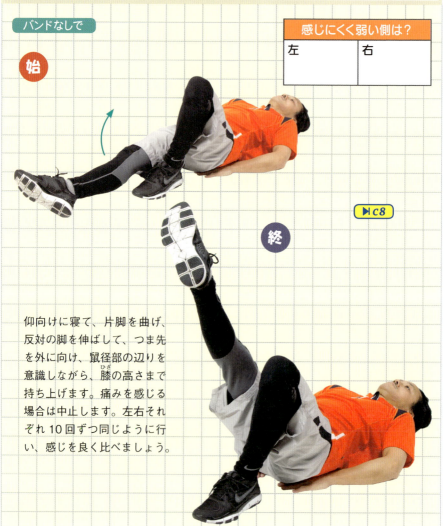

仰向けに寝て、片脚を曲げ、反対の脚を伸ばして、つま先を外に向け、鼠径部の辺りを意識しながら、膝《ひざ》の高さまで持ち上げます。痛みを感じる場合は中止します。左右それぞれ10回ずつ同じように行い、感じを良く比べましょう。

バンドを巻いて

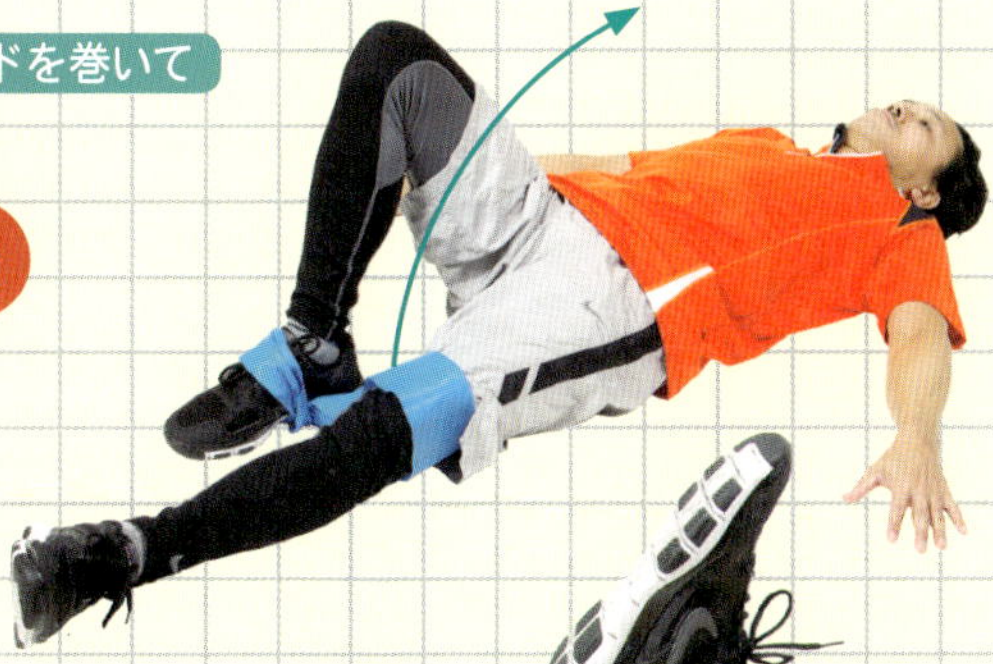

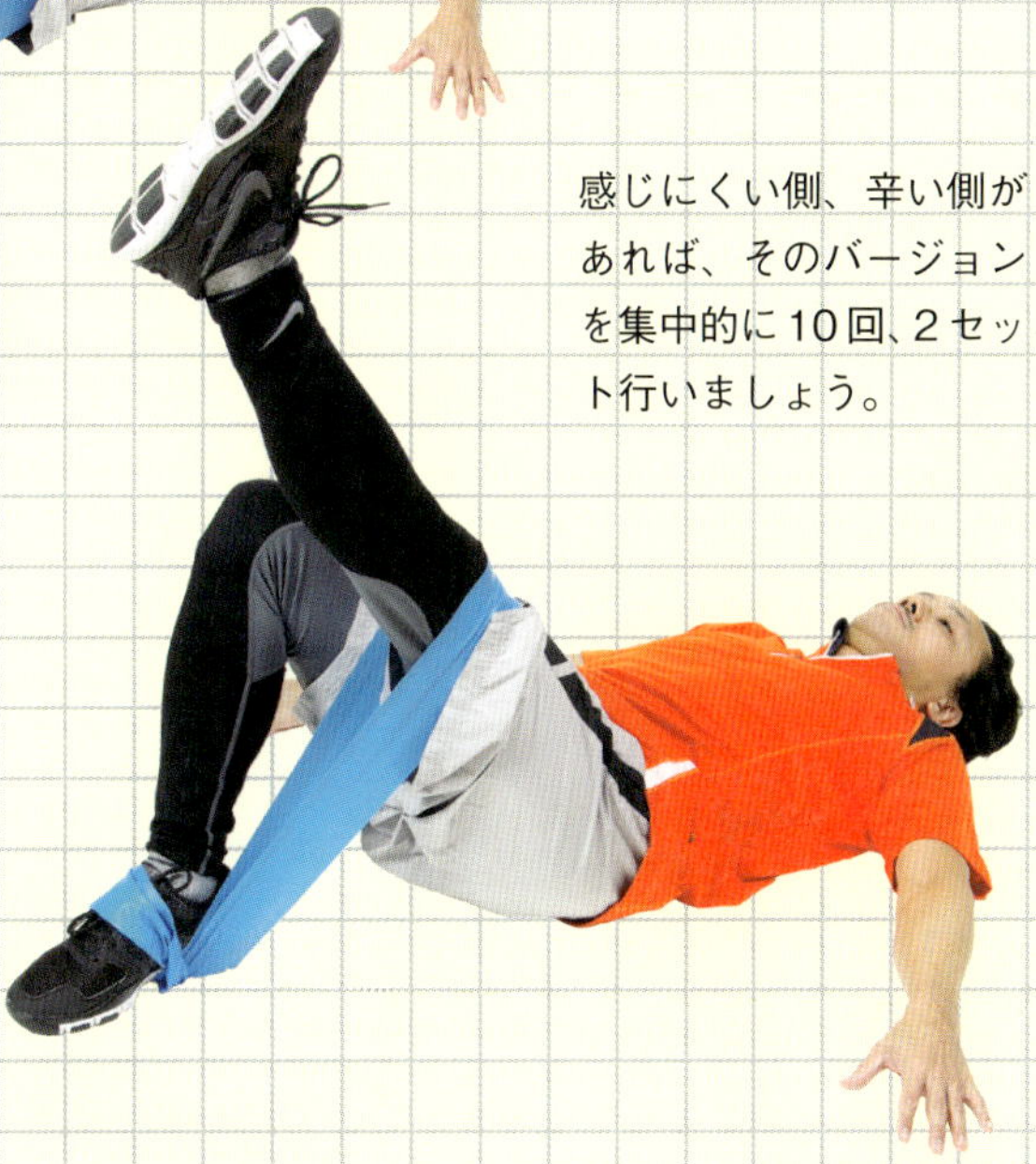

感じにくい側、辛い側があれば、そのバージョンを集中的に10回、2セット行いましょう。

バンドを巻く場合は、反対側の脚で抑えるようにして行います。

ここに集中！

腸腰筋のストレッチ

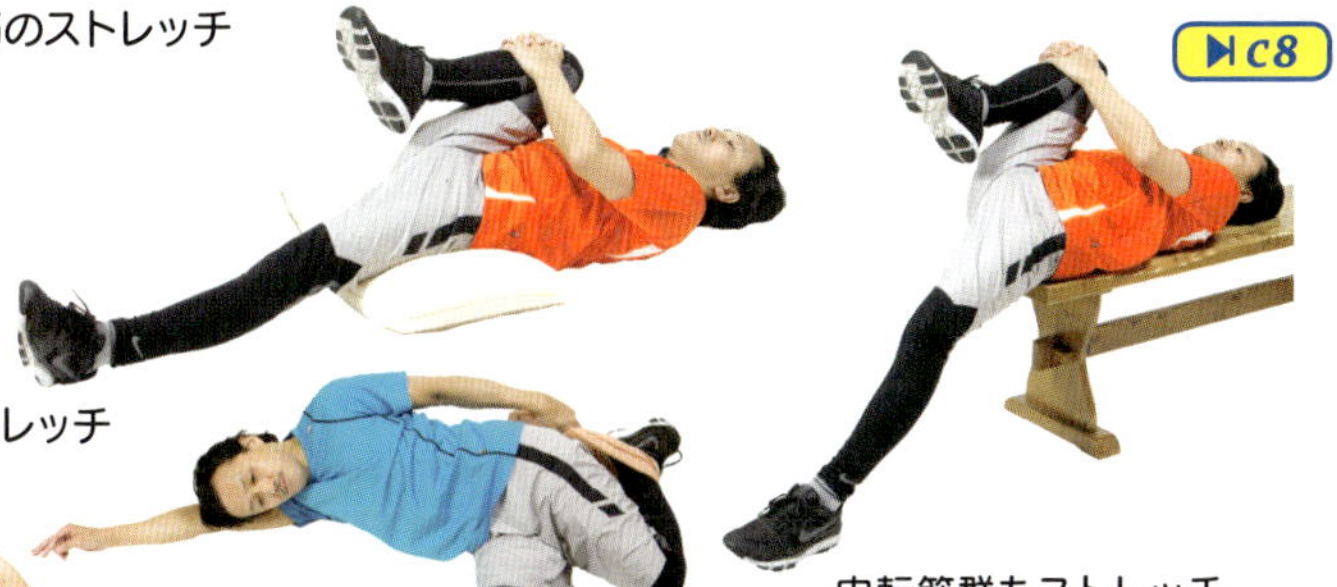

大腿直筋のストレッチ

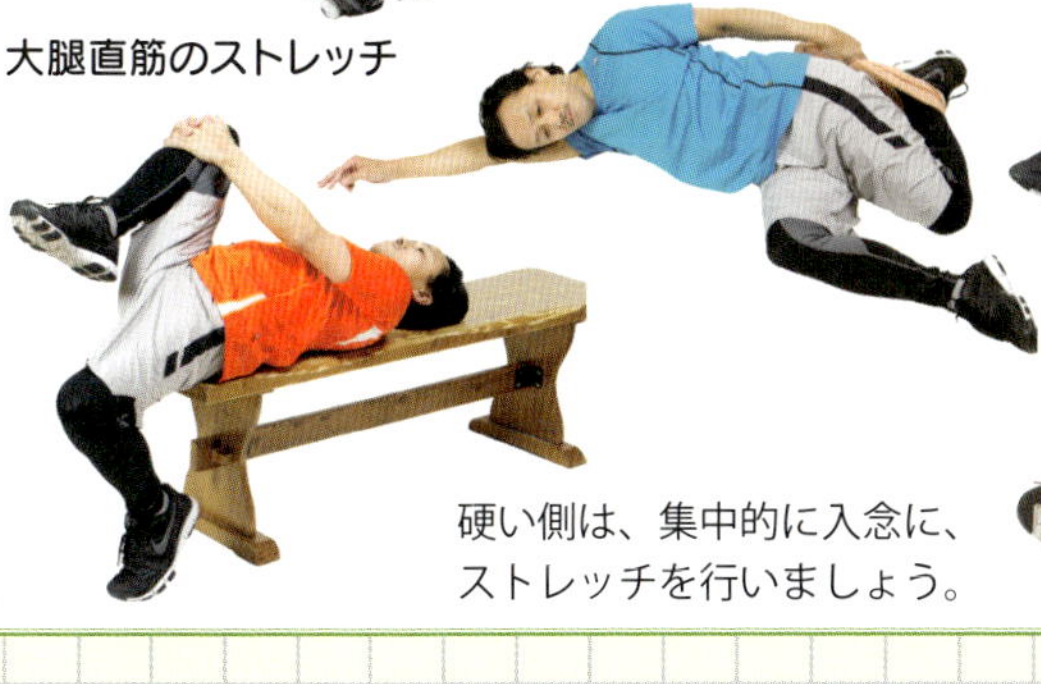

内転筋群もストレッチ

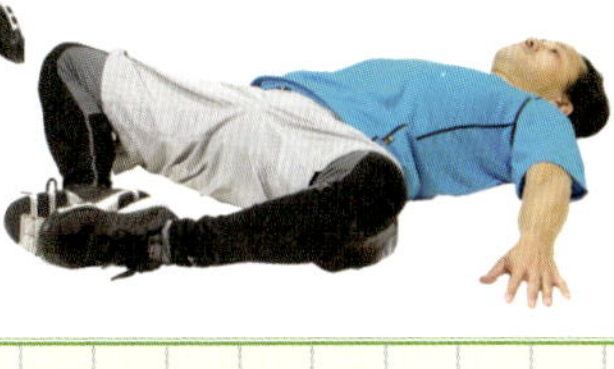

硬い側は、集中的に入念に、ストレッチを行いましょう。

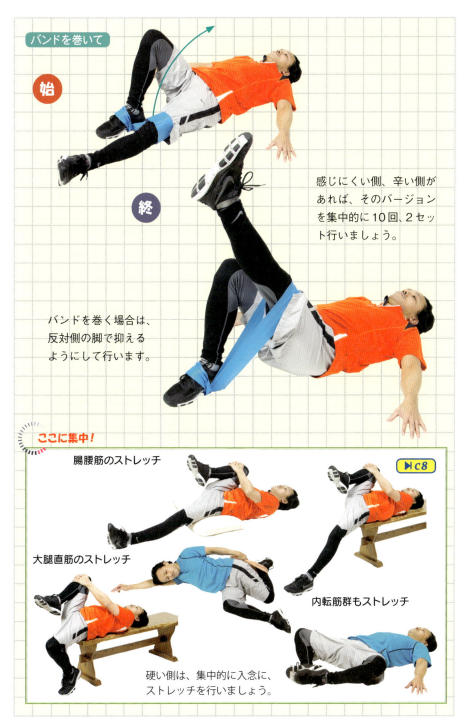

大腰筋の強化【股関節の屈曲】

Leg-Lift

脊柱《せきちゅう》と股関節《こかんせつ》をつなぎ、内臓の裏側から鼠径部《そけいぶ》にあり、脚を引き上げたり、脊柱を前側から支える重要な筋

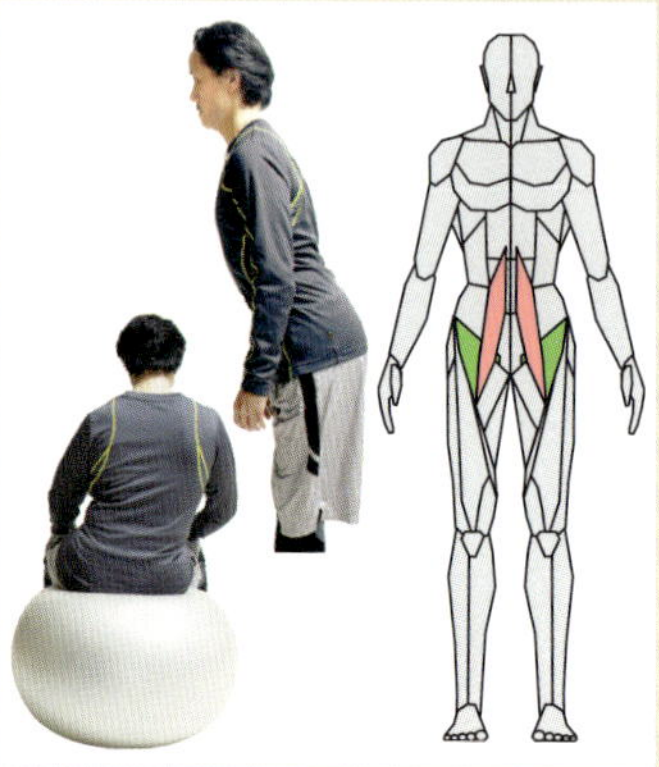

反り腰と側弯に重要

脊柱起立筋に匹敵する大きさで脊柱を前側から支える筋ですので、片側が弱いと脊柱が傾きやすく側弯《そくわん》や腰痛になります。また、弱いと腸骨筋《ちょうこつきん》や大腿直筋《だいたいちょっきん》に負担がかかり反り腰にもなりやすいので、丁寧に強化とストレッチに取り組みましょう。

バンドなしで

始

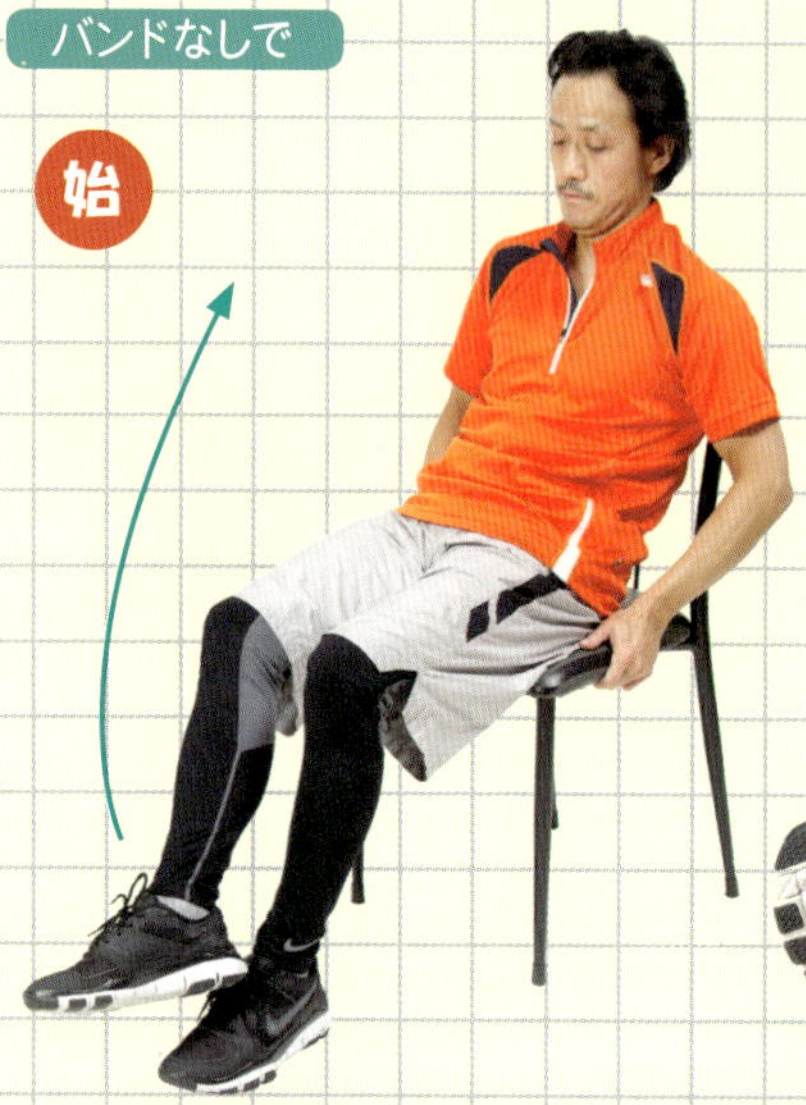

感じにくく弱い側は?	
左	右

終

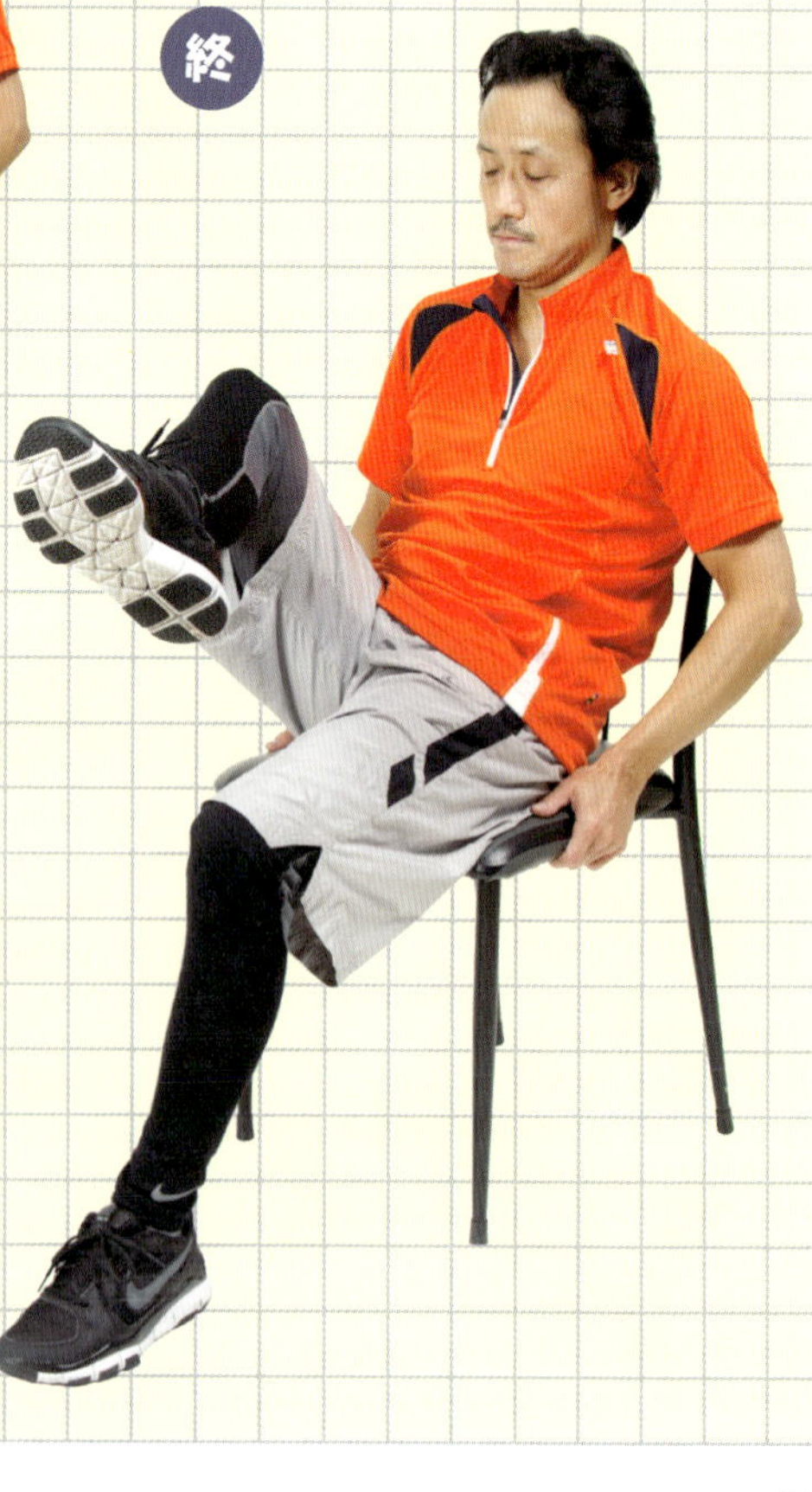

バンドなしの場合、椅子に座って、膝《ひざ》を外に捻《ひね》って膝が身体の中心に来るように、鼠径部の辺りを意識しながら、脚を持ち上げます。

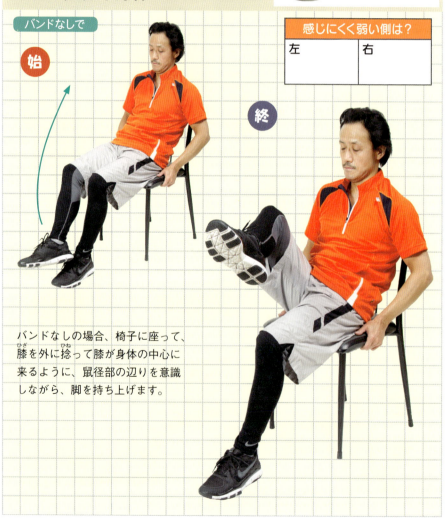

バンドを巻いて

始

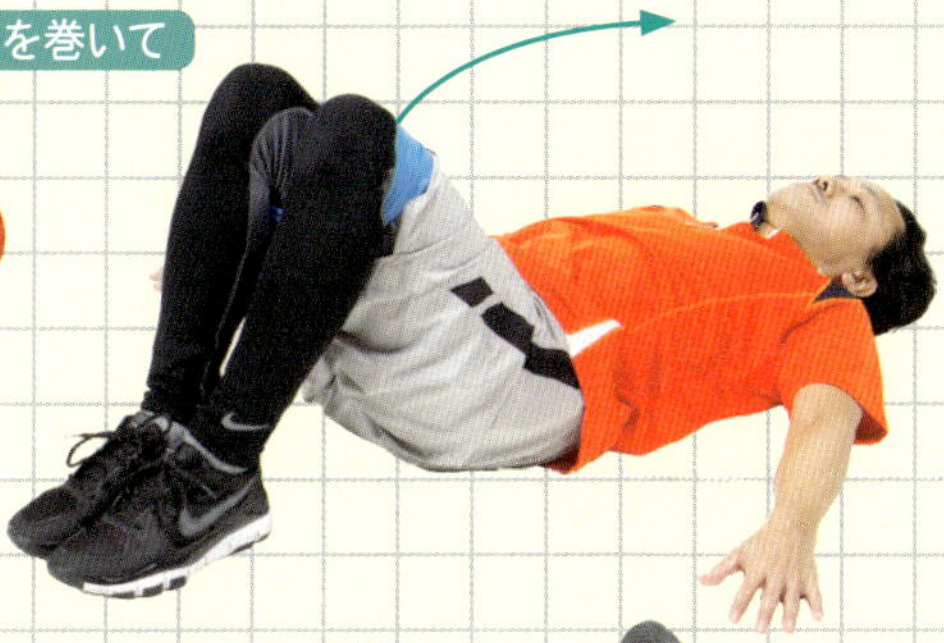

バンドを巻く場合、仰向けに寝て、両脚を曲げバンドを巻き、鼠径部の辺りを意識しながら、片脚を胸の方に引き寄せます。痛みを感じる場合は中止します。

▶c8

終

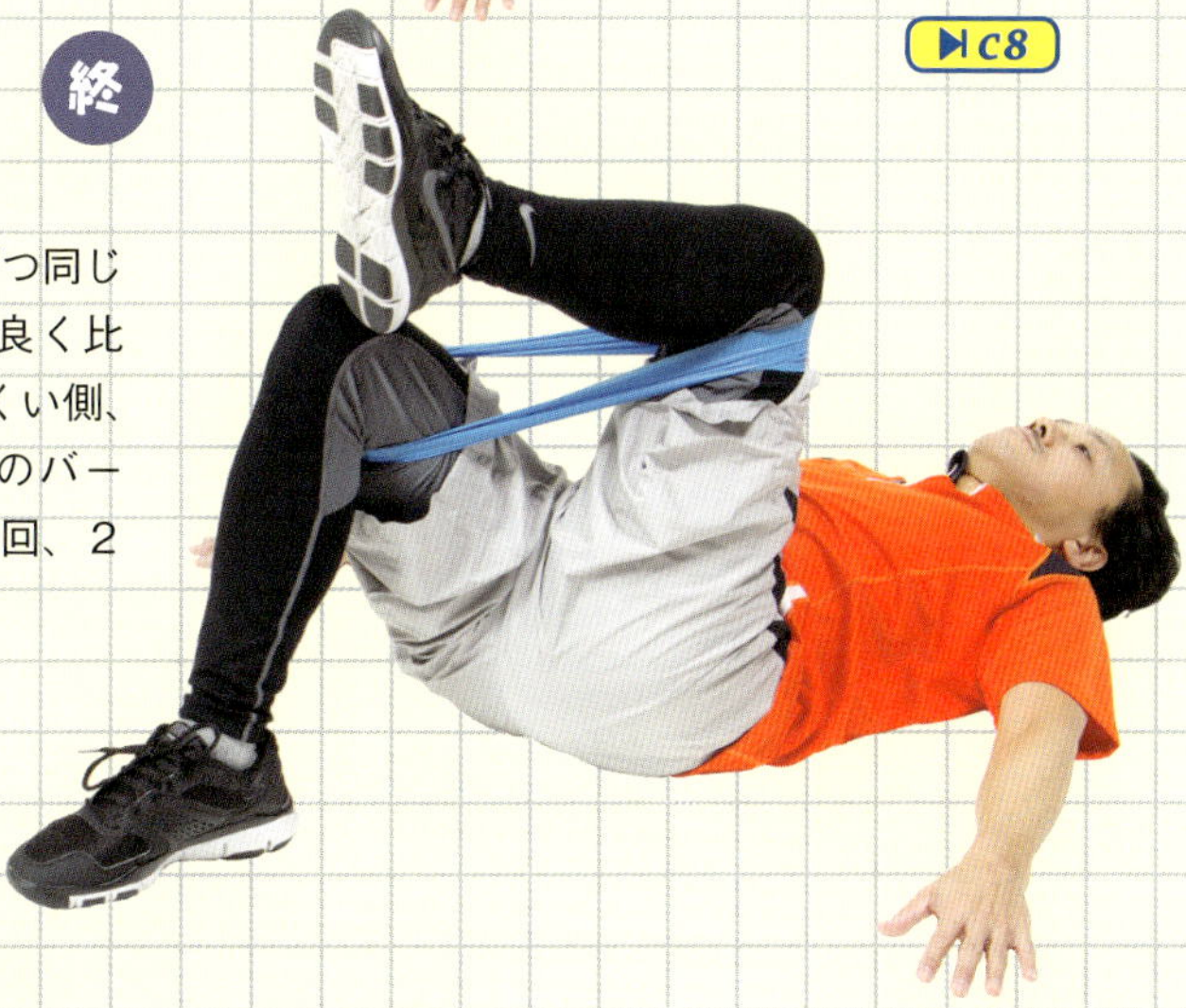

左右それぞれ10回ずつ同じように行い、感じを良く比べましょう。感じにくい側、辛い側があれば、そのバージョンを集中的に10回、2セット行いましょう。

ここに集中！

腸腰筋のストレッチ

▶c8

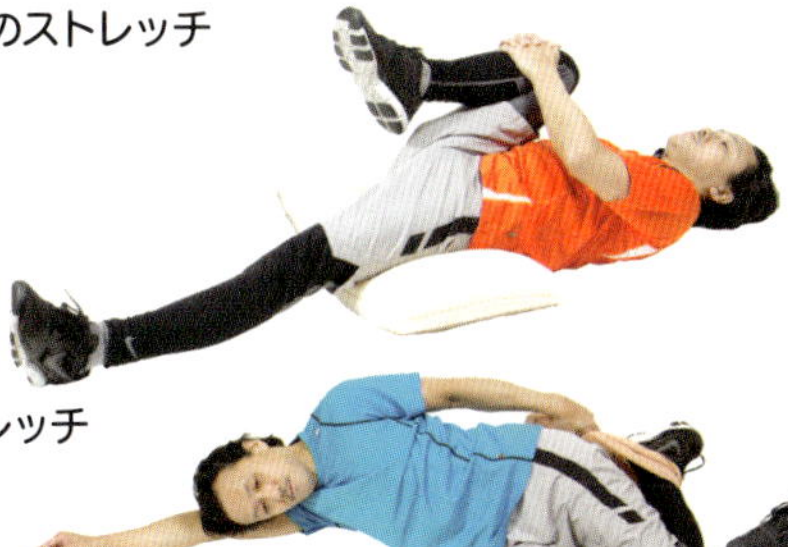

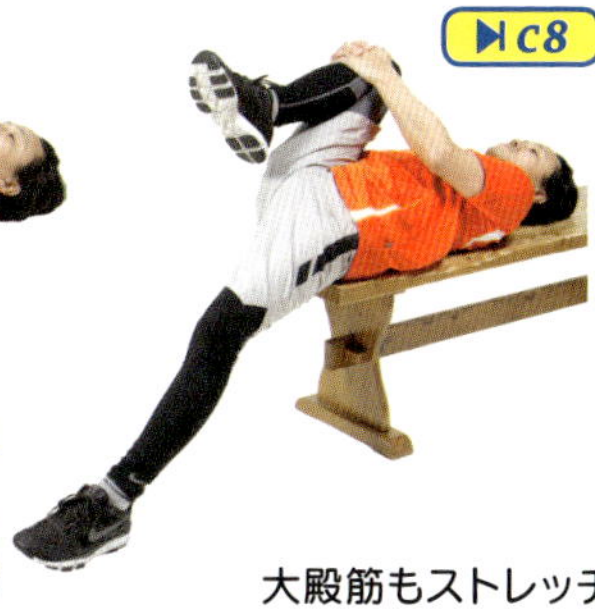

大腿直筋のストレッチ

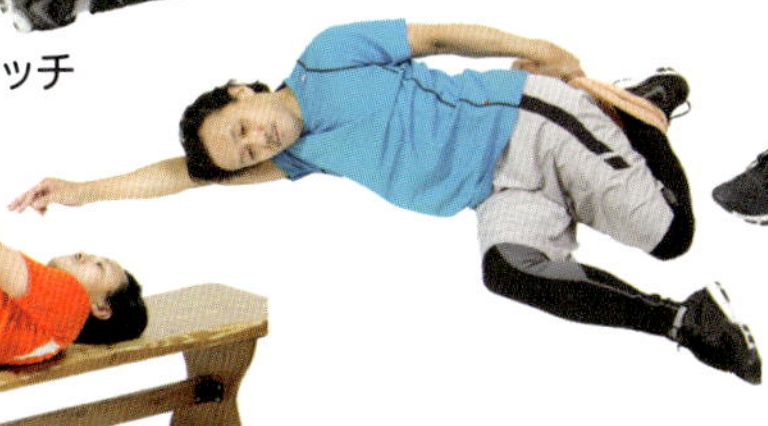

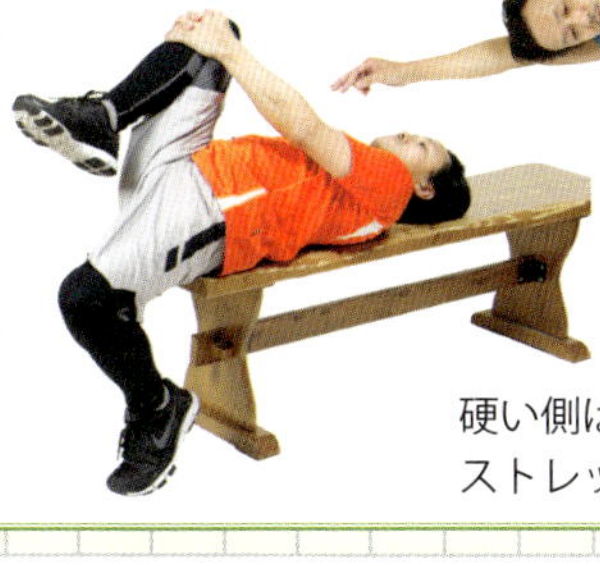

大殿筋もストレッチ

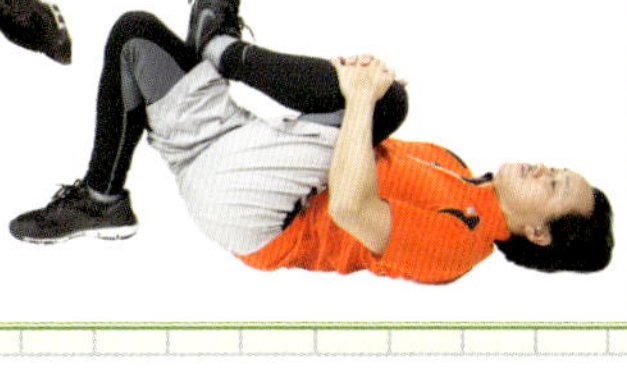

硬い側は、集中的に入念に、ストレッチを行いましょう。

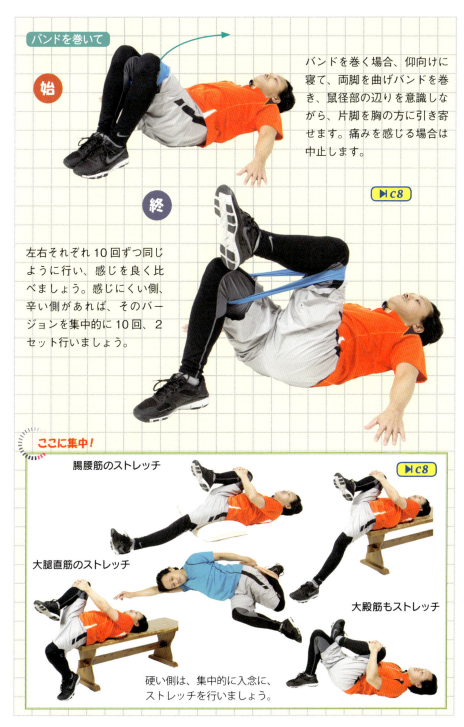

膝関節周囲の強化

大腿四頭筋の強化【膝関節の伸展】

Leg-Extension

太腿《だいたい》の前にあり、膝《ひざ》を伸ばすための筋

反り腰に重要

弱いと硬くなり反り腰と腰痛になりやすいので、丁寧に強化とストレッチに取り組みましょう。

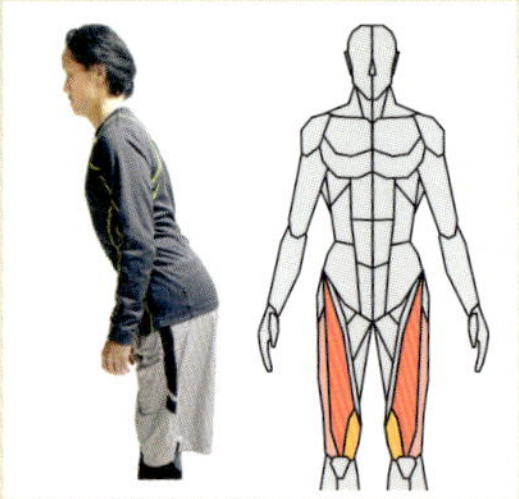

バンドを椅子に巻いて

始

バンドを椅子の脚に巻き付け、椅子に座り、膝を伸ばすようにします。太腿の前側全体を意識するようにします。

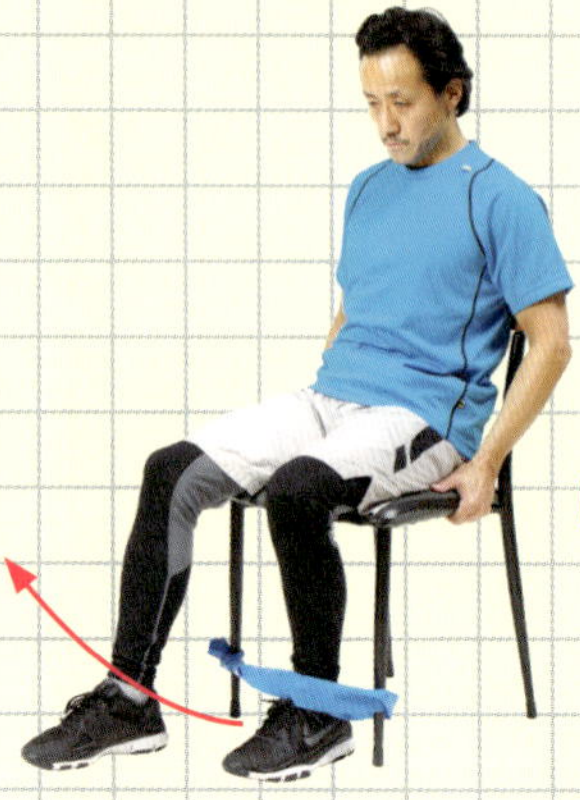

感じにくく弱い側は？	
左	右

c10

終

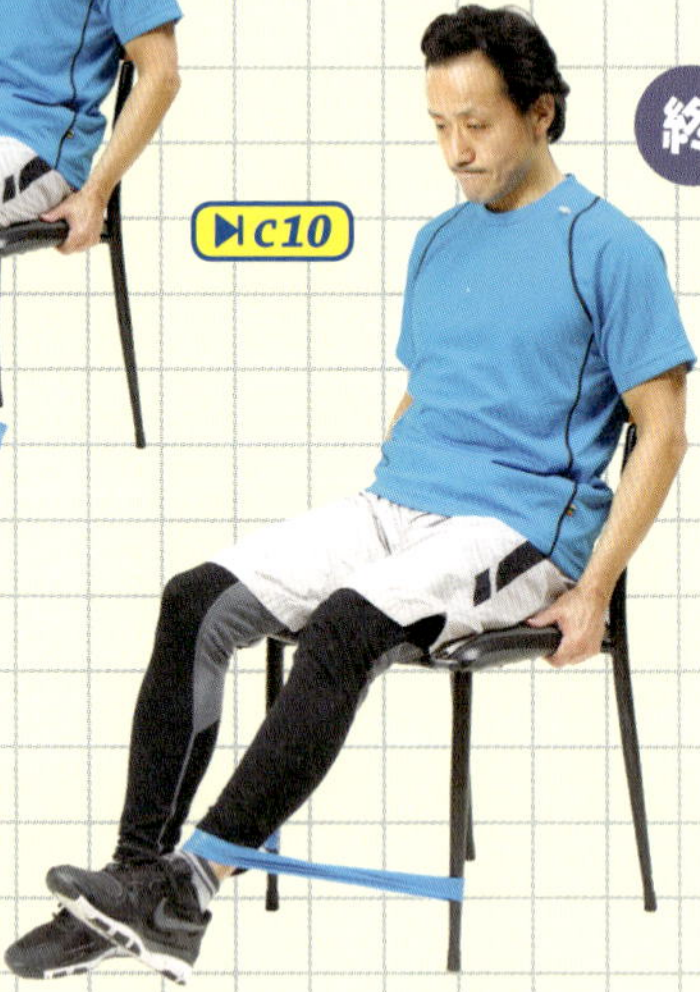

左右それぞれ10回ずつ同じように行い、感じを良く比べましょう。感じにくい側、辛い側があれば、そのバージョンを集中的に10回、2セット行いましょう。

ここに集中！

大腿四頭筋のストレッチ

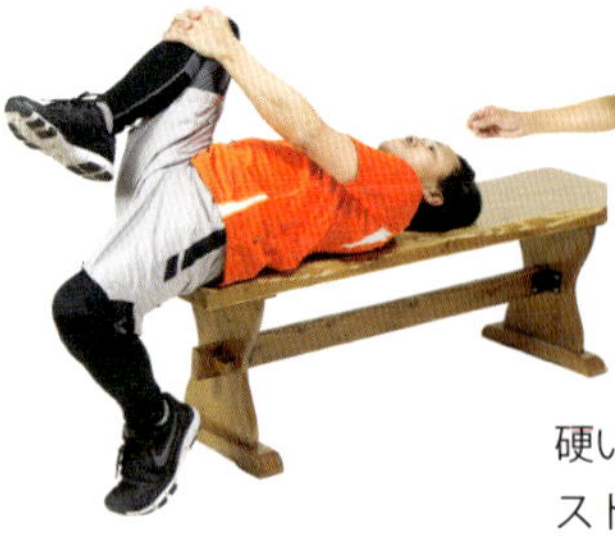

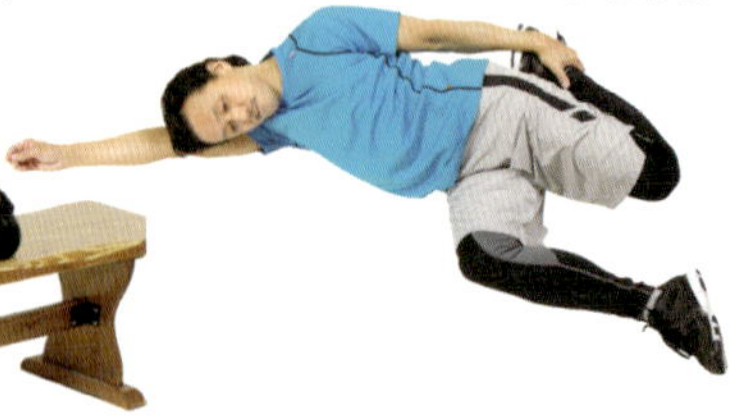

ハムストリングスもストレッチ

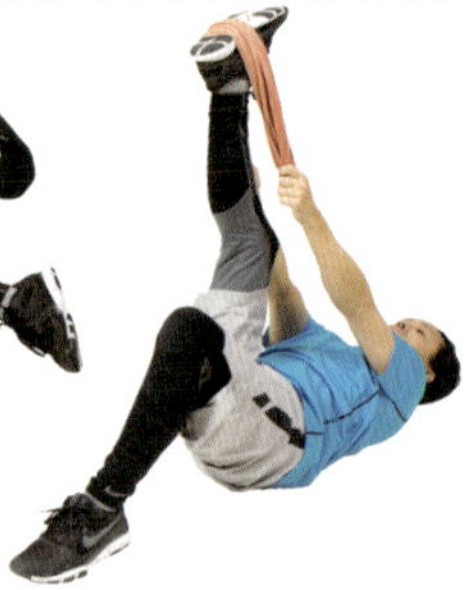

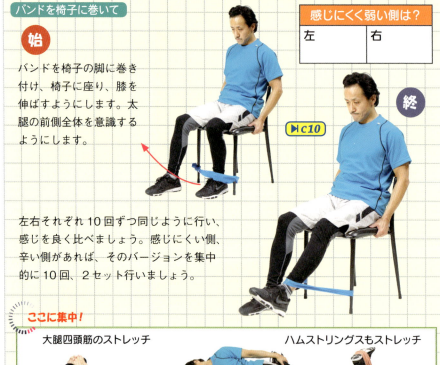

硬い側は、集中的に入念に、ストレッチを行いましょう。

ハムストリングスの強化【膝関節の屈曲】

Leg-Curl

太腿の裏にあり、膝を曲げるための筋

坐骨周囲痛や骨盤傾斜に重要

弱くて硬いと、坐骨《ざこつ》の周りの痛みや違和感の原因となります。特に内外に二本ずつあるので、バランスよく丁寧に強化とストレッチに取り組みましょう。また歩くとき、地面を蹴《け》る重要な働きをします。弱いと大殿筋《だいでんきん》や腓腹筋《ひふくきん》（ふくらはぎ）に負担がかかり、痛みや疲労を感じやすくなります。また片側が弱いと歩き方が乱れ骨盤傾斜の誘因にもなりますので、左右丁寧に行いましょう。

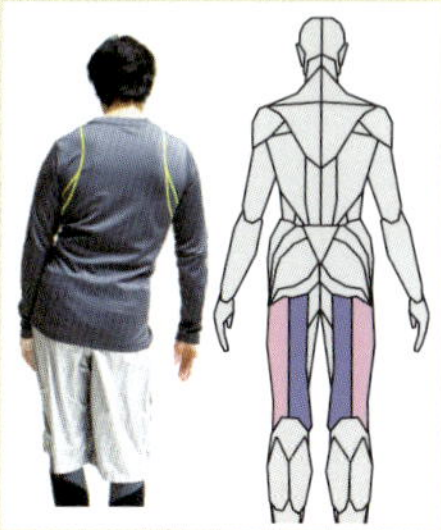

バンドを足首に巻いて

始

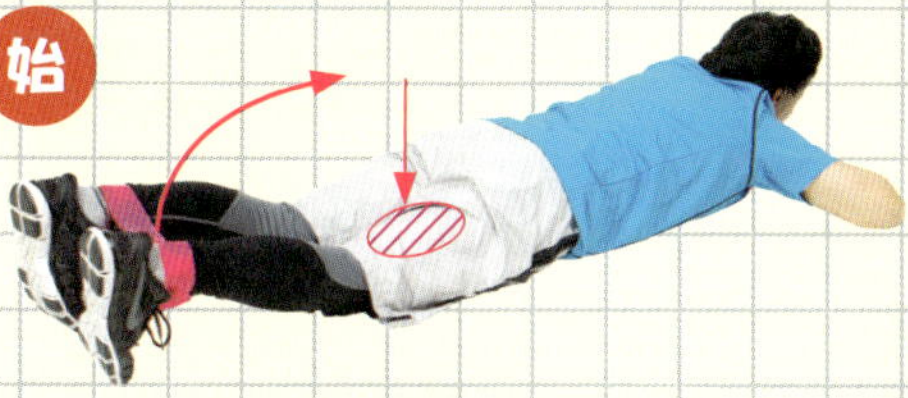

終

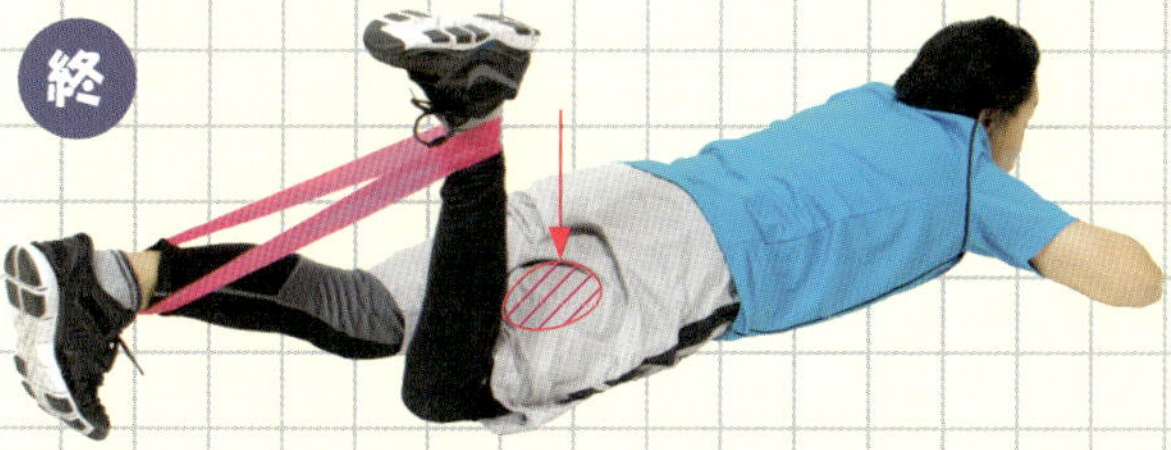

感じにくく弱い側は？			
左外側	左内側	右内側	右外側

c10

バンドを足首に巻いて、うつ伏せで、片脚ずつ膝を曲げ、太腿の裏側を意識します。左右それぞれ10回ずつ同じように行い、感じを良く比べましょう。感じにくい側、辛い側があれば、そのバージョンを集中的に10回、2セット行いましょう。

さらに、つま先を内側に向けると、太腿の裏側の内側の半腱様筋《はんけんようきん》＆半膜様筋《はんまくようきん》、つま先を外側に向けると、外側の大腿二頭筋を強化できます。左右それぞれ10回ずつ行い、感じを良く比べましょう。感じにくい側、辛い側があれば、その側を集中的に行いましょう。

ここに集中！

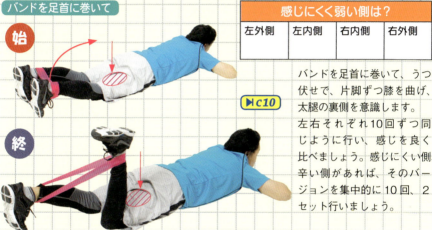

ストレッチ

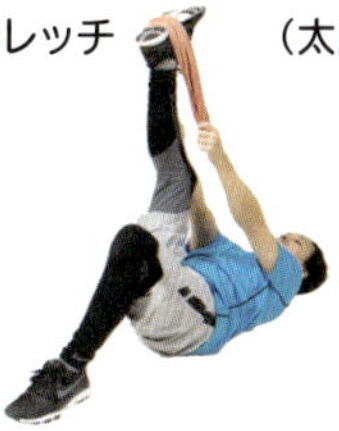

（太腿裏の外側）

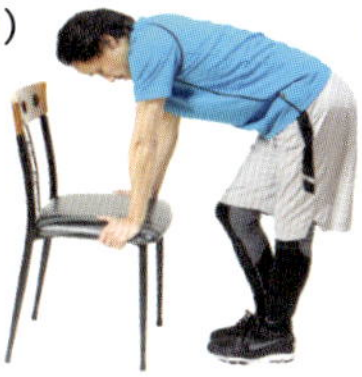

（太腿裏の内側）

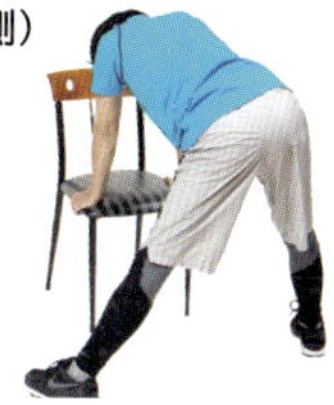

大殿筋もストレッチ

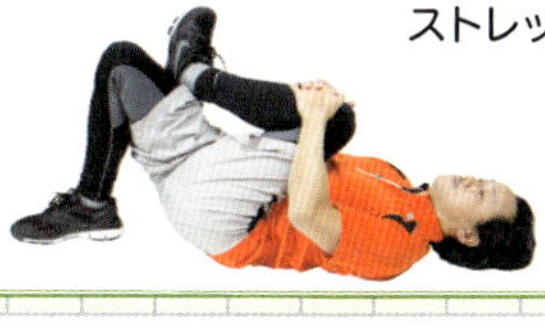

腓腹筋もストレッチ

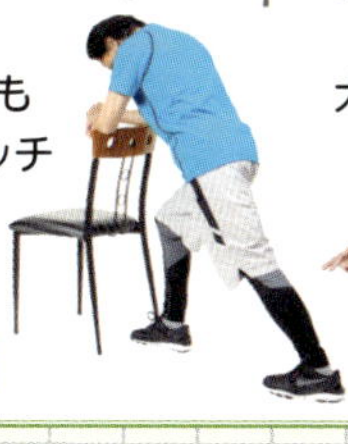

大腿四頭筋もストレッチ

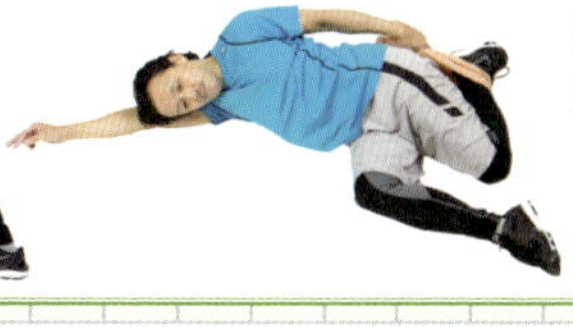

硬い側は、集中的に入念に、ストレッチを行いましょう。

足関節部の強化

下腿三頭筋の強化【足関節部の底屈】

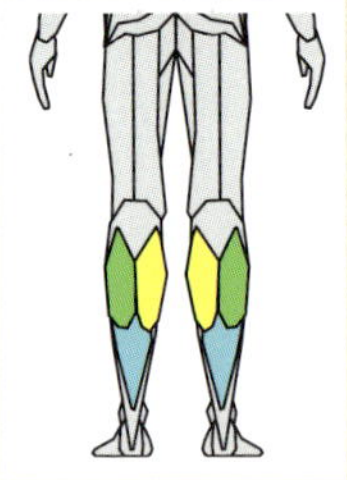

Calf-Raise

ふくらはぎにあり、爪先立ち、踵《かかと》を上げる重要な筋

これらの筋は、歩くとき、地面を蹴《け》る重要な働きをします。弱いとハムストリングス筋に負担がかかり、痛みや疲労を感じやすくなります。また歩き方が乱れ骨盤傾斜の誘因にもなりますので、左右丁寧に行いましょう。

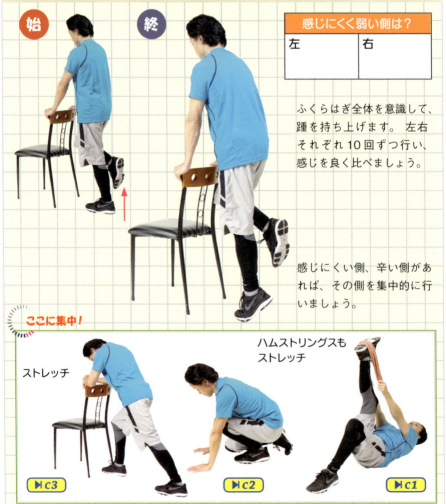

始

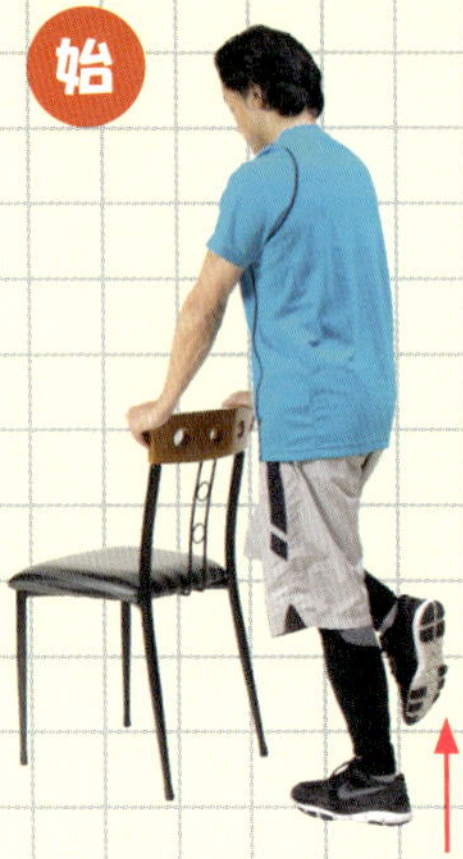

終

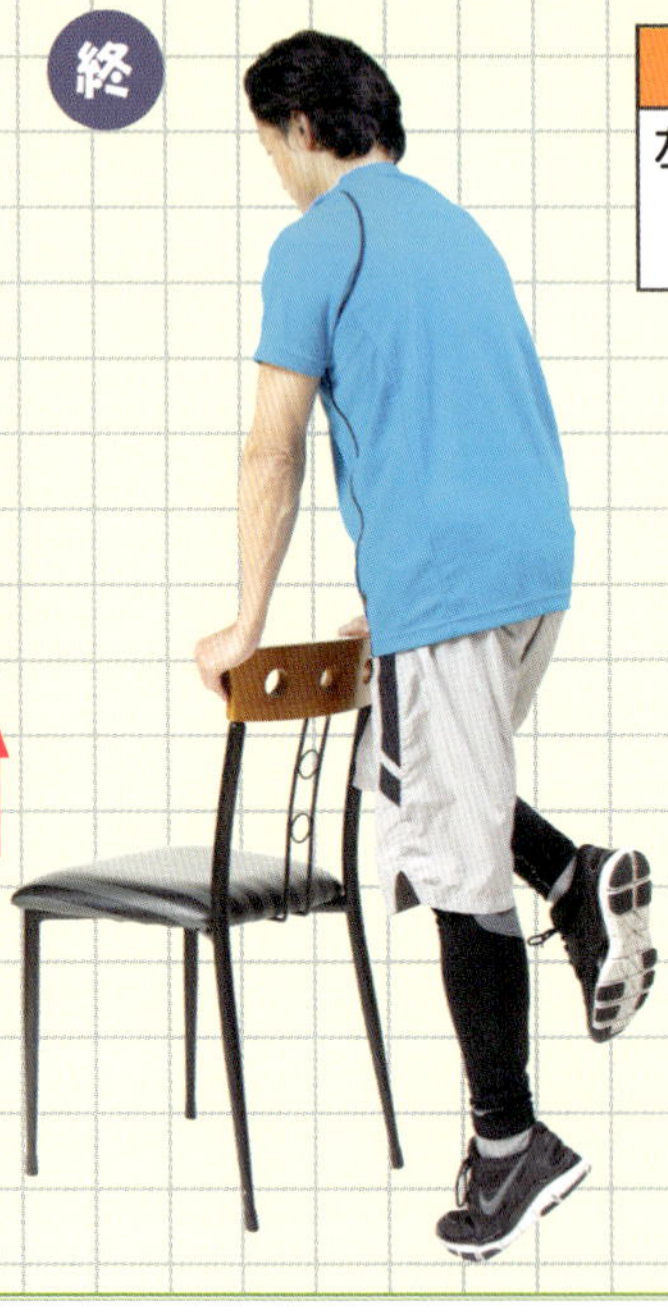

感じにくく弱い側は？	
左	右

ふくらはぎ全体を意識して、踵を持ち上げます。 左右それぞれ10回ずつ行い、感じを良く比べましょう。

感じにくい側、辛い側があれば、その側を集中的に行いましょう。

ここに集中！

ストレッチ

▶c3

▶c2

ハムストリングスもストレッチ

▶c1

ヒラメ筋の強化【足関節部の底屈、膝関節屈曲】

Bent-Knee Calf-Raise

ふくらはぎの深層にあり、爪先立ち、踵を上げる重要な筋

膝《ひざ》が曲がった状態で踵を上げる筋、下腿三頭筋の中でも大きい筋ですので、弱くなるとほかの腓腹筋《ひふくきん》に負担がかかり硬くなります。

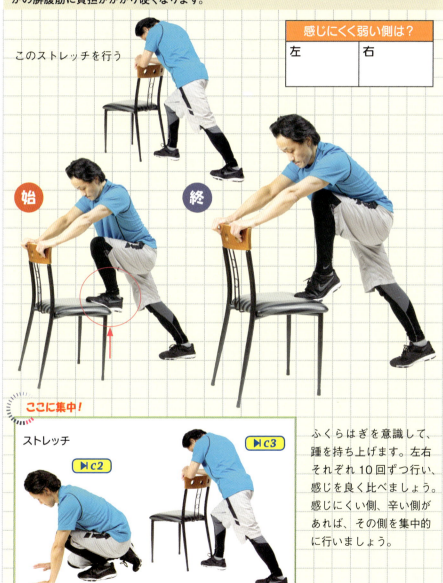

このストレッチを行う

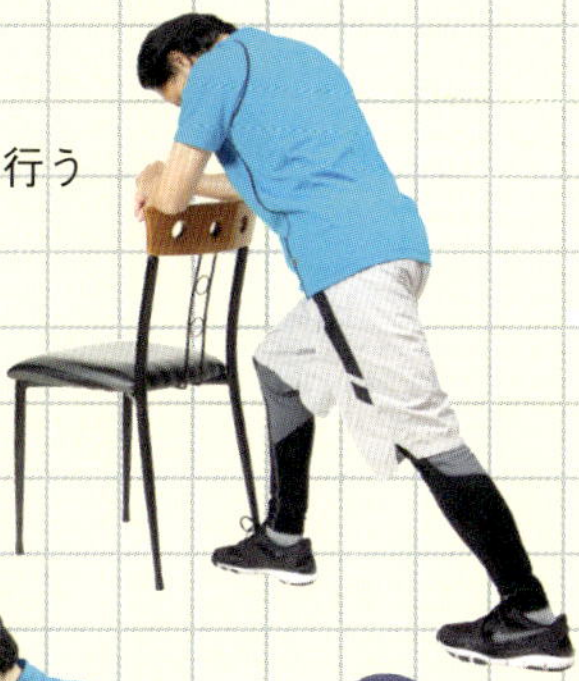

感じにくく弱い側は？	
左	右

始

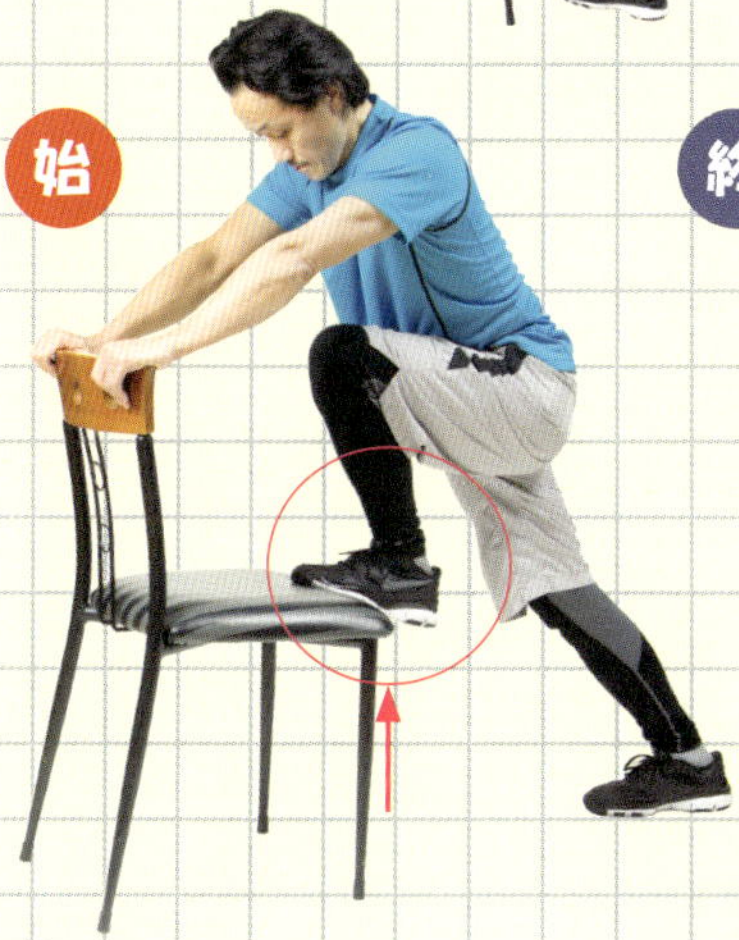

終

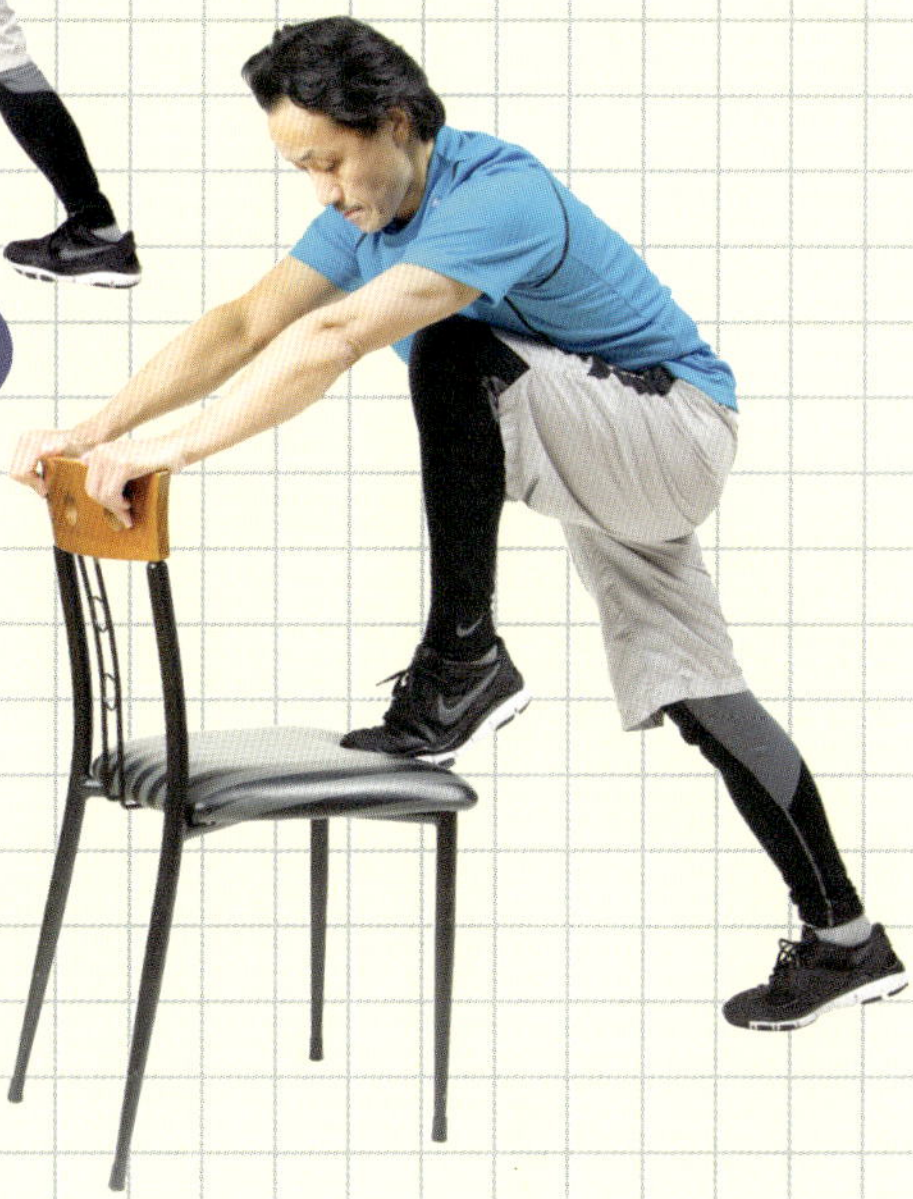

ここに集中！

ストレッチ

c2

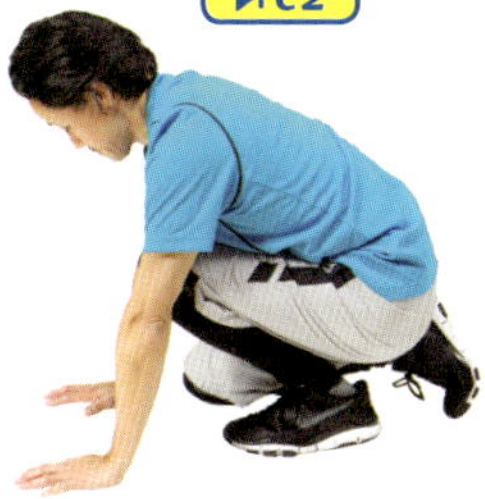

c3

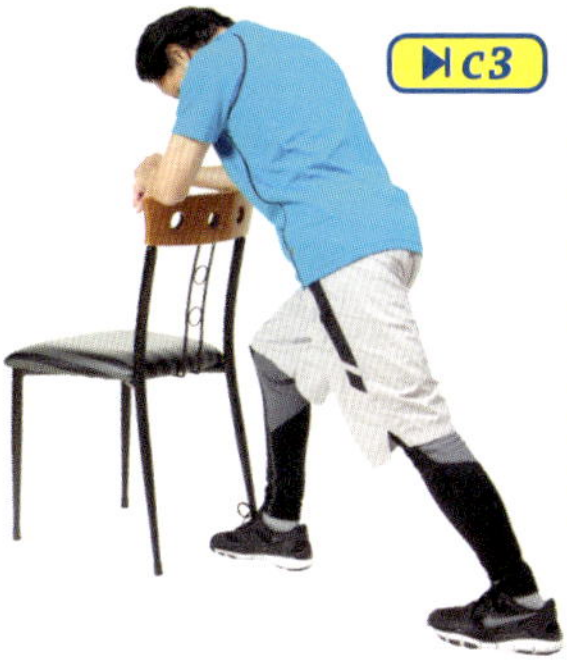

ふくらはぎを意識して、踵を持ち上げます。左右それぞれ10回ずつ行い、感じを良く比べましょう。感じにくい側、辛い側があれば、その側を集中的に行いましょう。

前脛骨筋【足関節部の背屈】

Toe-Raise

つま先上げ

すねの前にあり、歩くとき、着地時の衝撃を和らげる働きがあり、弱くなると大殿筋《だいでんきん》に負担がかかります。

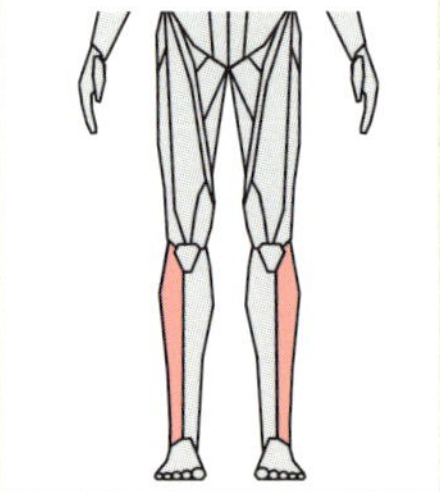

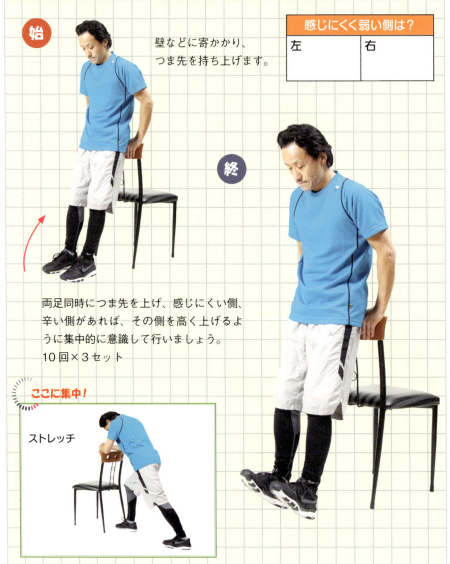

始

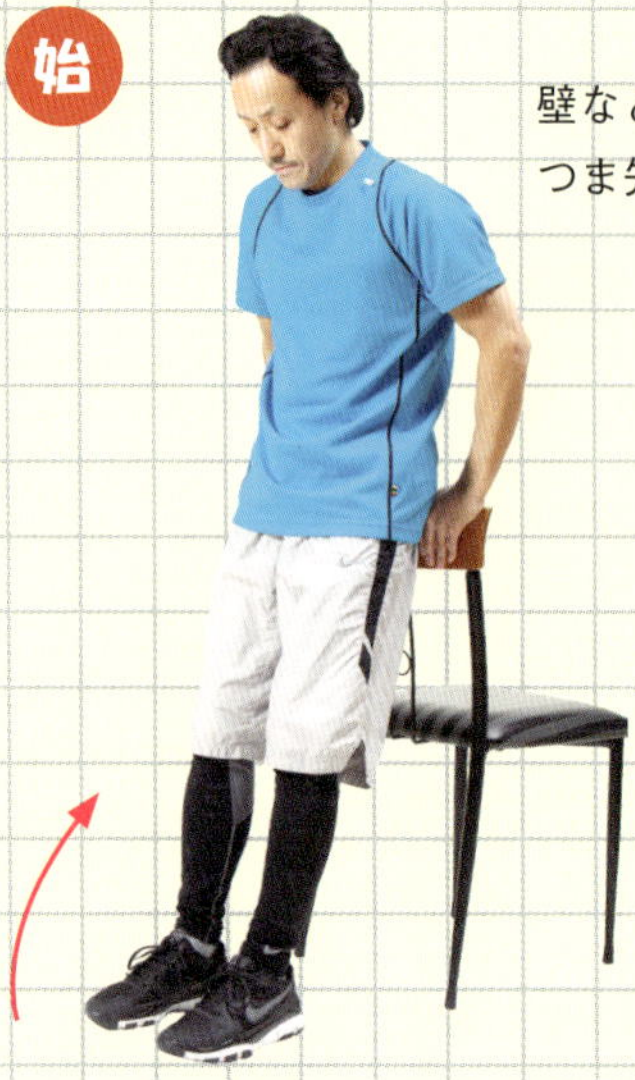

壁などに寄かかり、つま先を持ち上げます。

感じにくく弱い側は？	
左	右

両足同時につま先を上げ、感じにくい側、辛い側があれば、その側を高く上げるように集中的に意識して行いましょう。

10回×3セット

終

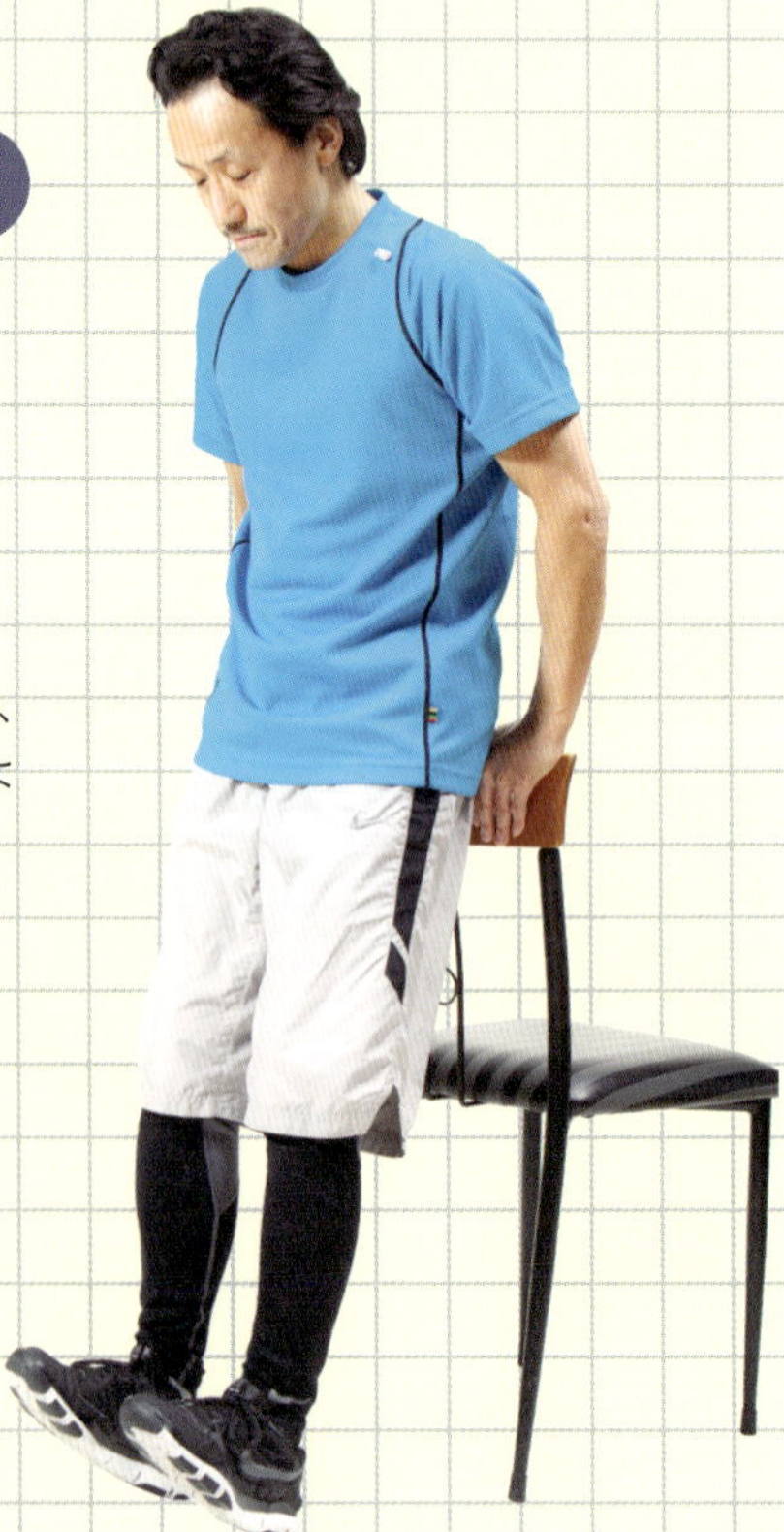

ここに集中！

ストレッチ

後脛骨筋と腓骨筋群の強化【足関節部の内返しと外返し】

すねの内側と外側にあり、踝《くるぶし》の裏側通り、足首の左右のバランスを保つ筋

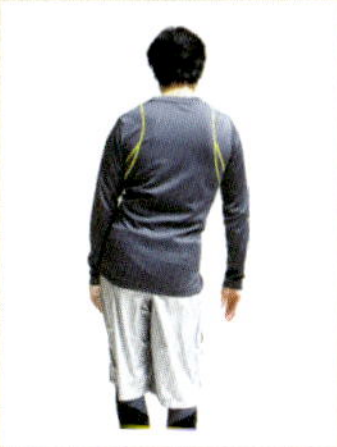

骨盤傾斜に重要

これらの働きが悪く、足首の動きが不安定になると、股関節《こかんせつ》や体幹部《たいかんぶ》に不安定な負担がかかり骨盤傾斜を生じ、腰痛の原因になります。また、脊柱管狭窄症《せきちゅうかんきょうさくしょう》などの神経症状によって筋力低下や痺《しび》れ、疼痛《とうつう》が起きるとさらに悪循環を生じます。丁寧に動かして筋の働きを確認しましょう。

後脛骨筋（内返し）の強化

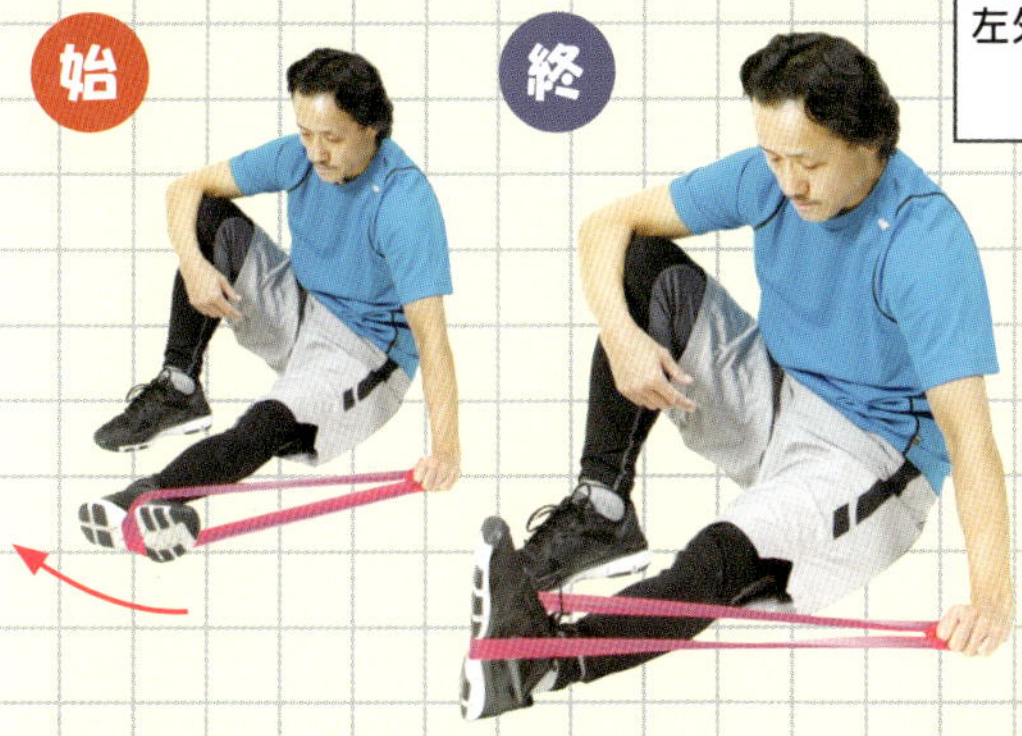

腓骨筋群（外返し）の強化

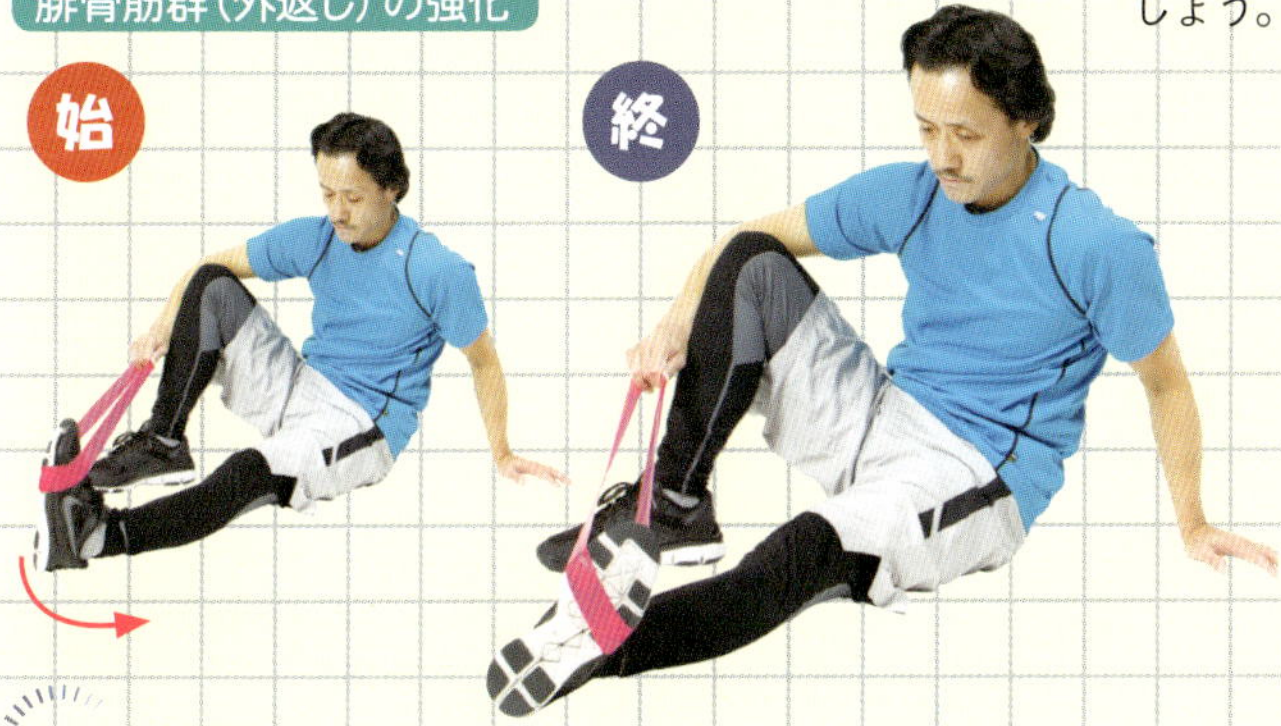

感じにくく弱い側は？			
左外側	左内側	右内側	右外側

まず、負荷をかけずに、足首の下に枕などを引き、つま先を内、外側に動かしてみましょう。 内返しのときには、すねの内側、外返しのときには、すねの外側を意識できるとOKです。このとき、動かしにくい側があったら丁寧に取り組みましょう。

次に、バンドなどをつま先側に巻いて、つま先を外側、内側に返してみましょう。左右それぞれ10回ずつ行い、感じを良く比べましょう。

感じにくい側、辛い側があれば、その側を集中的に行いましょう。

ここに集中！

ストレッチ

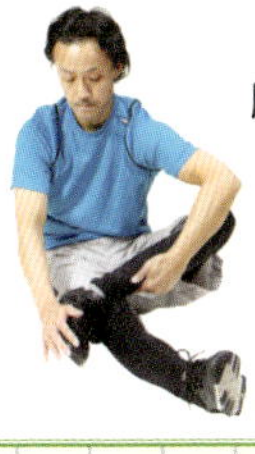

腓腹筋もストレッチ

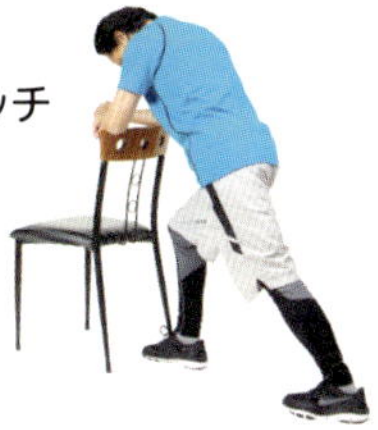

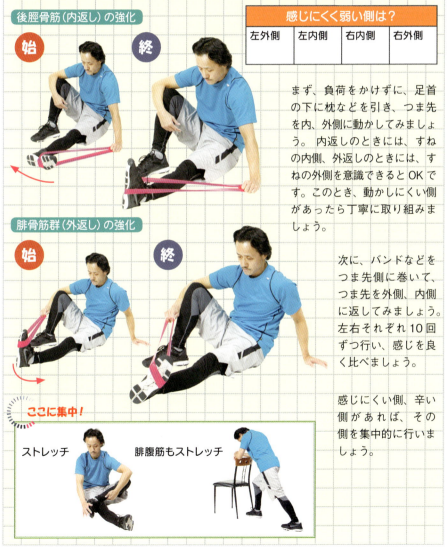

上肢の強化

上肢《じょうし》の働き具合も、腰痛と密接な関連があります。まず、腕が上げにくいと腰に負担がかかり、腰痛が悪化します。

引っ張る働きが弱いと、持ち上げるときに、背筋に負担がかかります。また、胸側が硬くなると肩や腕が前に出てきて猫背となり、背筋に負担がかかります。胸側のストレッチが大切です。

上肢強化のポイント

1. 腰に負担をかけないように、寝て行う
2. 腕が上げづらくならないように、脇の下のストレッチが大切
3. 立って腕を持ち上げる動作は要注意、重いものを持ち上げるのは厳禁

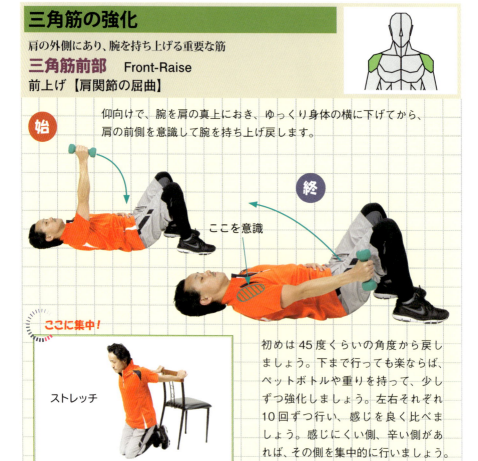

三角筋の強化

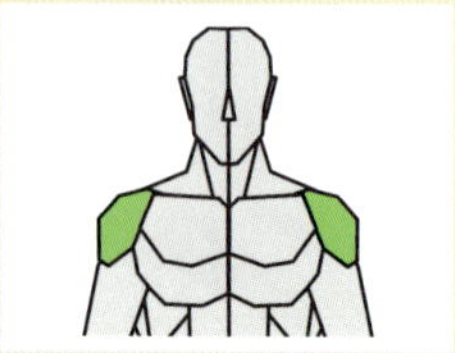

肩の外側にあり、腕を持ち上げる重要な筋

三角筋前部　Front-Raise

前上げ【肩関節の屈曲】

始

仰向けで、腕を肩の真上におき、ゆっくり身体の横に下げてから、肩の前側を意識して腕を持ち上げ戻します。

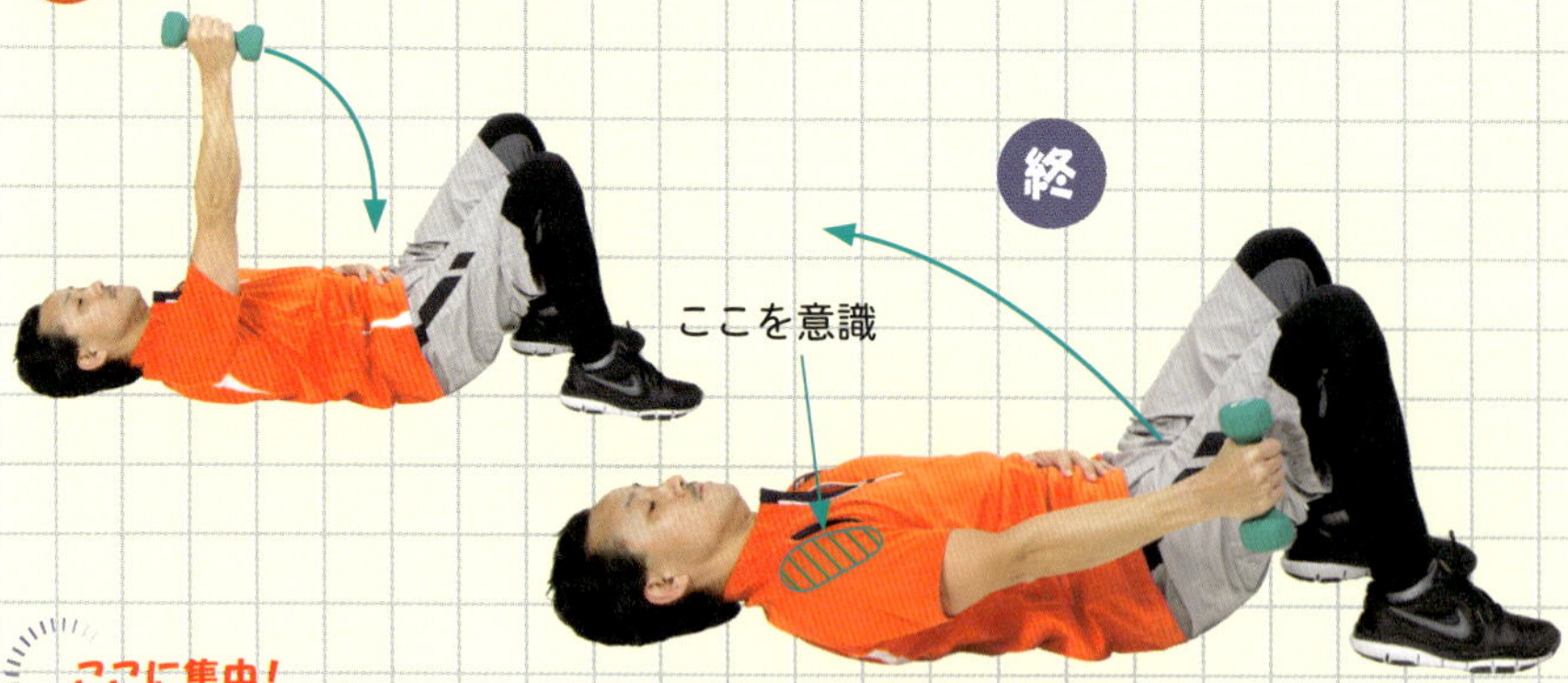

ここに集中！

初めは45度くらいの角度から戻しましょう。下まで行っても楽ならば、ペットボトルや重りを持って、少しずつ強化しましょう。左右それぞれ10回ずつ行い、感じを良く比べましょう。感じにくい側、辛い側があれば、その側を集中的に行いましょう。

三角筋中央部　Side-Raise
横上げ【肩関節の外転】

感じにくく弱い側は？	
左	右

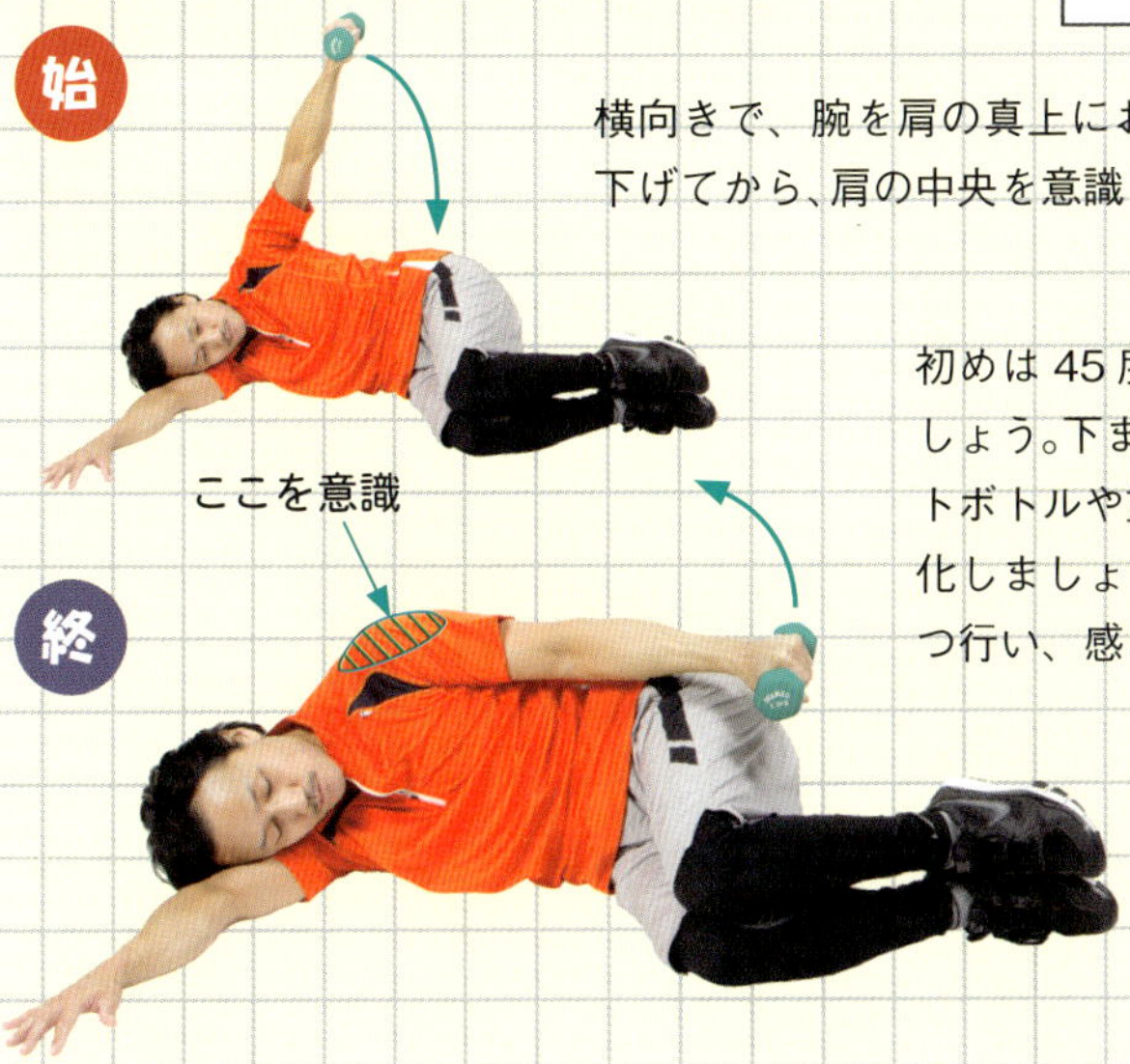

横向きで、腕を肩の真上におき、ゆっくり身体の横に下げてから、肩の中央を意識して腕を持ち上げ戻します。

初めは45度くらいの角度から戻しましょう。下まで行っても楽ならば、ペットボトルや重りを持って、少しずつ強化しましょう。左右それぞれ10回ずつ行い、感じを良く比べましょう。

感じにくい側、辛い側があれば、その側を集中的に行いましょう。

三角筋後部　Rear-Raise
後ろ上げ【肩関節の水平外転】

感じにくく弱い側は？	
左	右

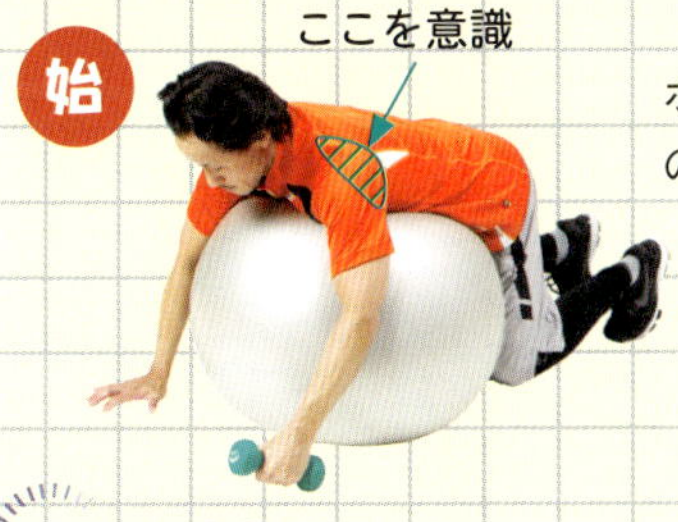

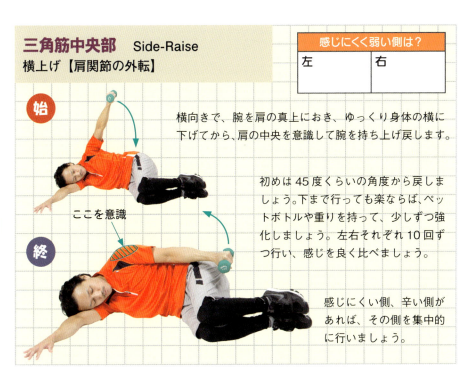

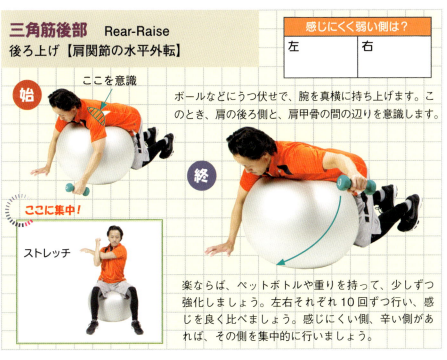

ボールなどにうつ伏せで、腕を真横に持ち上げます。このとき、肩の後ろ側と、肩甲骨の間の辺りを意識します。

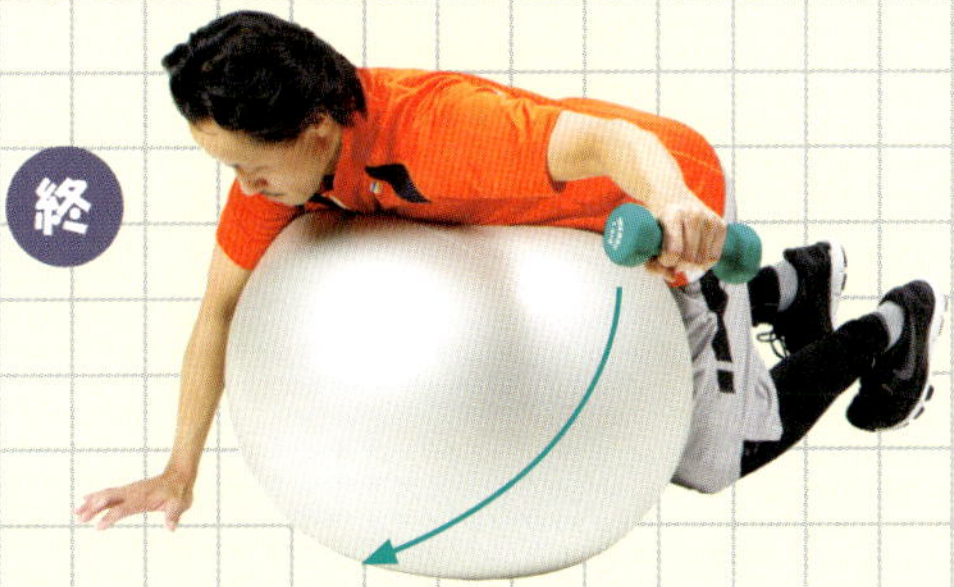

ここに集中！

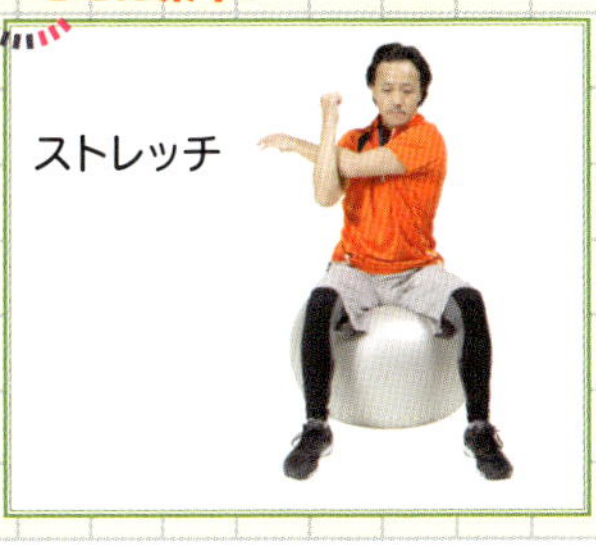

楽ならば、ペットボトルや重りを持って、少しずつ強化しましょう。左右それぞれ10回ずつ行い、感じを良く比べましょう。感じにくい側、辛い側があれば、その側を集中的に行いましょう。

大胸筋の強化【肩関節の水平内転】

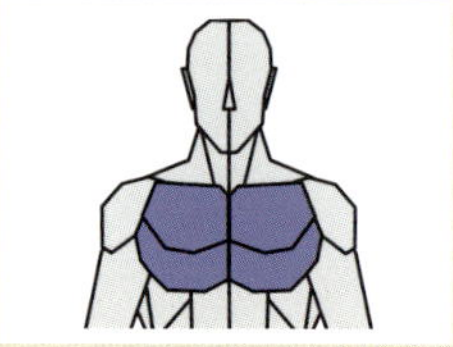

Fly

胸にあり、押したり、起きるとき身体を支えるために重要な筋ですが、硬くなりやすいのでストレッチも重要です。

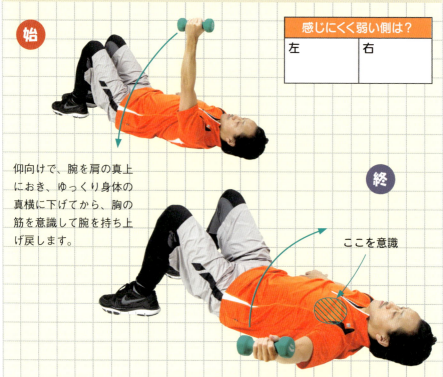

感じにくく弱い側は？	
左	右

始

仰向けで、腕を肩の真上におき、ゆっくり身体の真横に下げてから、胸の筋を意識して腕を持ち上げ戻します。

終

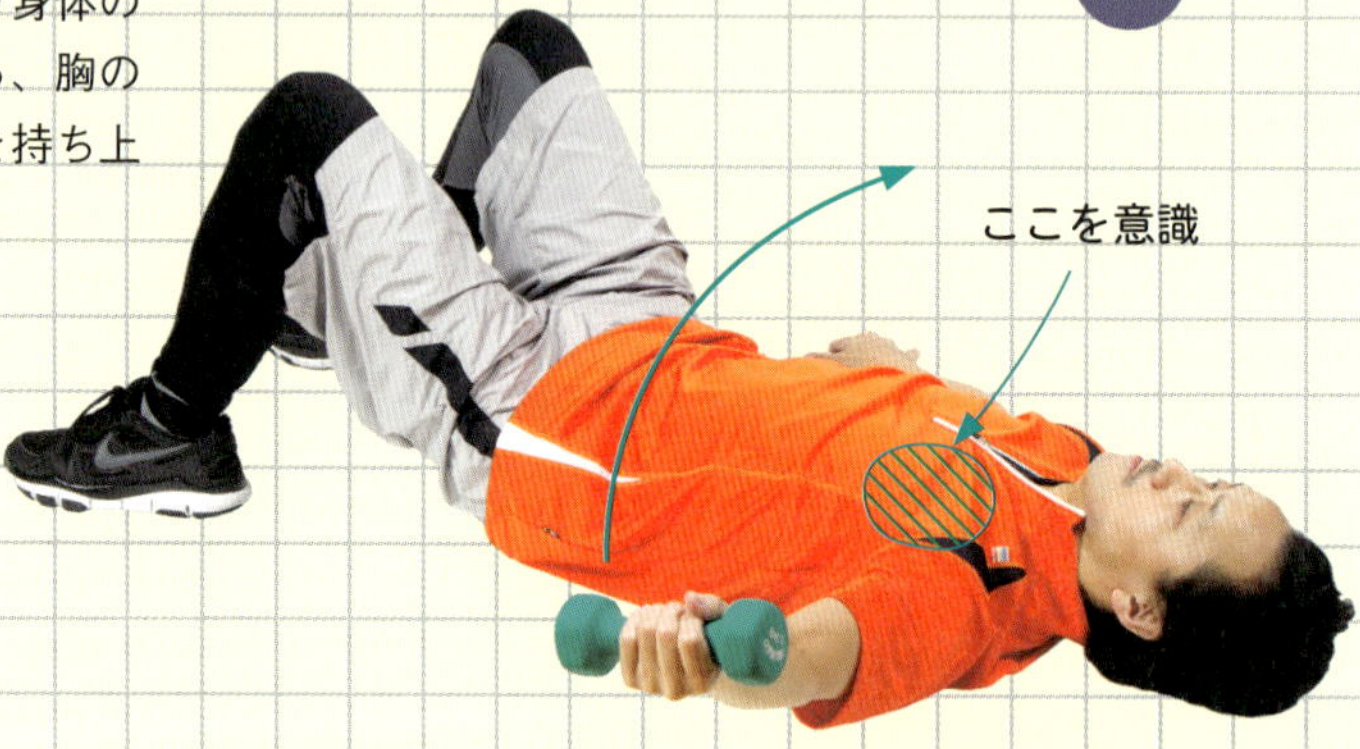

初めは45度くらいの角度から戻しましょう。下まで行っても楽ならば、ペットボトルや重りを持って、少しずつ強化しましょう。左右それぞれ10回ずつ行い、感じを良く比べましょう。感じにくい側、辛い側があれば、その側を集中的に行いましょう。

ここに集中！

C3

ストレッチ

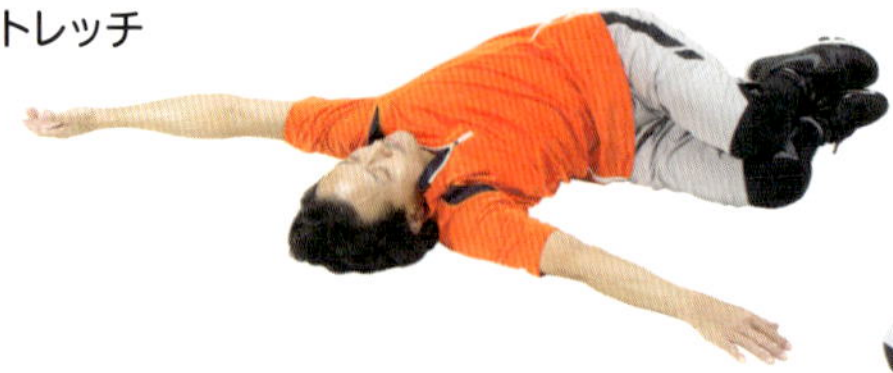

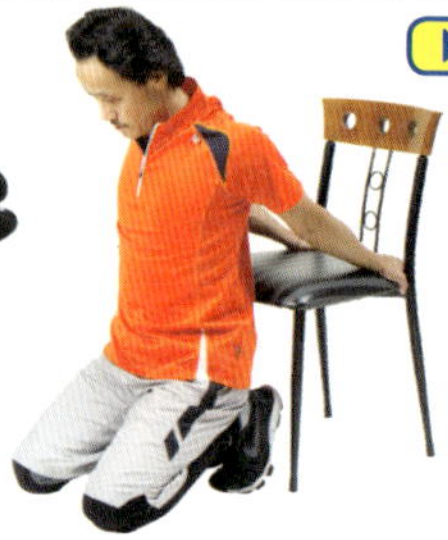

広背筋の強化【肩関節の内転】

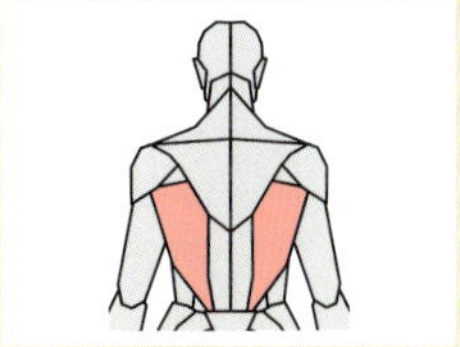

Pull-Down

脇の下から腰の辺りにある長く広い筋で、持ち上げたり、引く動作に重要、弱いと背筋に負担がかかります。

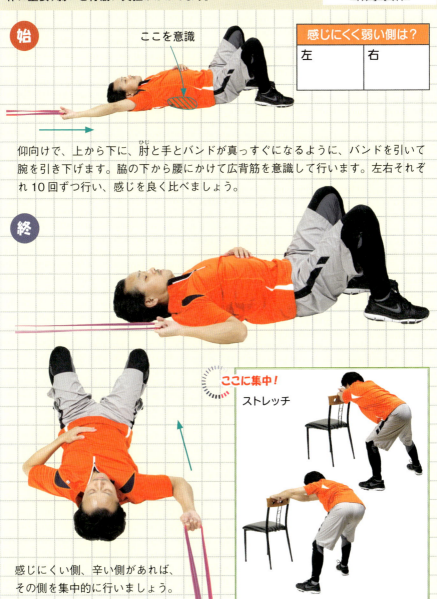

始

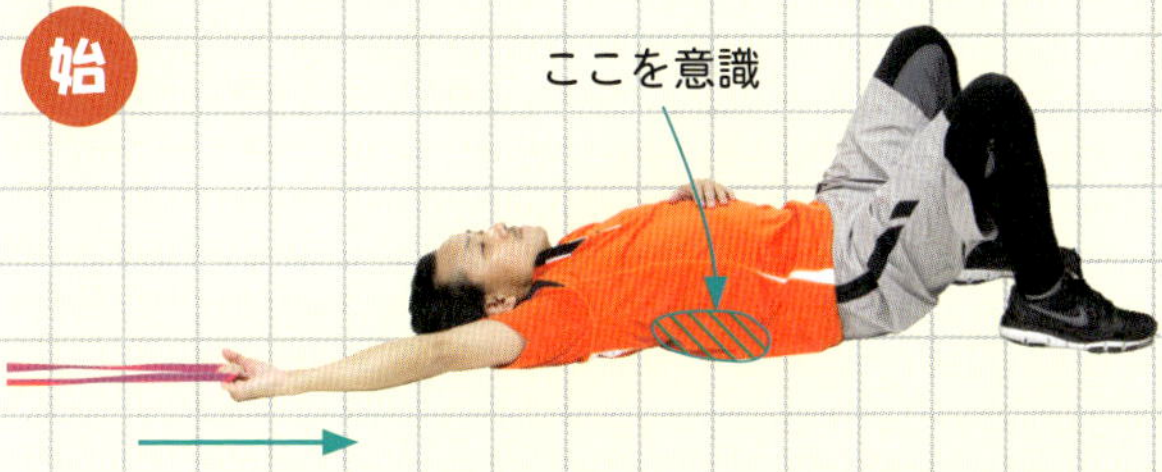

感じにくく弱い側は？	
左	右

仰向けで、上から下に、肘《ひじ》と手とバンドが真っすぐになるように、バンドを引いて腕を引き下げます。脇の下から腰にかけて広背筋を意識して行います。左右それぞれ10回ずつ行い、感じを良く比べましょう。

終

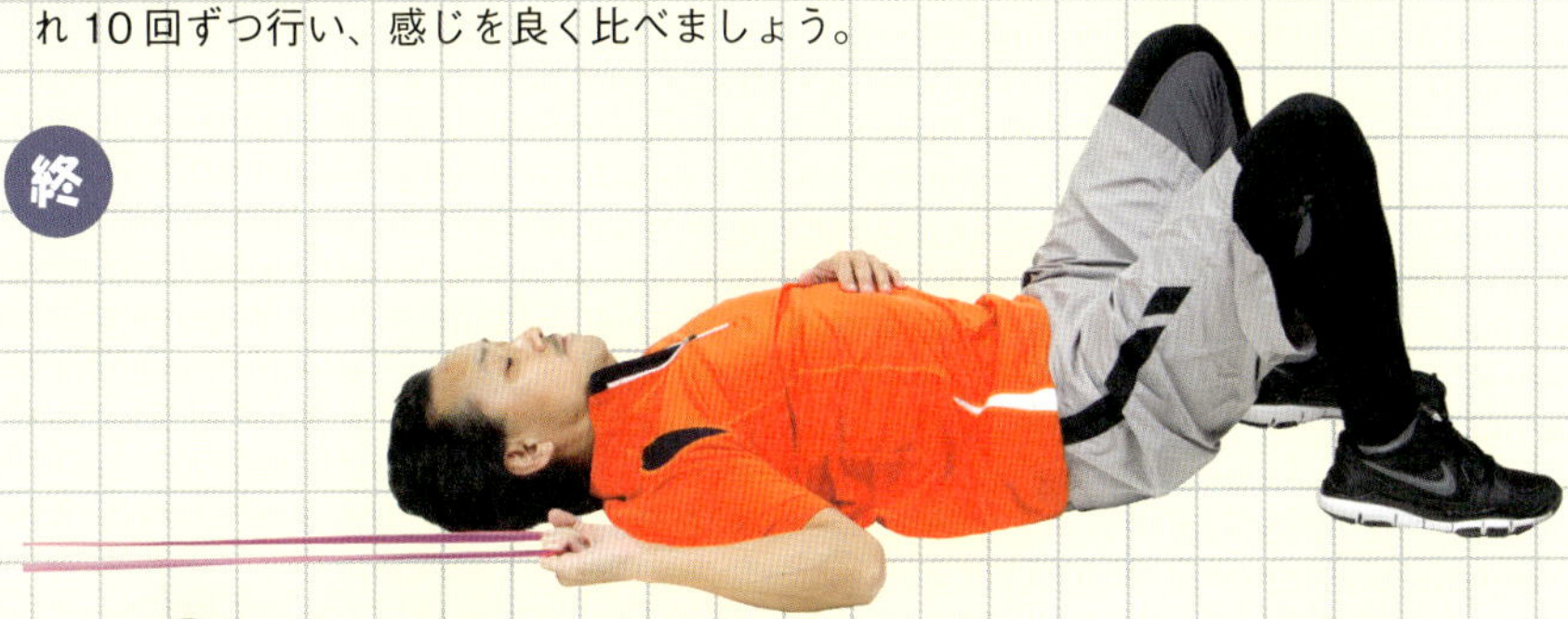

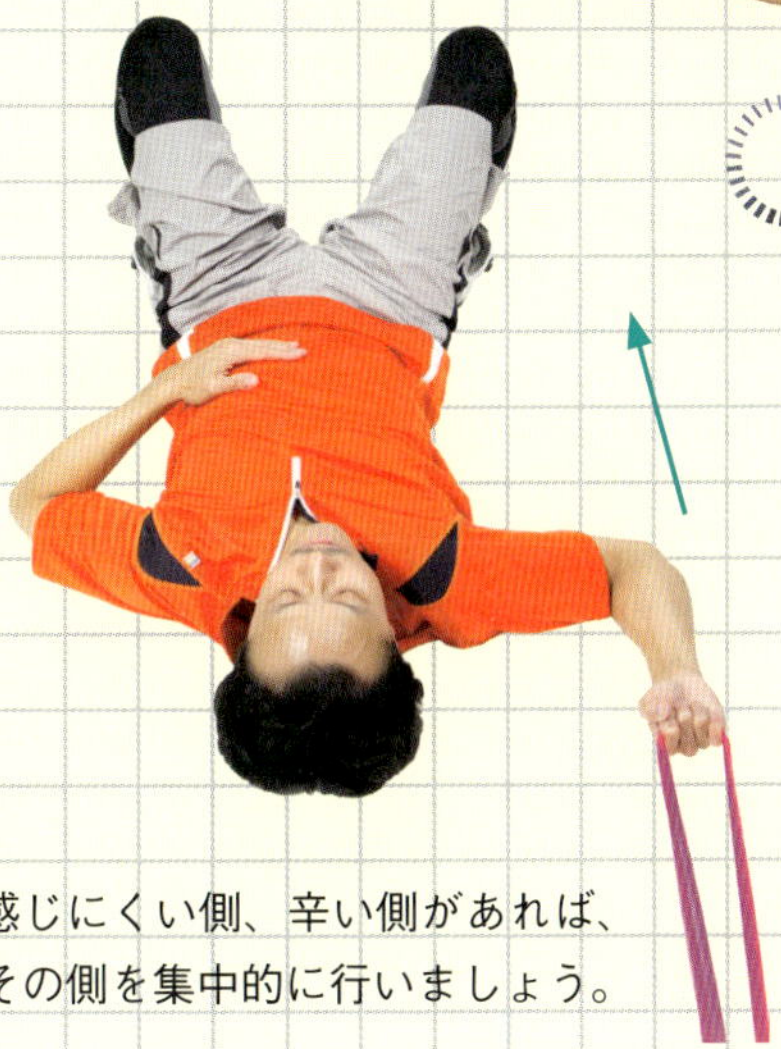

感じにくい側、辛い側があれば、その側を集中的に行いましょう。

ここに集中！

ストレッチ

肩関節内外旋の強化【肩関節の回旋】

Shoulder-Rotation

脇の下にあり、肩を捻《ひね》る筋で、弱くて硬くなると腕が上がりにくくなり、肩痛や腰痛の原因となります。

内　旋

感じにくく弱い側は？	
左	右

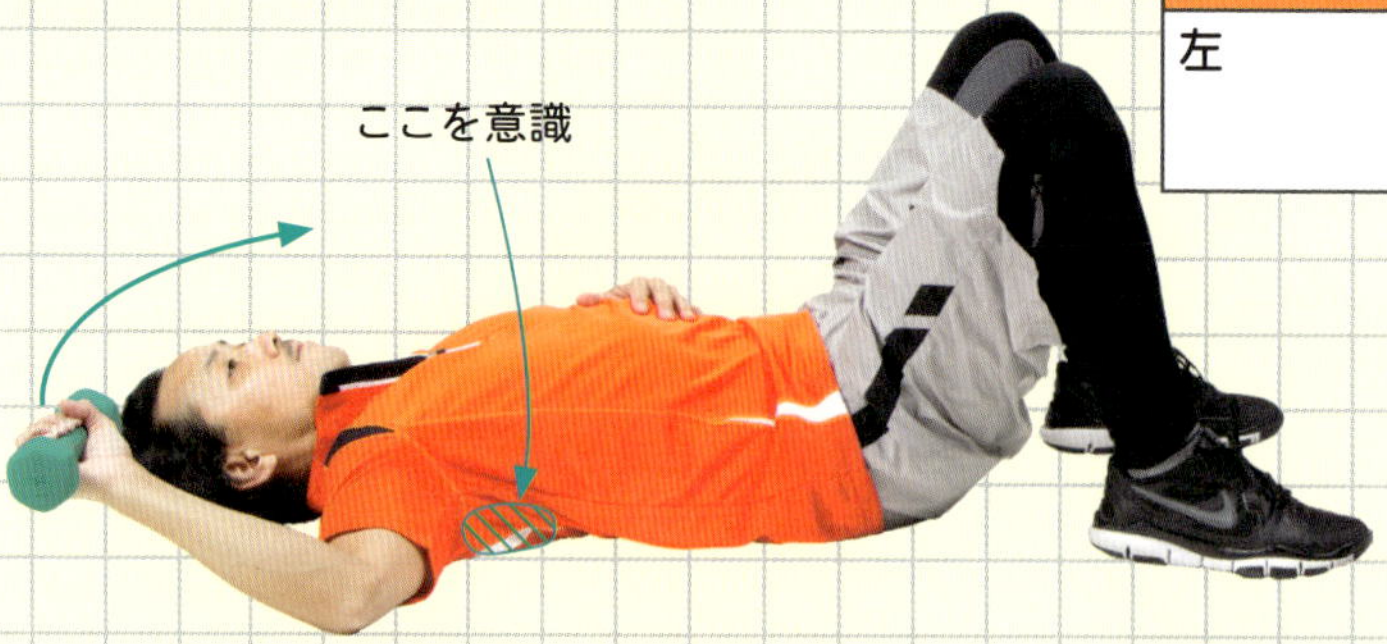

仰向けで、肘《ひじ》を体側におき、肘を直角に曲げ、上に倒して戻すと内旋《ないせん》、下に倒して戻すと外旋《がいせん》の強化となります。脇の下を意識して行い、終わったら必ずストレッチを入念に行いましょう。左右それぞれ10回ずつ行い、感じを良く比べましょう。

外　旋

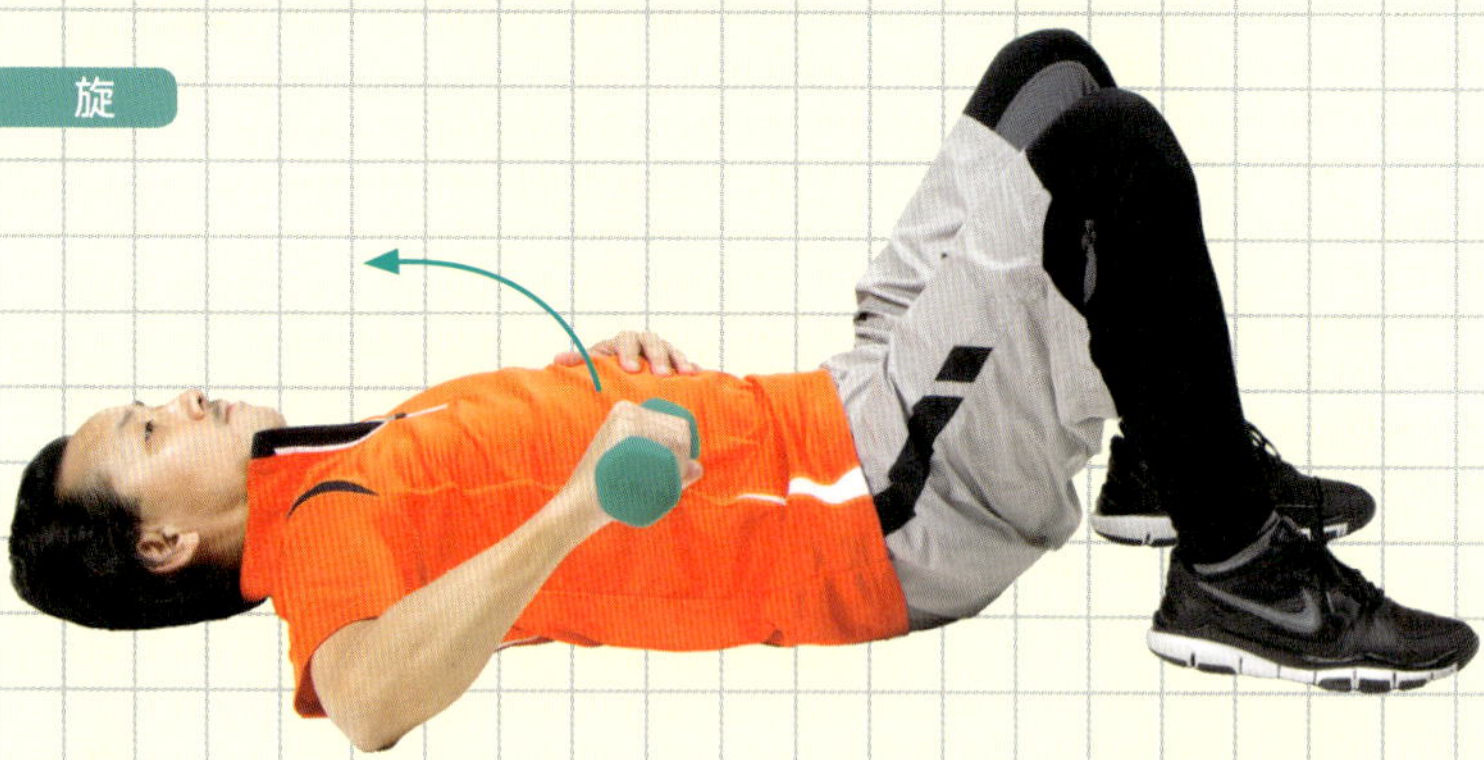

ここに集中！

ストレッチ

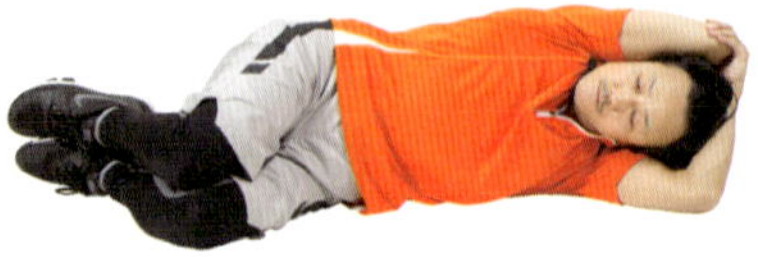

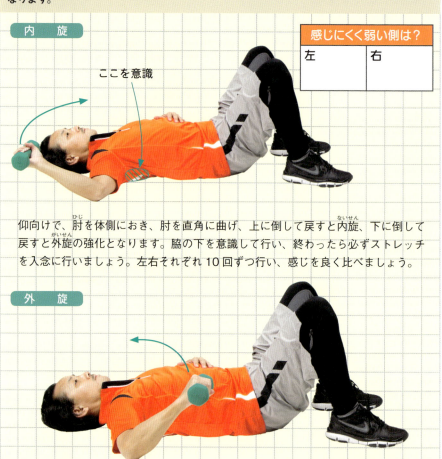

感じにくい側、辛い側があれば、その側を集中的に行いましょう。

3 全身的ユニット連動の強化

全身ユニット連動エクササイズは、日常生活動作の質を改善するために、大きく５種類あります。いずれも、歩く、昇り降り、などの基本となる動作で、いくつかの筋が連動します。

1 対角腹筋＆腸腰筋連動エクササイズ

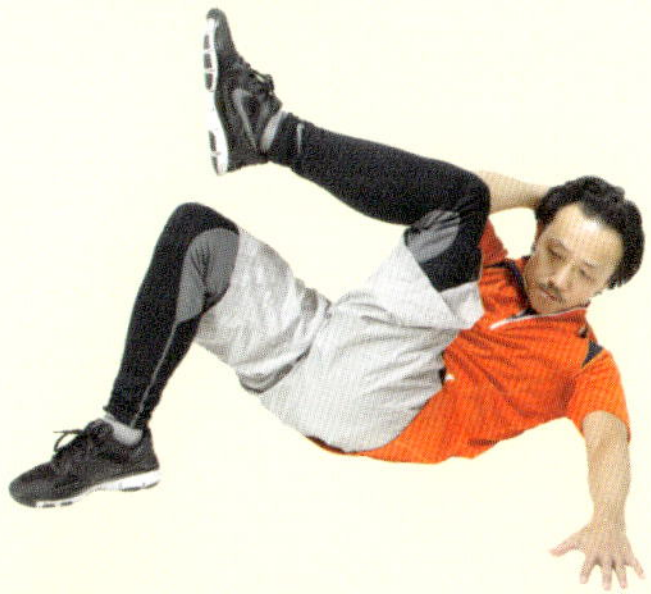

2 背筋＆大殿筋連動エクササイズ

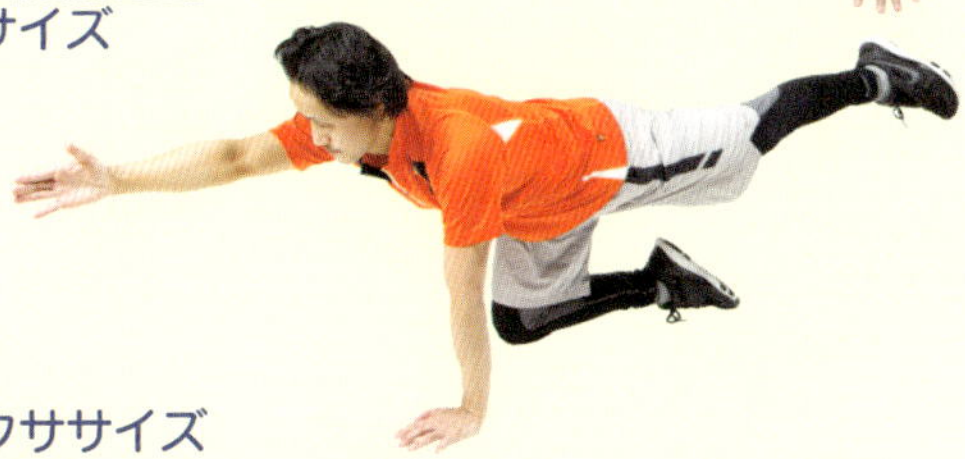

3 屈伸エクササイズ

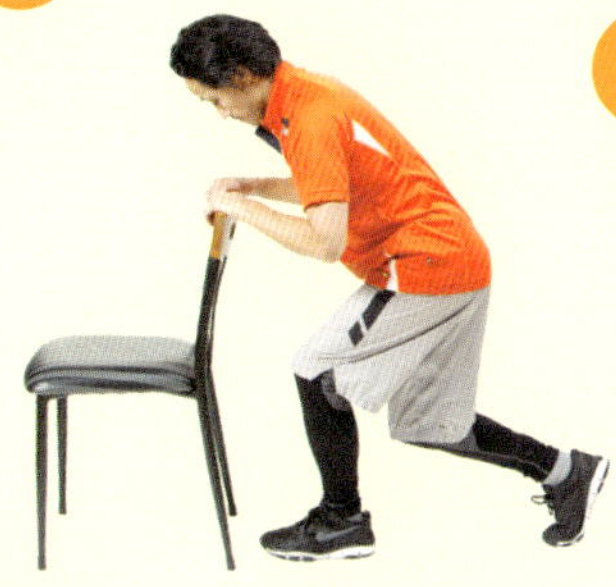

4 骨盤傾斜エクササイズ

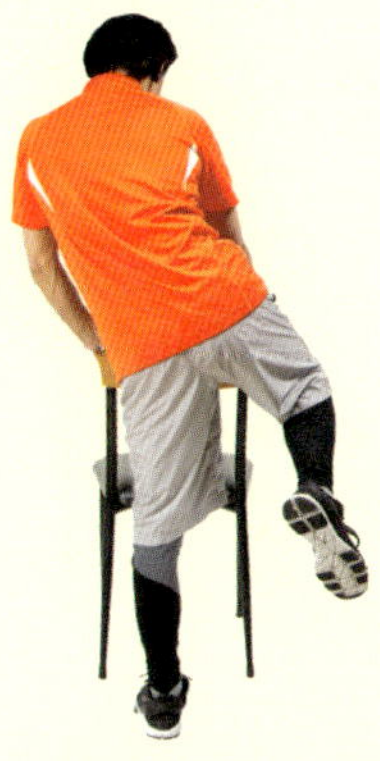

5 脚引き上げエクササイズ

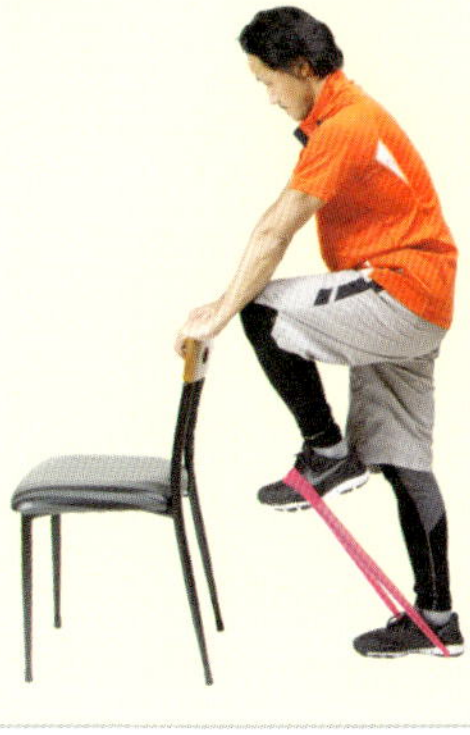

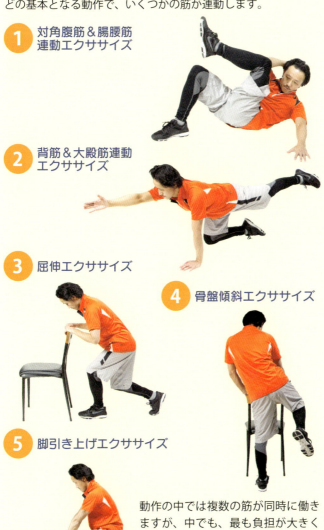

動作の中では複数の筋が同時に働きますが、中でも、最も負担が大きく良く働くべき筋（主働筋）が意識できるかが重要です。しっかり確認してください。次に、いっしょに連動すべき筋も意識できるか確認し、この２つを同時に意識できるかが次の大切なポイントになります。

PART 2 腰痛エクササイズの順序

1. 対角腹筋＆腸腰筋連動エクササイズ
【脊柱の屈曲と回旋、股関節の屈曲】

Diagonal-Abdominal

脚を引き上げる動作に重要な、腸腰筋と腹筋群の働きを作るためのエクササイズです。

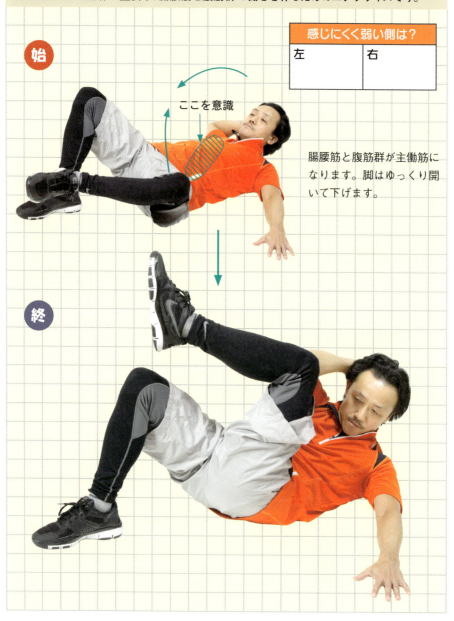

感じにくく弱い側は？	
左	右

始

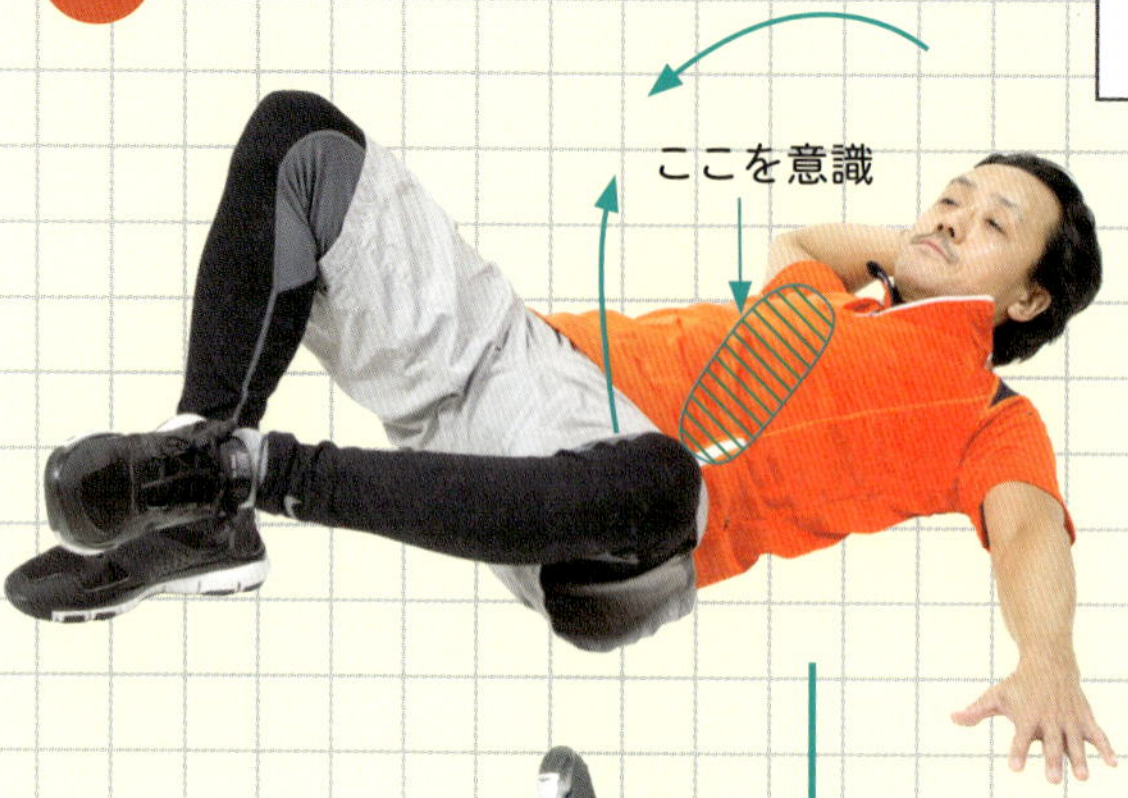

腸腰筋と腹筋群が主働筋になります。脚はゆっくり開いて下げます。

終

始

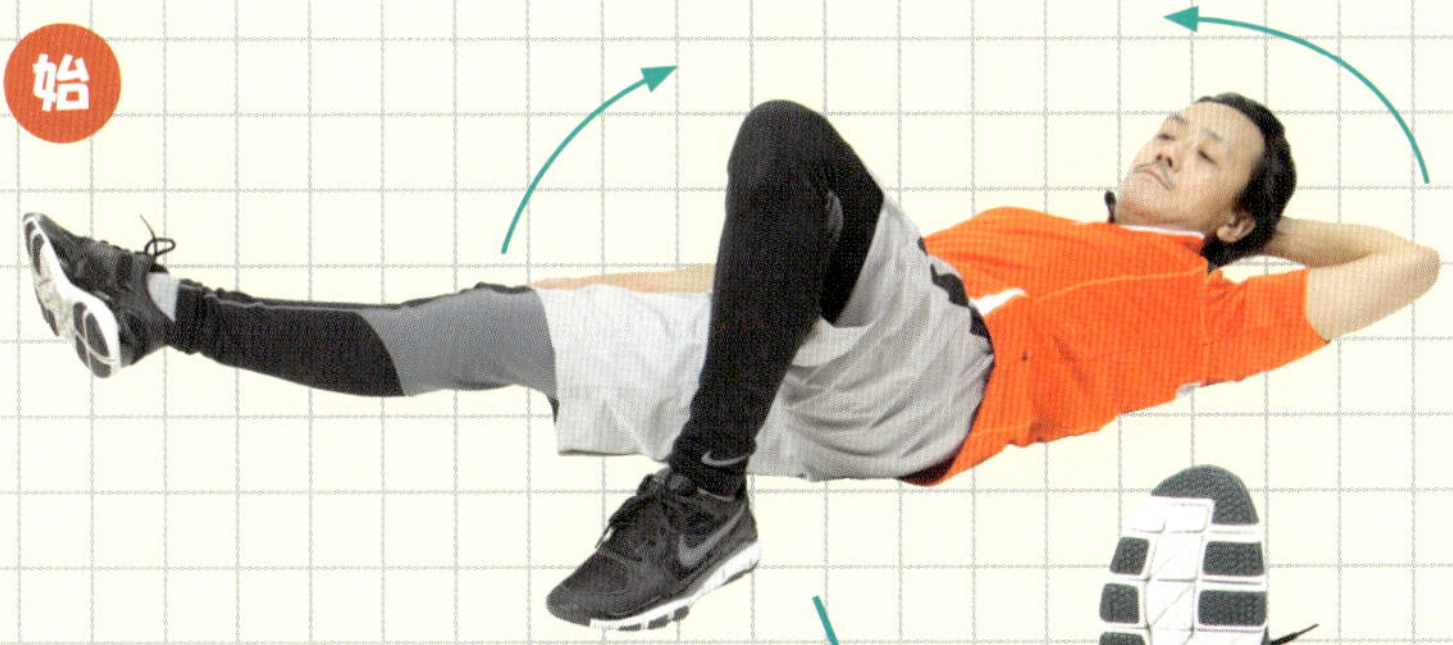

終

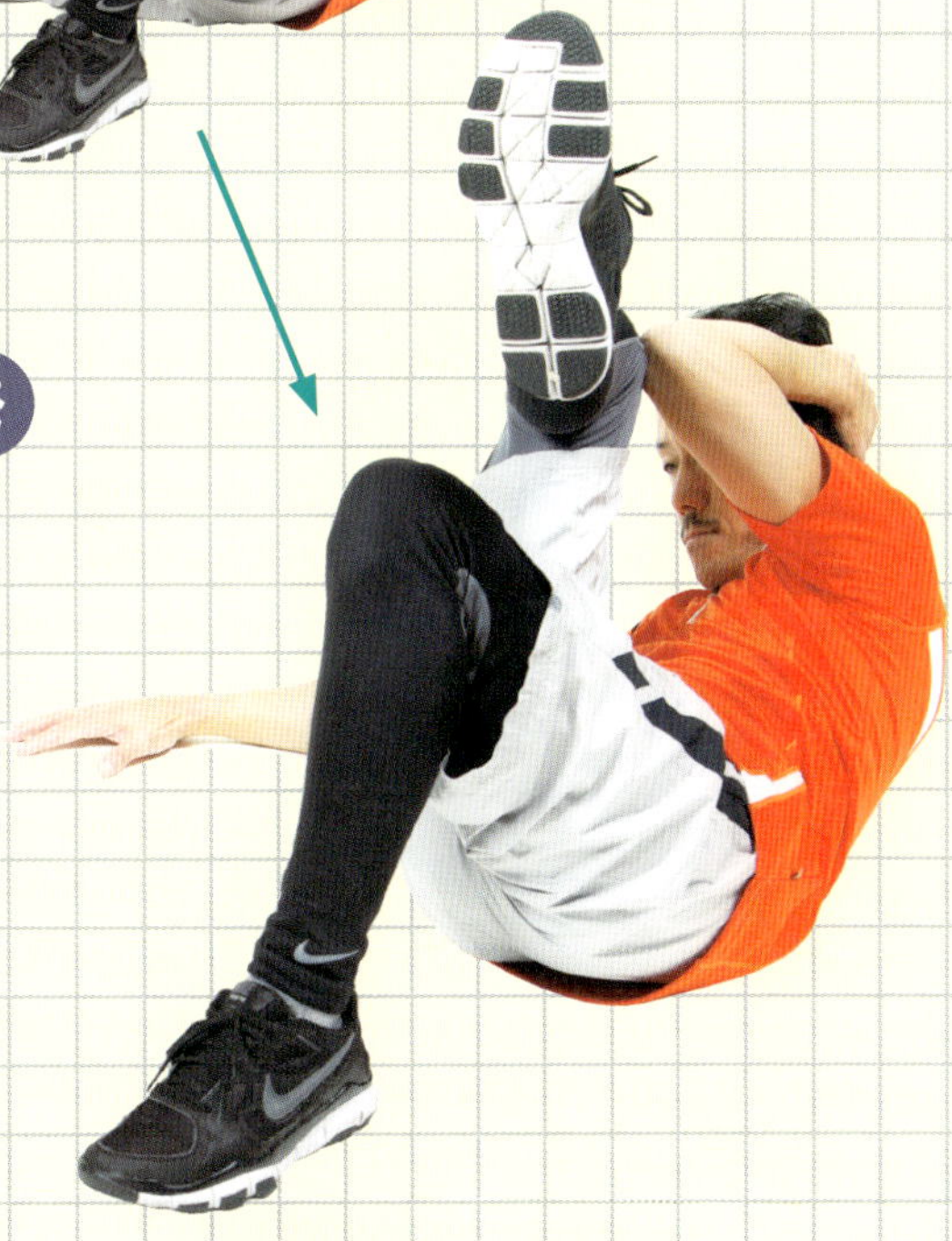

息を吐きながら、反対側の肘《ひじ》と膝《ひざ》が付くようにゆっくりと動作を行います。

ここに集中！

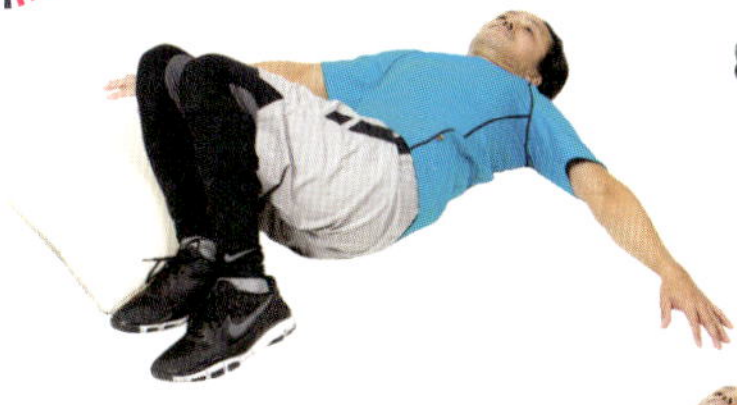

腸腰筋のストレッチ

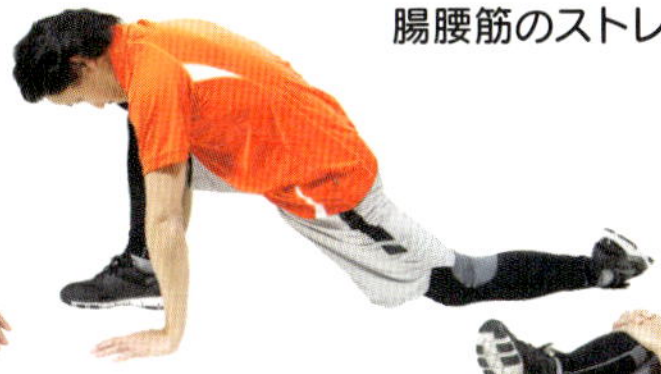

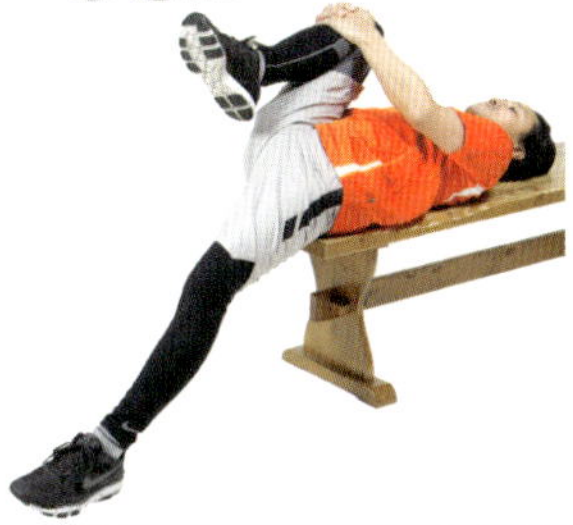

腹斜筋のストレッチ

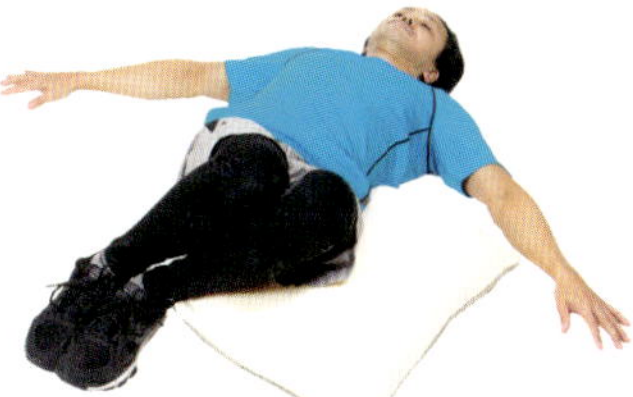

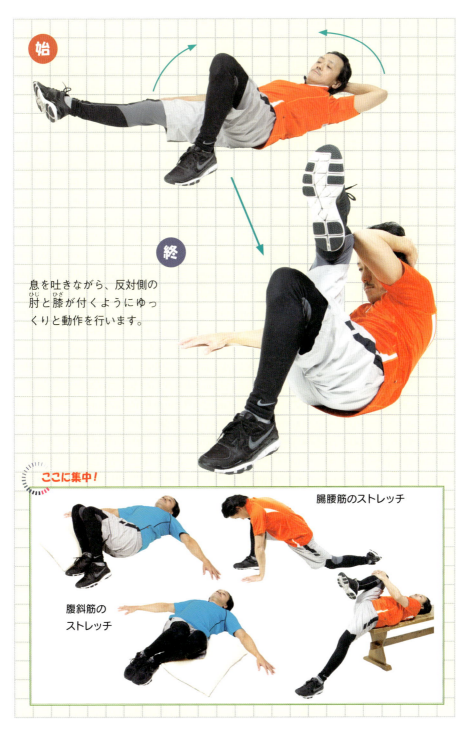

2. 背筋＆大殿筋連動エクササイズ
【脊柱の伸展と股関節の伸展】

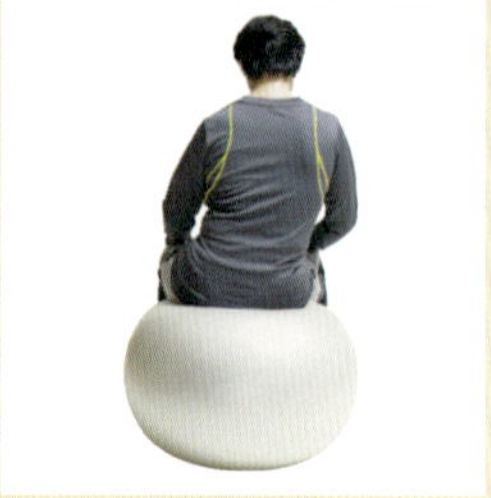

Diagonal-Buck

側弯に重要

動きにくい側、バランスが悪い側があると、側弯《そくわん》と腰痛になりやすいので、ゆっくり少しずつ動かしてバランスを整えましょう。

ボールで交互に

c9

悪い組み合わせは？	
左手右足	右手左足

始

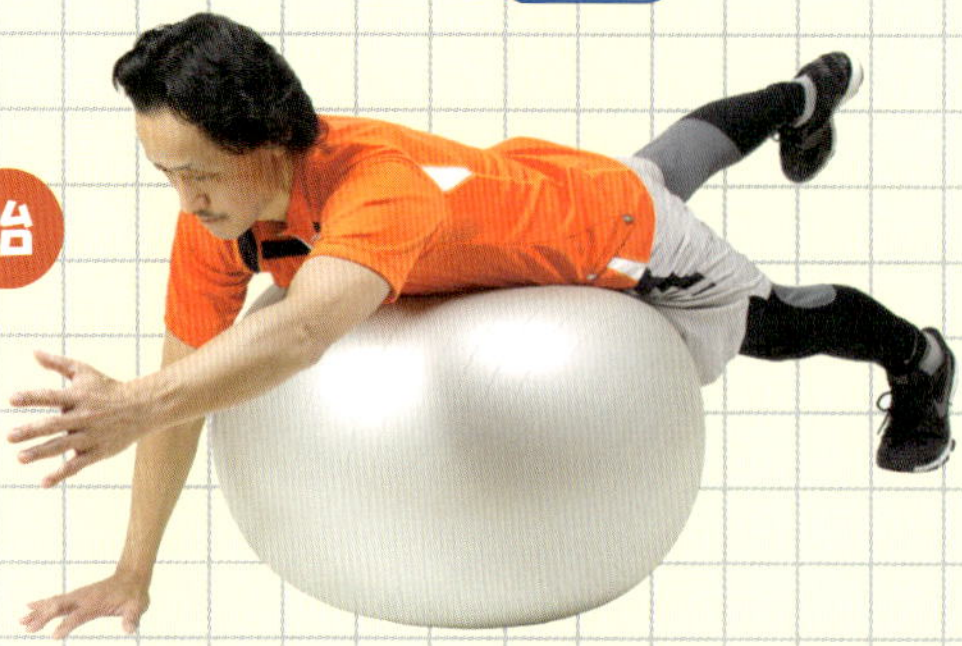

ボールの上にうつ伏せから、背筋でバランスを保つようにして、背中を反らさずに、ゆっくりと左手と右足を、床から少しだけ浮かせてみましょう。反対の組み合わせも行って、左右の組み合わせの感じとバランスを比べてください。

感じにくい側、不安定な側があれば、その手足の組み合わせた側を、集中的にゆっくり丁寧に少しずつ行いましょう。

終

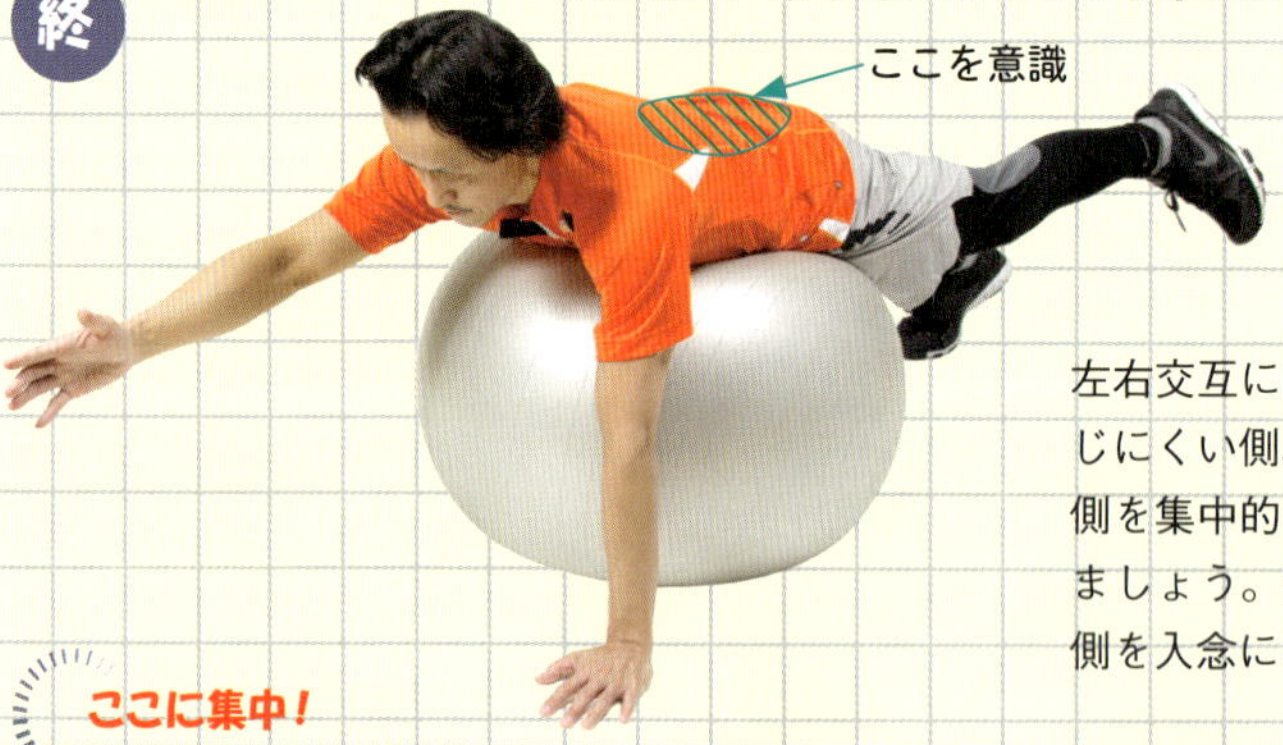

左右交互に10回1セット行い、感じにくい側、辛い側があれば、その側を集中的に10回、2セット行いましょう。終わったら、動かした側を入念にストレッチしましょう。

ここに集中！

ストレッチ

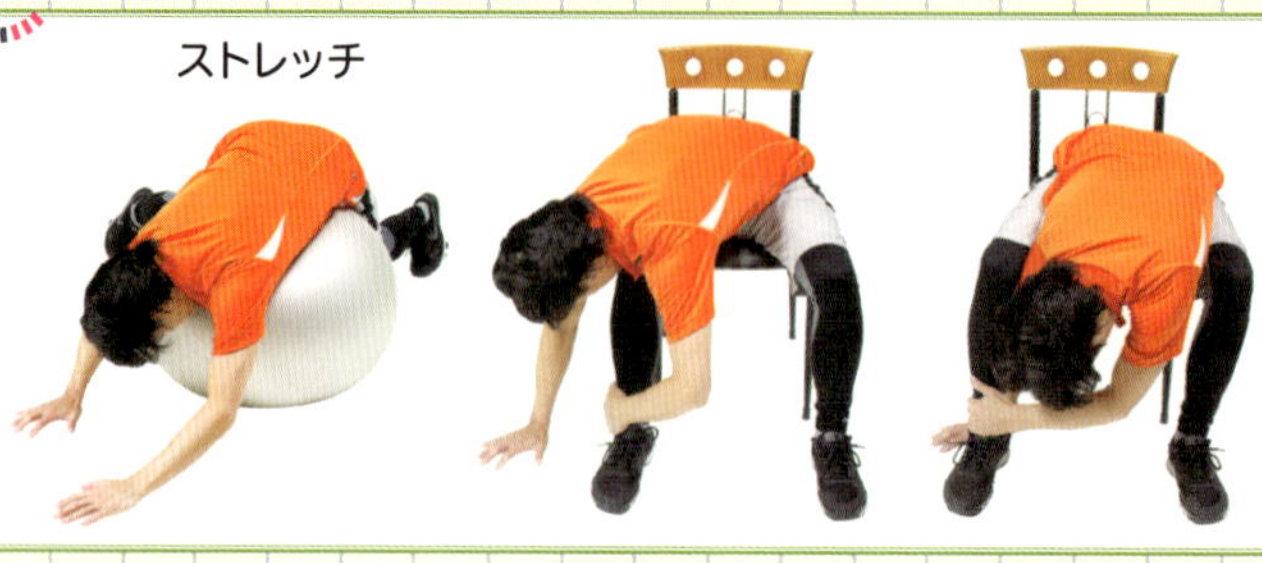

ストレッチも、左右に身体を曲げてゆったり伸ばしましょう。

床で

c9

悪い組み合わせは？	
左手右足	右手左足

始

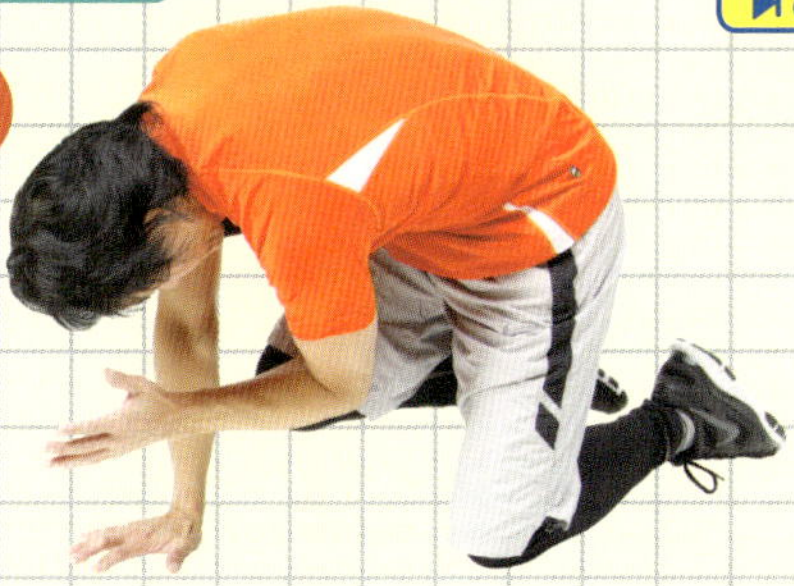

床で行う場合は、四つん這《ば》いからはじめます。左肘《ひじ》と右膝《ひざ》をお腹の前で付けて、今度はゆっくり伸ばしながら持ち上げます。背中を反らせず、高く持ち上げなくてもOKです。

反対の組み合わせも行って、左右の組み合わせの感じとバランスを比べてください。感じにくい側、不安定な側があれば、その手足の組み合わせ側を、集中的にゆっくり丁寧に少しずつ行いましょう。

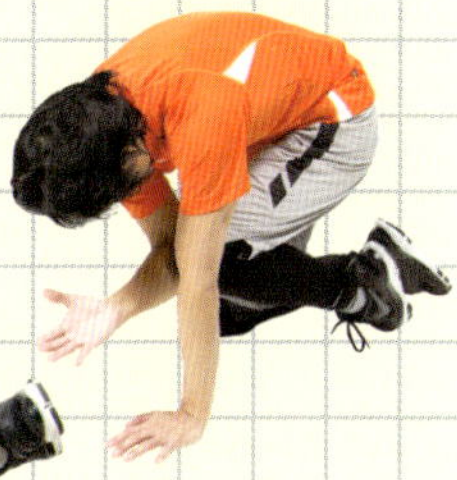

終

ここを意識

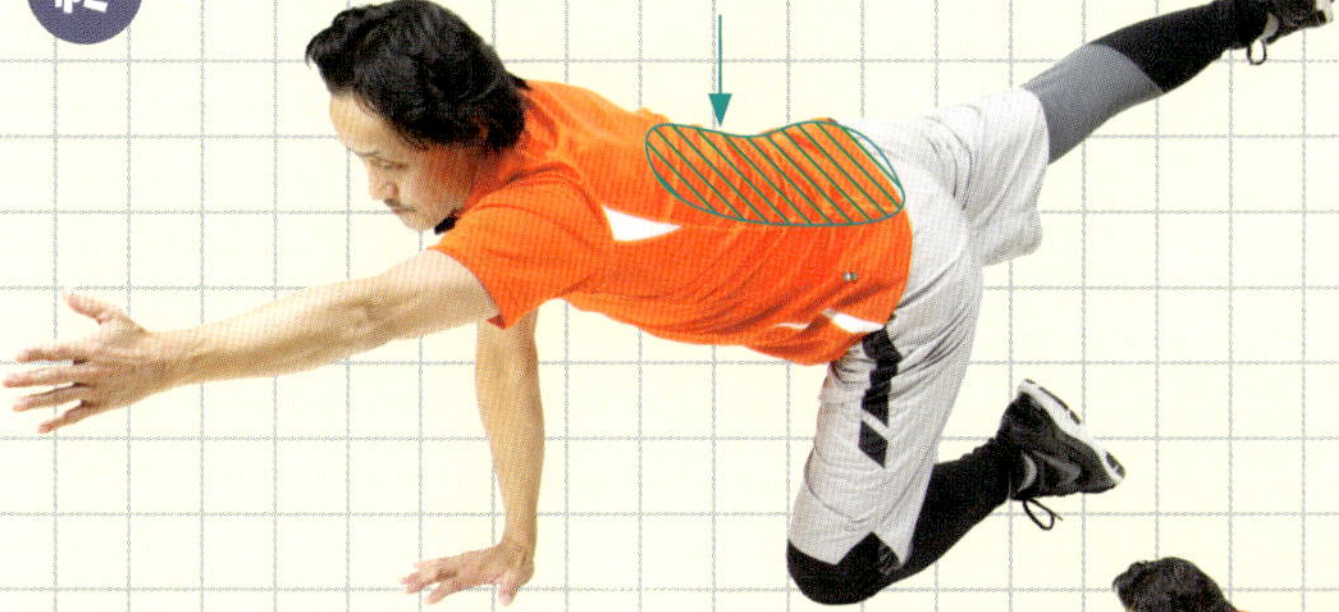

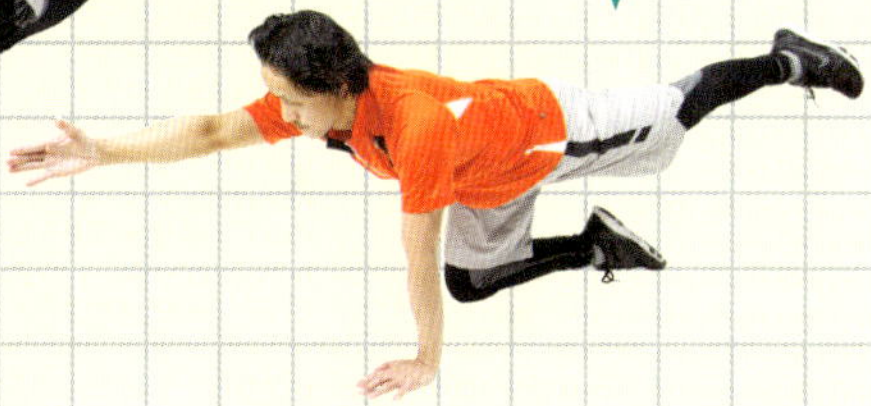

左右交互に10回1セット行い、感じにくい側、辛い側があれば、その側を集中的に10回、2セット行いましょう。終わったら、動かした側を入念にストレッチしましょう。

ここに集中！

ストレッチ

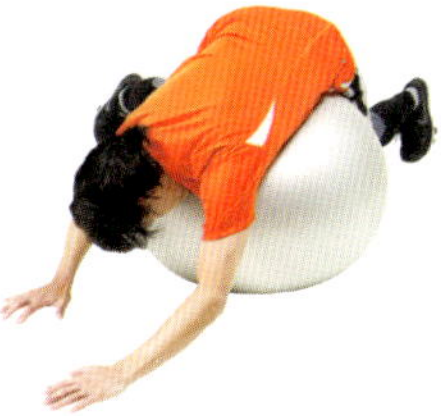

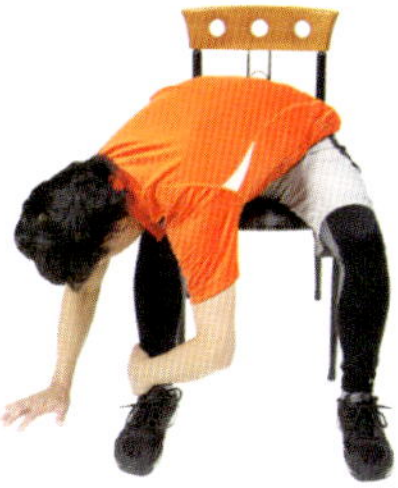

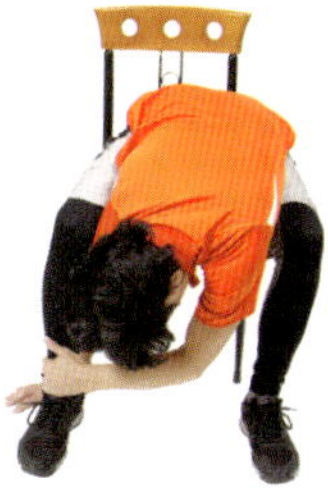

ストレッチも、左右に身体を曲げてゆったり伸ばしましょう。

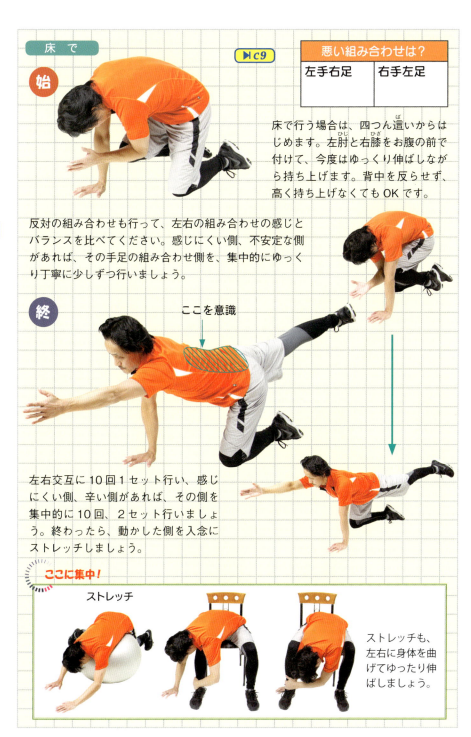

3. 屈伸エクササイズ 【股関節の伸展、膝関節の伸展】

立ち上がる、物を持ち上げるなどの動作の土台となるエクササイズです。
最も働くのは「大殿筋《だいでんきん》」です。前後に脚を開いて行うことで、左右それぞれを強化します。

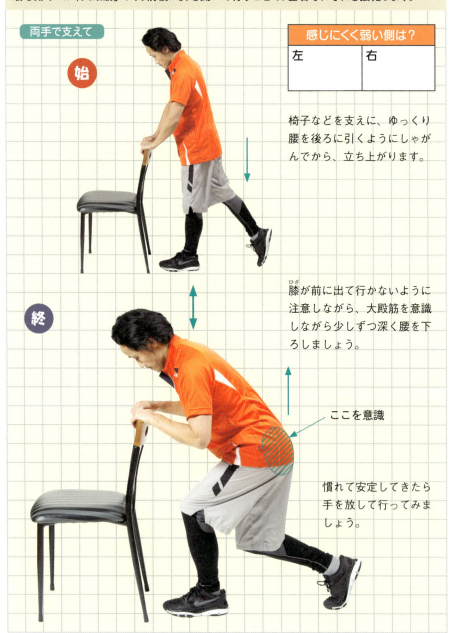

両手で支えて

感じにくく弱い側は？	
左	右

始

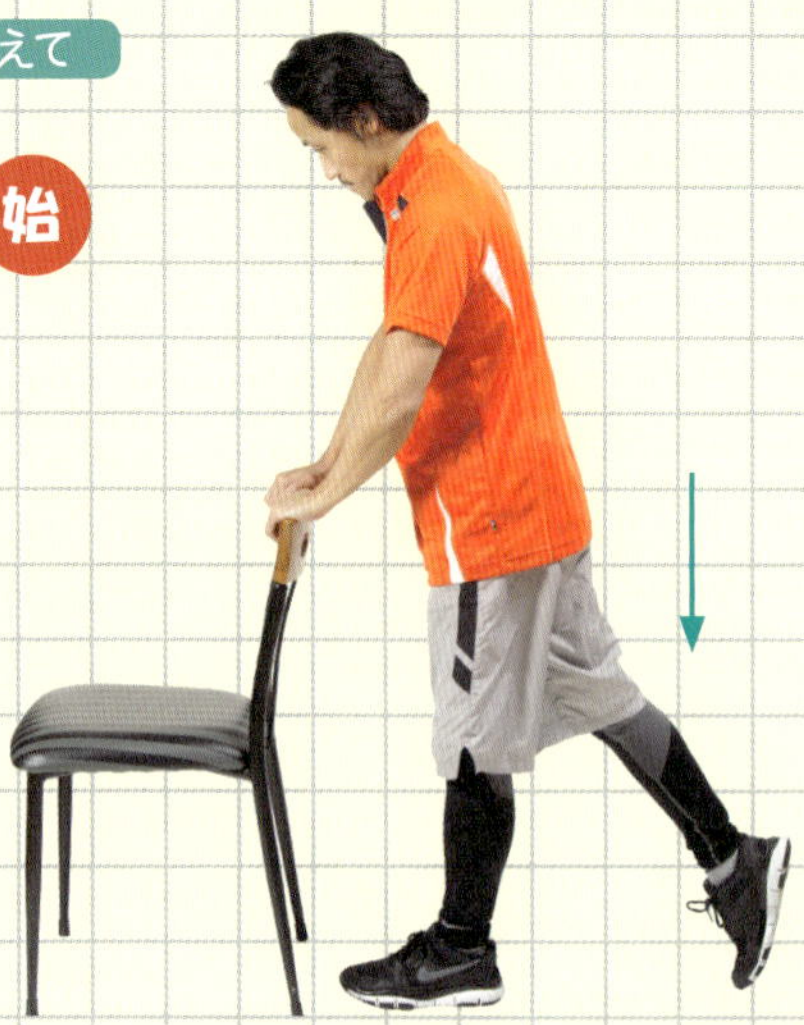

椅子などを支えに、ゆっくり腰を後ろに引くようにしゃがんでから、立ち上がります。

膝《ひざ》が前に出て行かないように注意しながら、大殿筋を意識しながら少しずつ深く腰を下ろしましょう。

終

ここを意識

慣れて安定してきたら手を放して行ってみましょう。

支えなしで

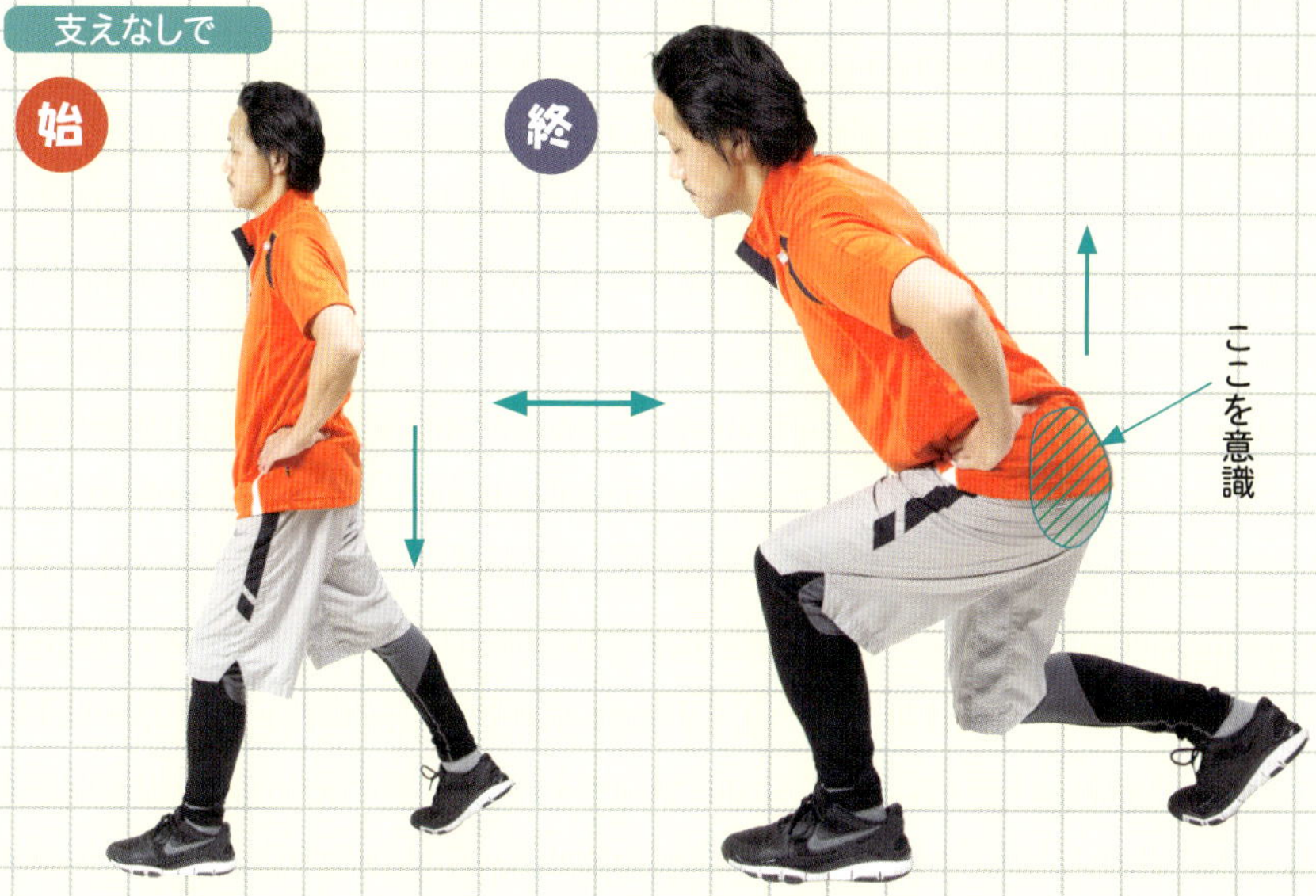

感じにくい側、辛い側があれば、その側を集中的に行いましょう。

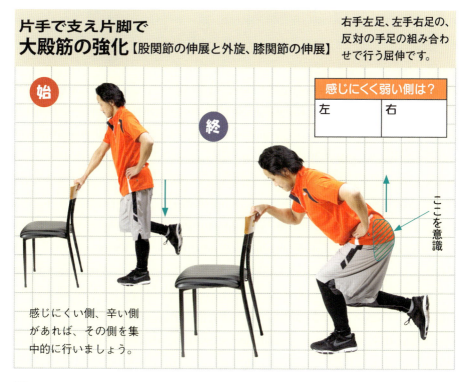

片手で支え片脚で 大殿筋の強化【股関節の伸展と外旋、膝関節の伸展】

右手左足、左手右足の、反対の手足の組み合わせで行う屈伸です。

感じにくく弱い側は？	
左	右

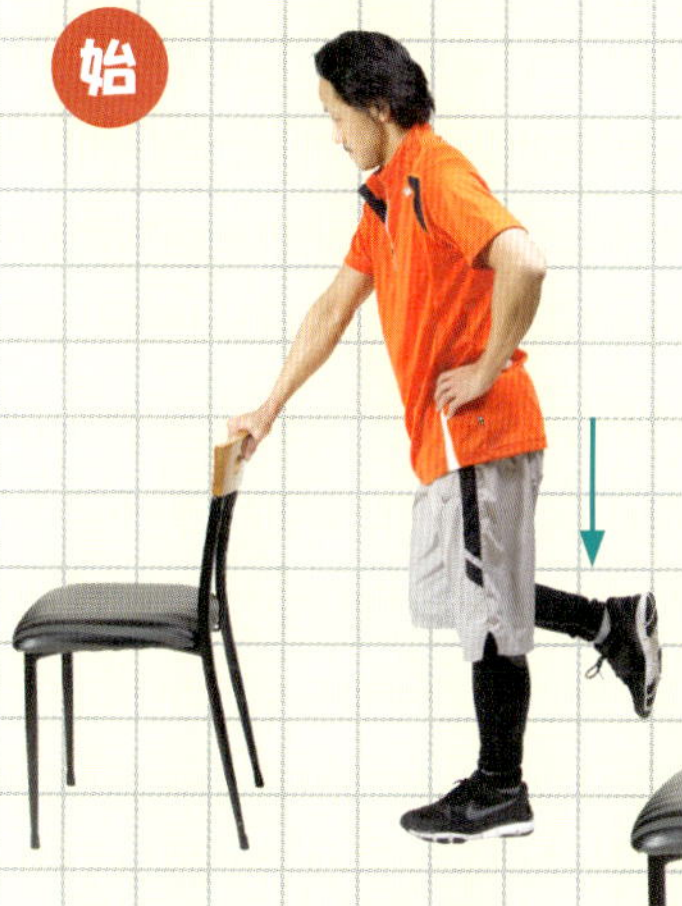

感じにくい側、辛い側があれば、その側を集中的に行いましょう。

中小殿筋の強化

【股関節の伸展と内旋、膝関節の伸展】

右手右足、左手左足の、同じ側の手足の組み合わせで行う屈伸です。立ち上がりながら、反対の足を引き上げます。

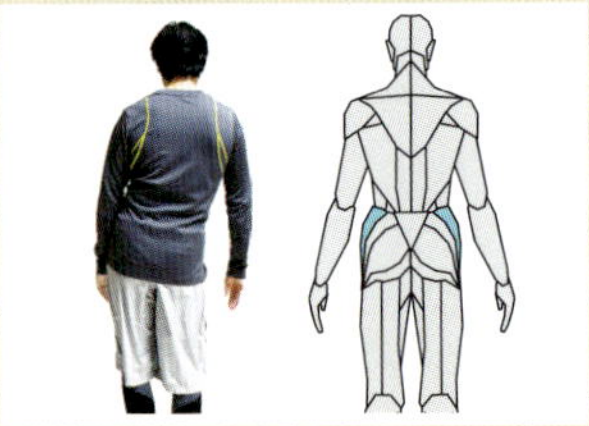

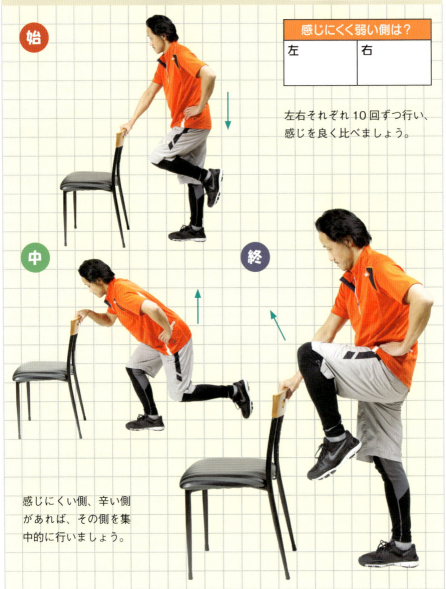

感じにくく弱い側は？	
左	右

左右それぞれ 10 回ずつ行い、感じを良く比べましょう。

始

中

終

感じにくい側、辛い側があれば、その側を集中的に行いましょう。

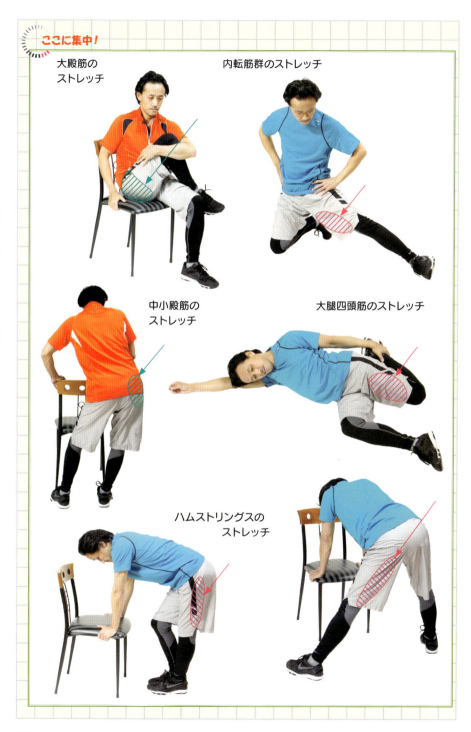

ここに集中！

大殿筋のストレッチ

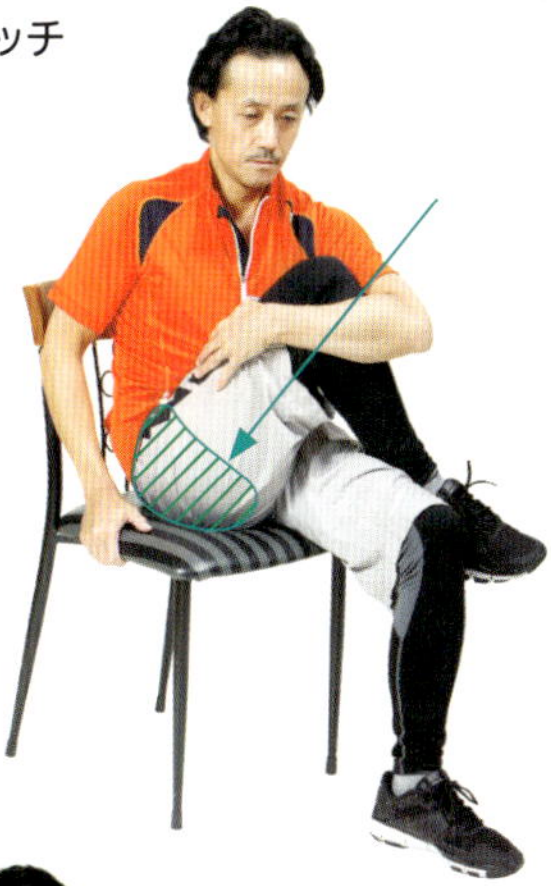

内転筋群のストレッチ

中小殿筋のストレッチ

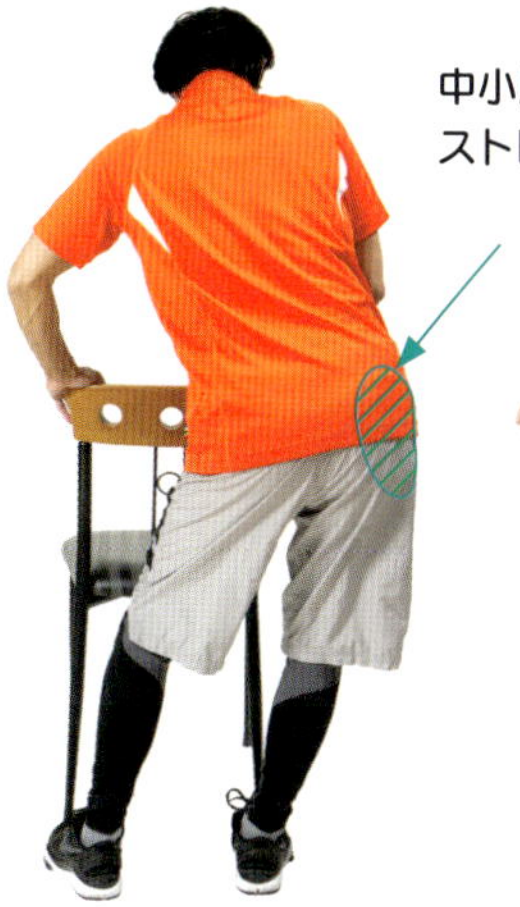

大腿四頭筋のストレッチ

ハムストリングスのストレッチ

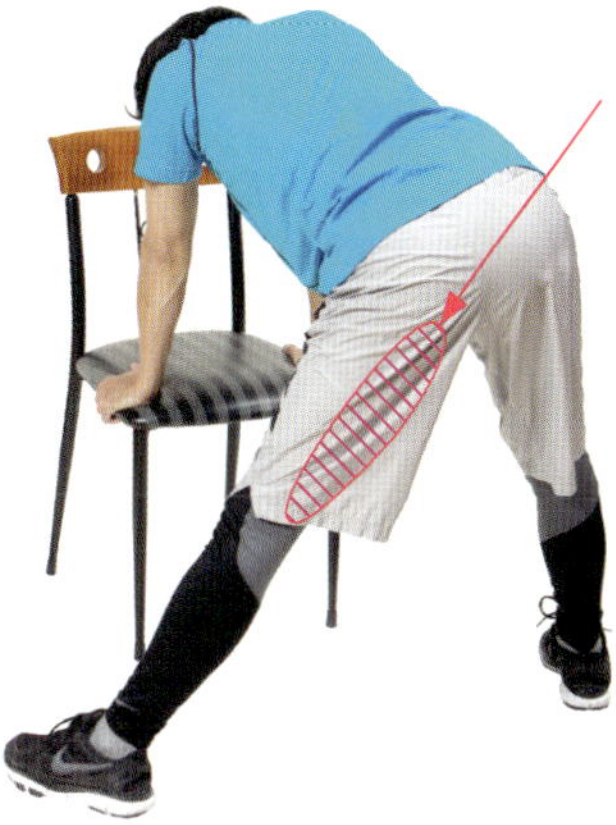

4. 骨盤傾斜エクササイズ 【股関節外転と脊柱の側屈】

骨盤の傾斜をコントロールする訓練です。骨盤傾斜では、中小殿筋と脇腹の連動が重要です。

この訓練は、椅子などを支えに、片脚立ちし、いったん、反対脚側の腰を引き下げてから、ゆっくり引き上げます。

感じにくく弱い側は？	
左足支持	右足支持

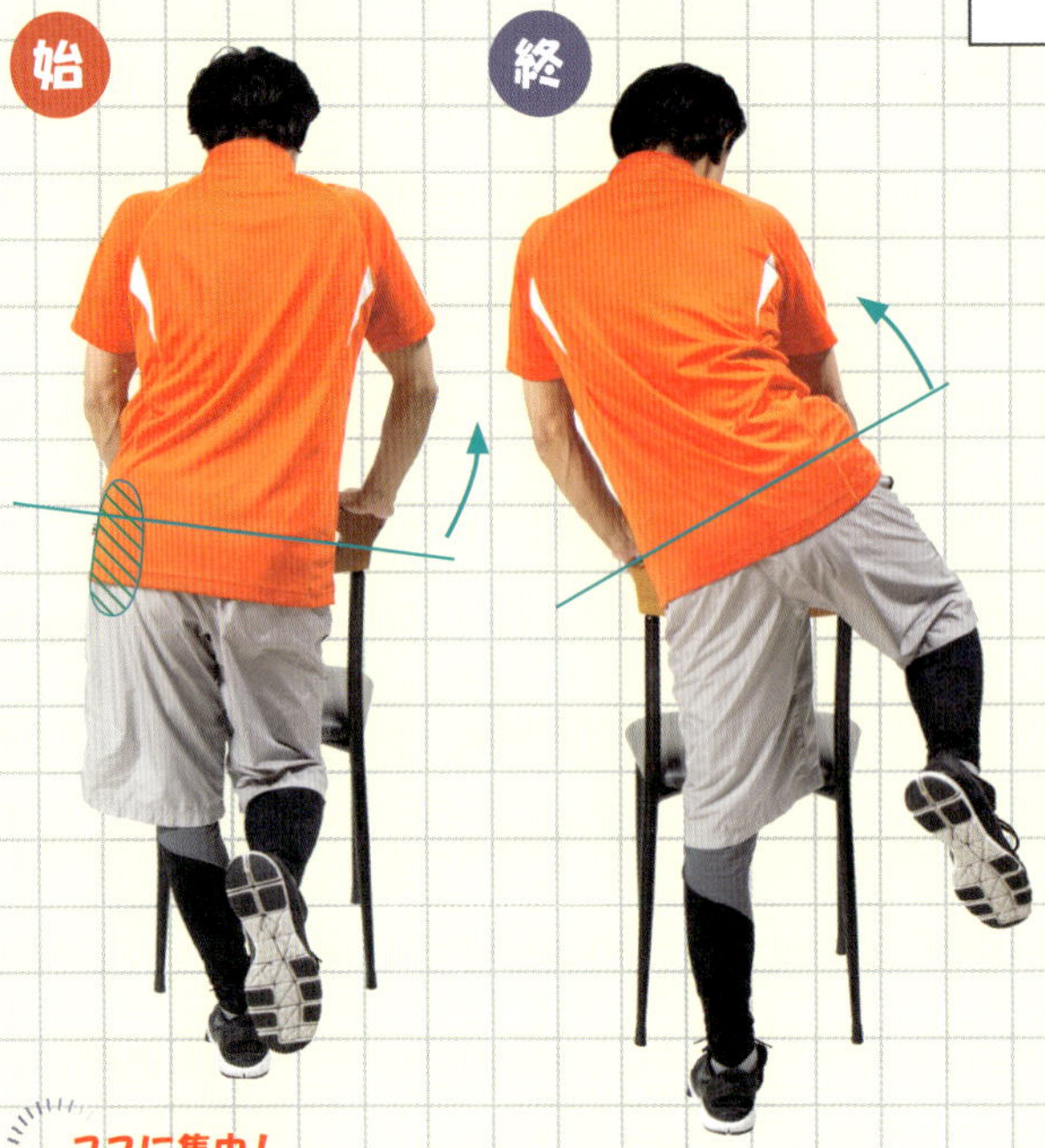

最も働くのは、左中小殿筋と右脇腹、右中小殿筋と左脇腹の組み合わせで、意識できない、動かしづらい、痛みが出る場合には、それぞれの中小殿筋と脇腹の強化を行ってから取り組んでください。

左右それぞれ 10 回ずつ行い、感じを良く比べましょう。
感じにくい側、辛い側があれば、その側を集中的に行いましょう。

ここに集中！

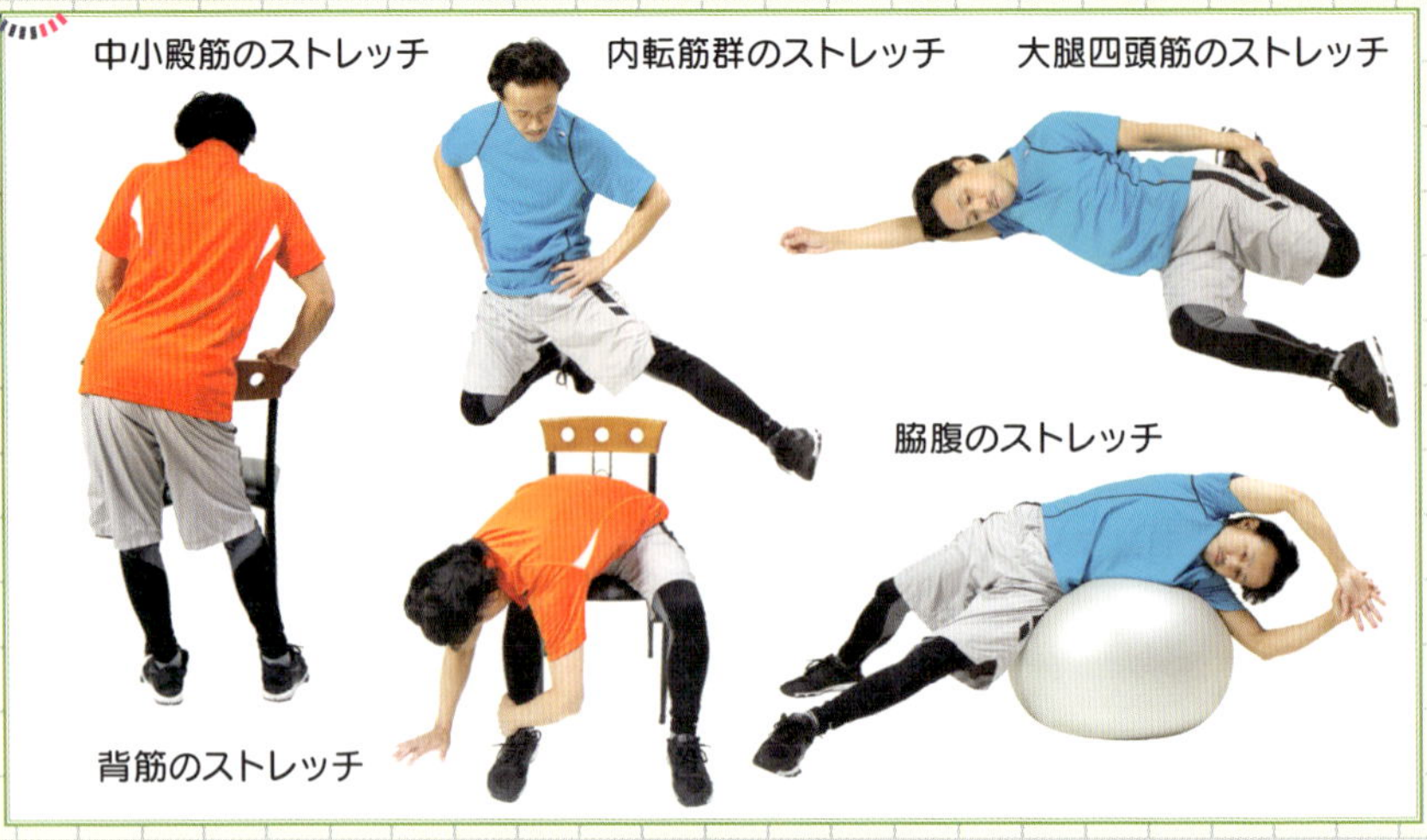

中小殿筋のストレッチ
内転筋群のストレッチ
大腿四頭筋のストレッチ
脇腹のストレッチ
背筋のストレッチ

5. 脚引き上げエクササイズ
【股関節伸展と膝関節伸展、対側股関節の屈曲】

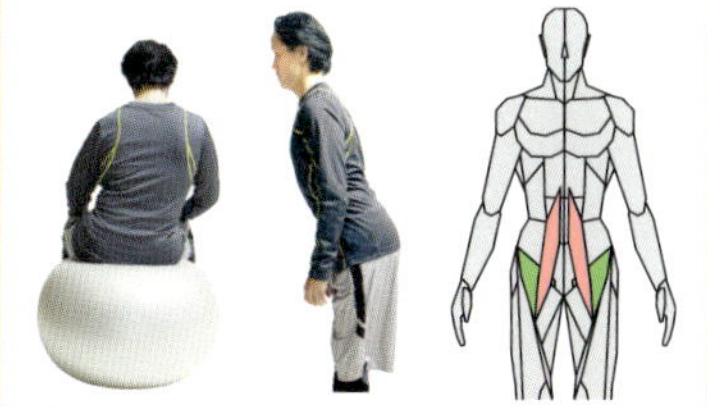

骨盤の傾斜がコントロールできるようになったら、負荷をかけて片脚を引き上げる訓練に取り組んでみましょう。これまで取り組んできた、個々の筋を連動させる訓練です。

感じにくく弱い側は？	
左	右

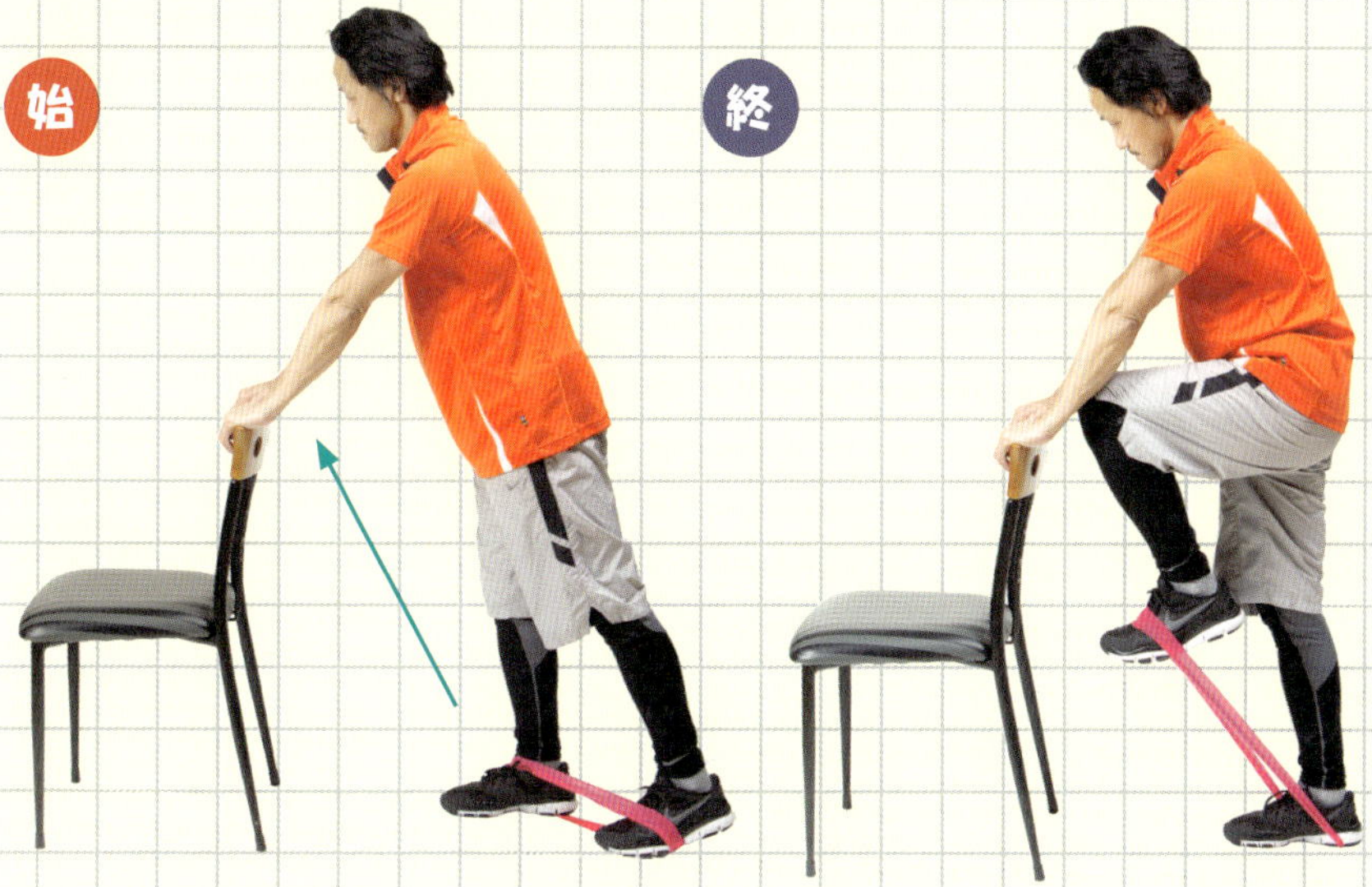

左右それぞれ10回ずつ行い、感じを良く比べましょう。
感じにくい側、辛い側があれば、その側を集中的に行いましょう。

ここに集中！

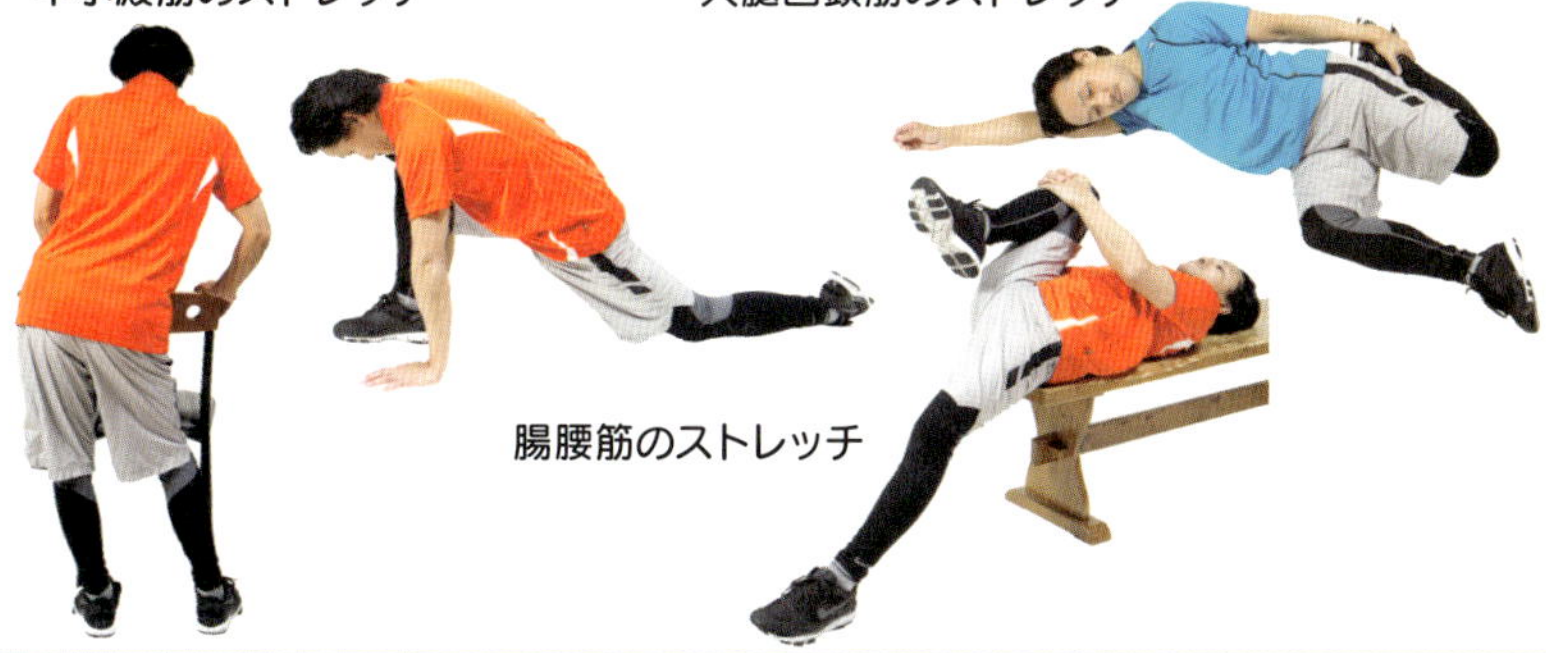
中小殿筋のストレッチ
大腿四頭筋のストレッチ
腸腰筋のストレッチ

PART 2

腰痛エクササイズの順序

腰痛はどうしたら治るか！

どこを伸ばして、どこを鍛えるべきか？

これまで、身体各部位の「柔軟性テスト」や「バランスチェック」の方法を提示してきましたが、ここからは実際に、あなたの腰痛の原因を特定し、どのようなプログラムで痛みを改善していったらよいかについて述べていくことにしましょう。

まずは、あなたの筋肉には、ストレッチと筋強化のどちらが必要かを知る必要があります。「柔軟性テスト」と「強化エクササイズ」のページにあるチェックボックス（○、△、×のチェック）と左表を照らし合わせることによって、何をしたらよいかわかってきます。

複雑だと思われるかもしれませんが、たとえば、自動車ではひとつの部品が壊れただけでも事故につながるように、多くの筋肉の中から「どこに問題があるのか」を知ることが重要なのです。

左表の書き方と利用法

柔軟性	筋力	必要なエクササイズ
○	○	良好
○	△×	筋強化
△×	○	ストレッチ
△×	△×	ストレッチ＆強化

腰痛のタイプ別プログラム

各筋肉の柔軟性と筋力によって、あなたの腰痛タイプを絞り込むことができます。このタイプ（p.132～）がわかると、運動療法が効率よくできるようになります。

筋肉	左右	柔軟性	筋力	必要な訓練に○をつける
腹筋群	中央			ストレッチ　筋強化　ストレッチ&筋強化
	右側			ストレッチ　筋強化　ストレッチ&筋強化
	左側			ストレッチ　筋強化　ストレッチ&筋強化
背筋群	右側			ストレッチ　筋強化　ストレッチ&筋強化
	左側			ストレッチ　筋強化　ストレッチ&筋強化
腸腰筋	右側			ストレッチ　筋強化　ストレッチ&筋強化
	左側			ストレッチ　筋強化　ストレッチ&筋強化
大殿筋	右側			ストレッチ　筋強化　ストレッチ&筋強化
	左側			ストレッチ　筋強化　ストレッチ&筋強化
内転筋群	右側			ストレッチ　筋強化　ストレッチ&筋強化
	左側			ストレッチ　筋強化　ストレッチ&筋強化
中・小殿筋	右側			ストレッチ　筋強化　ストレッチ&筋強化
	左側			ストレッチ　筋強化　ストレッチ&筋強化
大腿四頭筋	右側			ストレッチ　筋強化　ストレッチ&筋強化
	左側			ストレッチ　筋強化　ストレッチ&筋強化
ハムストリングス	右側			ストレッチ　筋強化　ストレッチ&筋強化
	左側			ストレッチ　筋強化　ストレッチ&筋強化
下腿三頭筋（腓腹筋、ヒラメ筋）	右側			ストレッチ　筋強化　ストレッチ&筋強化
	左側			ストレッチ　筋強化　ストレッチ&筋強化
前脛骨筋	右側			ストレッチ　筋強化　ストレッチ&筋強化
	左側			ストレッチ　筋強化　ストレッチ&筋強化
腓骨筋	右側			ストレッチ　筋強化　ストレッチ&筋強化
	左側			ストレッチ　筋強化　ストレッチ&筋強化
後脛骨筋	右側			ストレッチ　筋強化　ストレッチ&筋強化
	左側			ストレッチ　筋強化　ストレッチ&筋強化

＊「柔軟性」「筋力」の項目は、○△×で記入してください。

前後バランス不安定グループ

【背筋・腸腰筋・大腿四頭筋で2つ以上△か×のある場合】

1 反り腰型

腰痛に最も多いタイプです。当然ですが、反り腰の改善が最優先になります。まずは腸腰筋と大腿四頭筋《だいたいしとうきん》の柔軟性を改善させることが先決で、どれが硬いのか、左右どちらが異常なのかの特定を正確に行うことが大切です。それによって運動療法のプログラムが異なってきます。反り腰型では、腸腰筋と大腿四頭筋のどちらに問題があるのかが重要なのです。

特に腸腰筋が柔らかくて大腿四頭筋が硬い反り腰では、腸腰筋のストレッチをすると腰椎への負担が増加する場合があるので、同時に腸腰筋の筋強化をする必要があります。

背筋

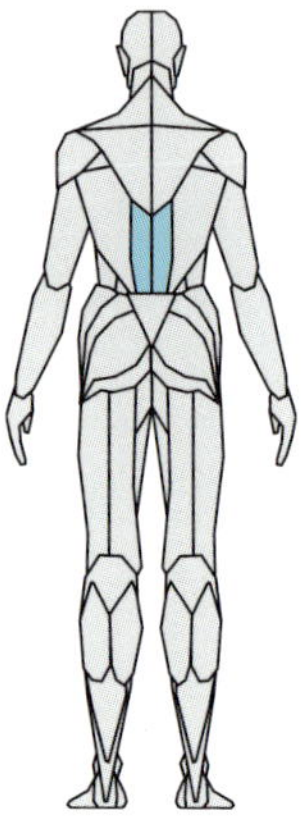

腸腰筋

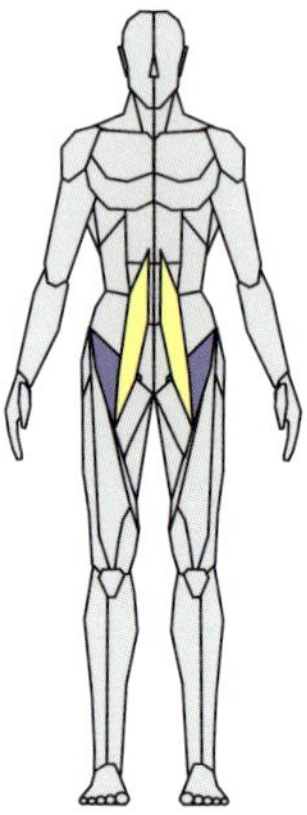

大腿四頭筋

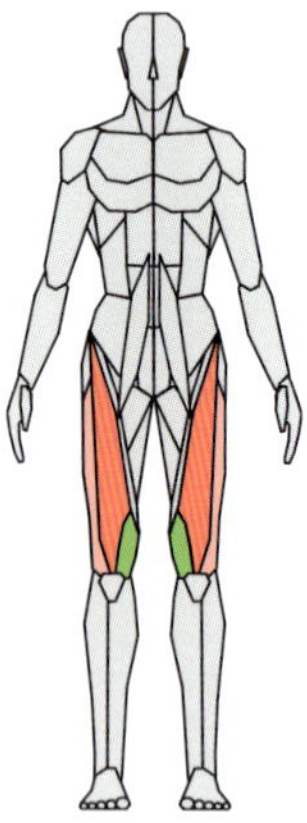

反り腰型対処法

伸ばす筋肉	強化する筋肉		強化後すぐに伸ばす筋肉
背筋群	腹筋群	腹筋（P.88 ～）	背筋群
腸腰筋	大殿筋	アダクター（P.92, 94）	腸腰筋
大腿四頭筋	ハムストリングス	レッグカール（P.109）	大腿四頭筋
筋力が弱いときのエクササイズ	背筋群	ボールうつ伏せ（P.86, 87）	背筋群
	腸腰筋	座って脚上げ（P.106）	腸腰筋
	大腿四頭筋	椅子・膝伸ばし（P.108）	大腿四頭筋

腸腰筋	大腿四頭筋	対処法
×	○	腸腰筋のストレッチと大殿筋、中・小殿筋の強化
○	×	大腿四頭筋のストレッチ、腸腰筋の強化
×	×	重篤なパターンで、まずは両方のストレッチからはじめる

腸腰筋

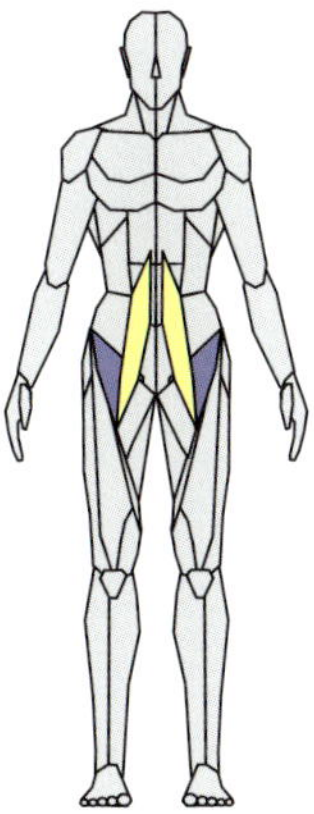

大腿四頭筋

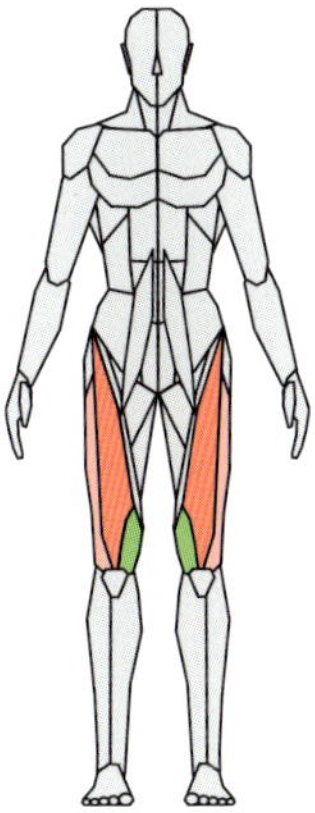

ハムガチガチ型

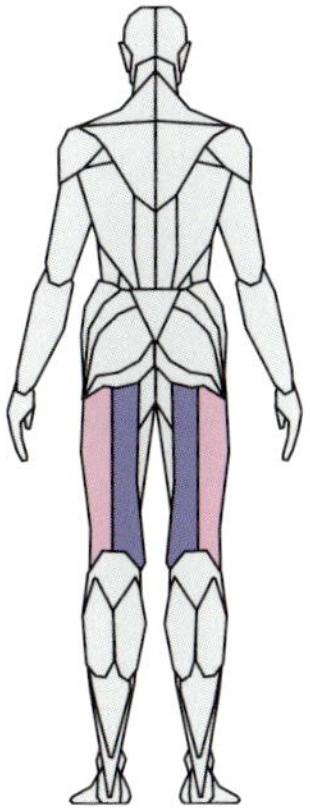

2 ハムガチガチ型

【腸腰筋と大腿四頭筋が○で、ハムストリングスが△か×の場合】

意外と多いのがこのタイプです。坐骨神経痛《ざこつしんけいつう》と思っていたら、ハムストリングスが硬すぎることによって腰痛を起こしているのです。また、腰椎椎間板《ようついついかんばん》ヘルニアの神経根《しんけいこん》症状によって、大腿の裏側にあるハムストリングスが影響を受けている場合もあります。

さらには、片側ハムストリングスが硬いことで腸腰筋が弱くなり、脊柱《せきちゅう》が側弯《そくわん》すると腰椎に負担がかかってしまうという悪循環に陥《おちい》ってしまいます。

特に外（大腿二頭筋）と内（半腱《はんけん》・半膜様筋《はんまくようきん》）の違いが大きい場合にも、全体が硬くなります。柔軟性チェックにもとづいて、硬い側をじっくり伸ばしましょう。

ハムガチガチ型対処法

伸ばす筋肉	強化する筋肉		強化後すぐに伸ばす筋肉
ハムストリングス（硬い側を長く伸ばす）	大殿筋	アダクター（P.92, 94）	ハムストリングス
	大腿四頭筋	椅子・膝伸ばし（P.108）	ハムストリングス
	下腿三頭筋	カーフレイズ（P.110, 111）	ハムストリングス
筋力が弱いときのエクササイズ	ハムストリングス	レッグカール（P.109）	ハムストリングス

3 使えない大殿筋型

【腸腰筋と大腿《だいたい》四《し》頭筋《とうきん》が○で、大殿筋が△か×のある場合】

腰痛のために殿筋《でんきん》群が緊張し硬くなる場合に多く、大殿筋が硬くなることによってさらに腰痛を悪化させることがあります。まずはこの悪循環を断ち切るために、大殿筋の柔軟性を改善させる必要があります。

なお、ハムストリングや中・小殿筋が弱いと大殿筋は硬くなりやすく、「ハムガチガチ型」のように腸腰筋も弱くなります。

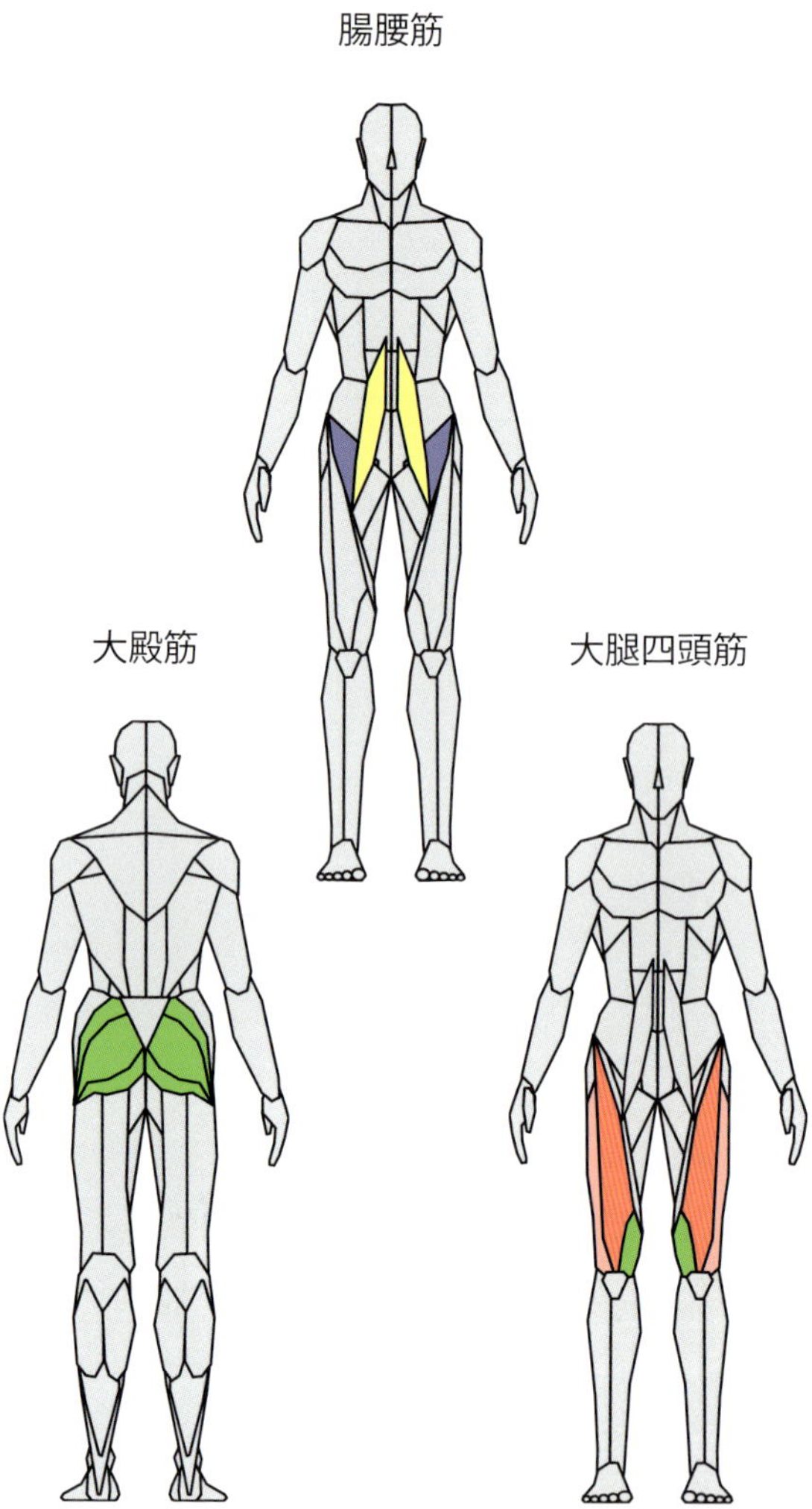

使えない大殿筋型対処法

伸ばす筋肉	強化する筋肉		強化後すぐに伸ばす筋肉
大殿筋（硬い側を長く伸ばす）	腸腰筋	座って脚上げ（P.106）	大殿筋
	ハムストリングス	レッグカール（P.109）	大殿筋
	大腿四頭筋	椅子・膝伸ばし（P.108）	大殿筋
筋力が弱いときのエクササイズ	大殿筋	アダクター（P.92, 94）	大殿筋

4 意識できない 中・小殿筋型

【内転筋群が○で、小殿筋が△か×のある場合】

このタイプでは腰の横に痛みが出やすく、左右の脚の長さの違いや足関節部《そくかんせつぶ》の問題が原因の場合が多いようです。

まずは中・小殿筋の柔軟性を改善するとともに、下半身全体の筋バランスを整える必要があります。内転筋群と中・小殿筋のアンバランスは腸腰筋にも影響を与え、骨盤傾斜の原因となります。

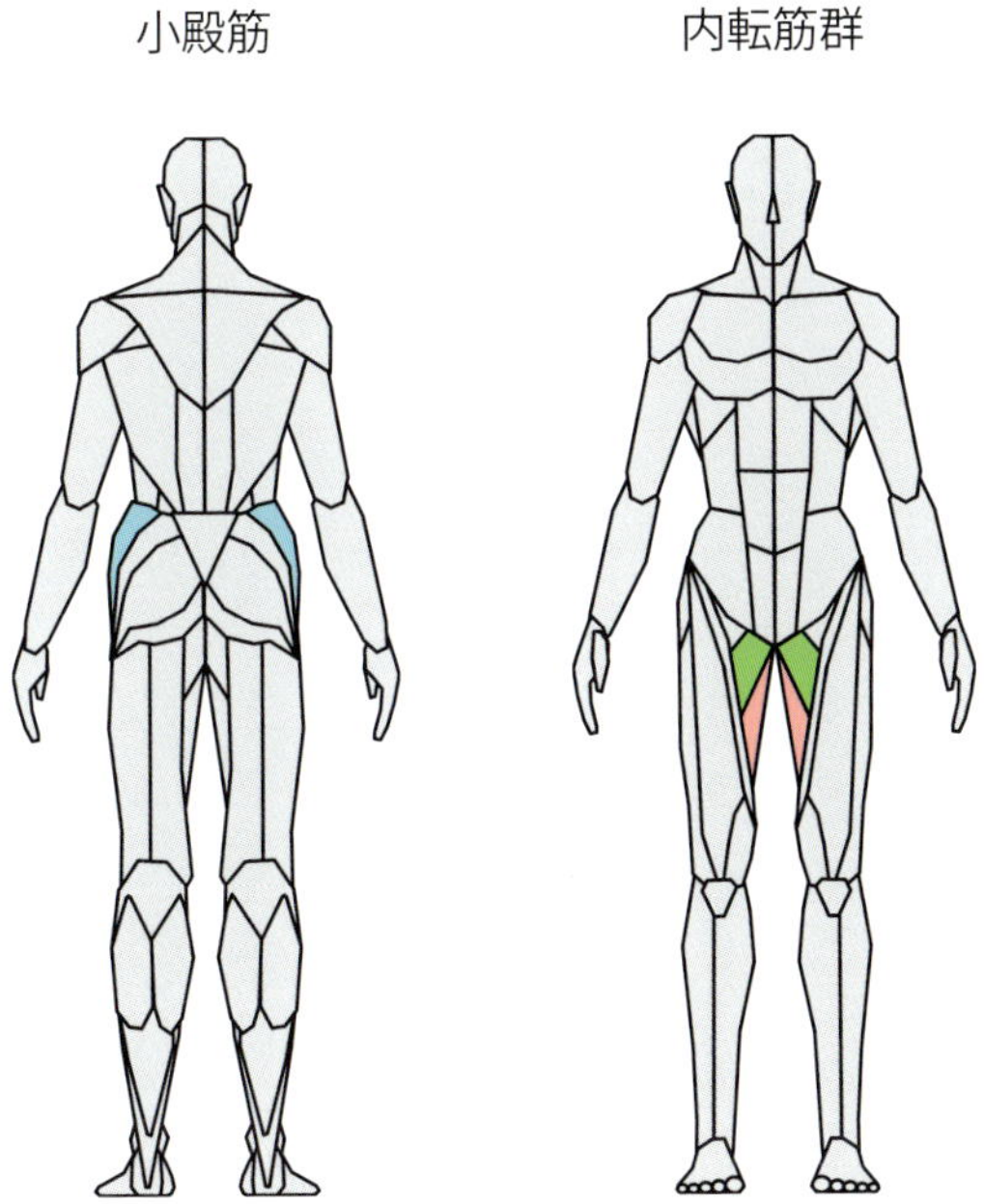

意識できない中・小殿筋型対処法

伸ばす筋肉	強化する筋肉		強化後すぐに伸ばす筋肉
中・小殿筋（硬い側を長く伸ばす）	内転筋群	ボール挟み（P.100, 101）	中・小殿筋
	大殿筋	アダクター（P.92, 94）	中・小殿筋
	腸腰筋	座って脚上げ（P.106）	中・小殿筋
筋力が弱いときのエクササイズ	中・小殿筋	サイドキック（P.98）	中・小殿筋

左右アンバランスグループ

骨盤傾斜型

背筋群・腹筋群・腸腰筋・大殿筋《だいでんきん》・内転筋群・大腿四頭《だいたいしとう》筋《きん》・ハムストリングス・前脛骨筋《ぜんけいこつきん》・下腿三頭筋《かたいさんとうきん》のうち、3つ以上左右の違いがある場合

	腹筋群
	腸腰筋
	内転筋群
	大腿四頭筋
	前脛骨筋

腹筋群

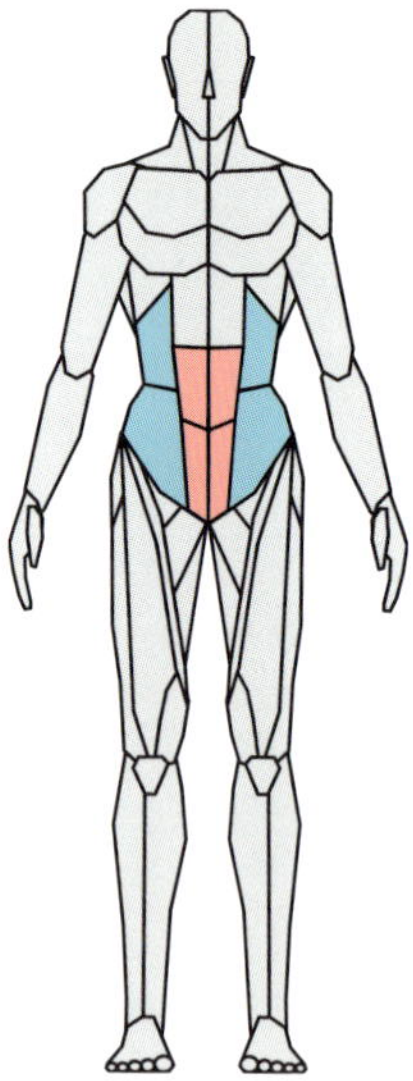

前脛骨筋

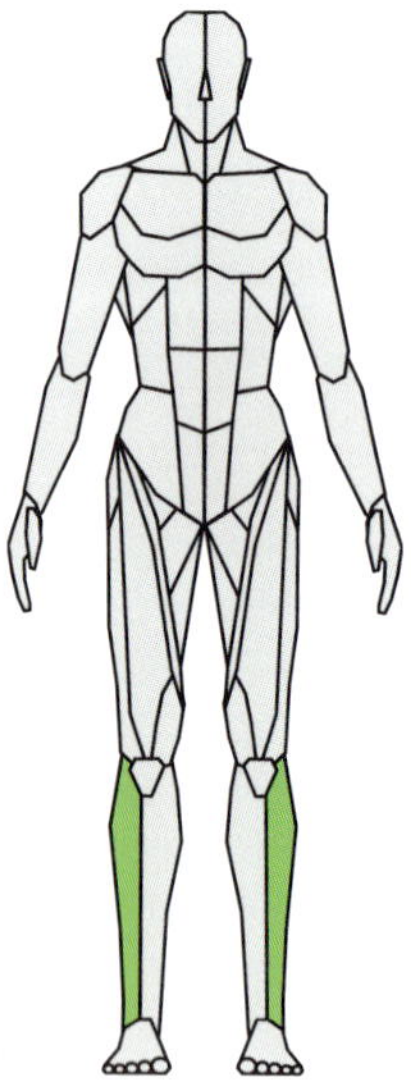

大腿四頭筋

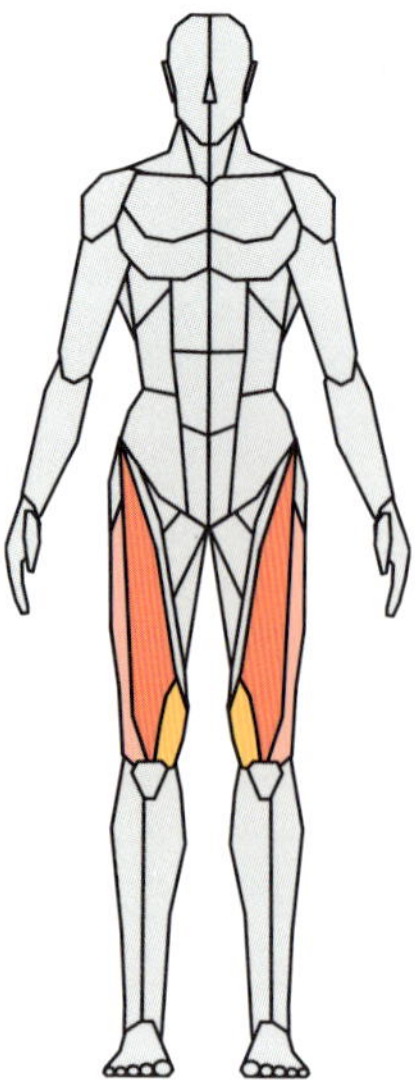

内転筋群

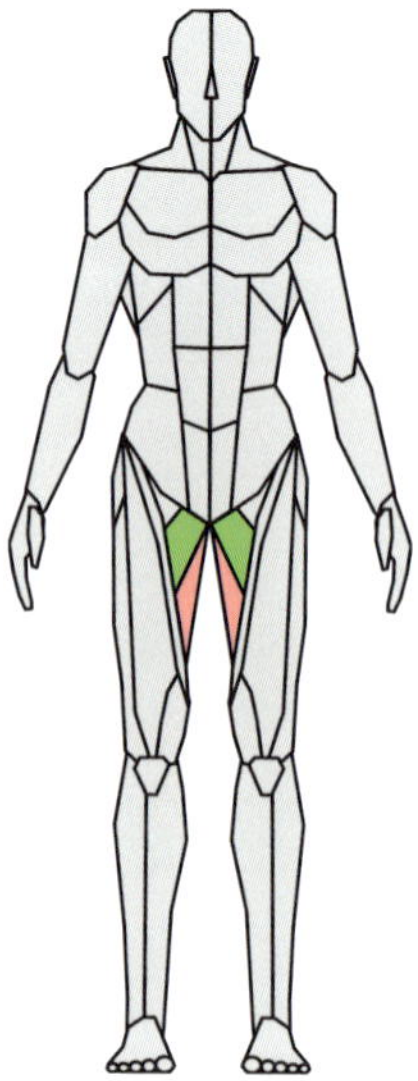

腸腰筋

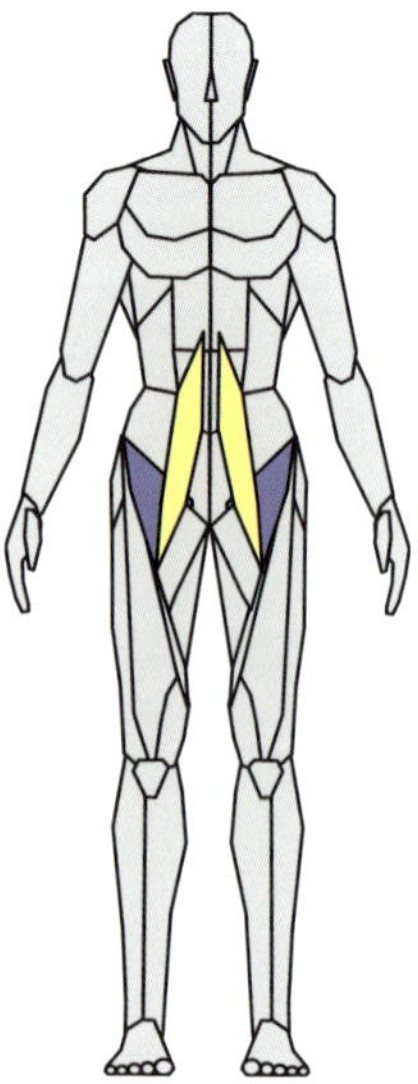

	背筋群
	大殿筋
	中・小殿筋
	ハムストリングス
	下腿三頭筋

大殿筋

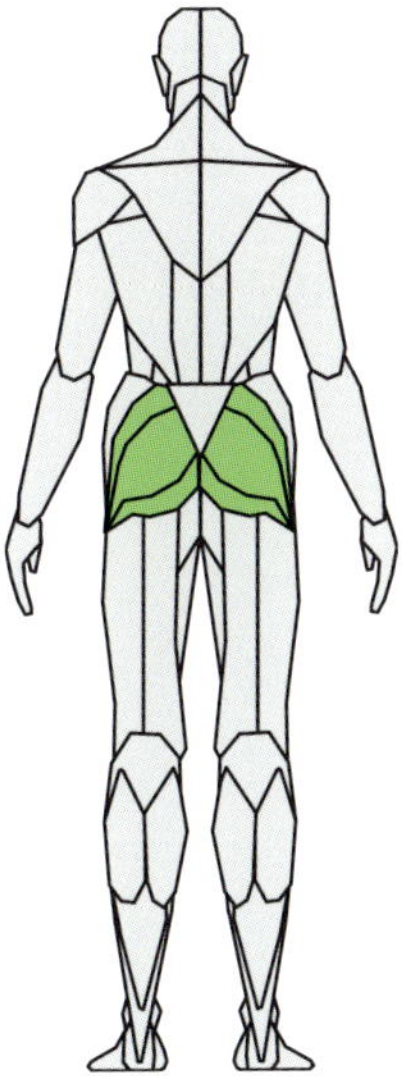

背筋群

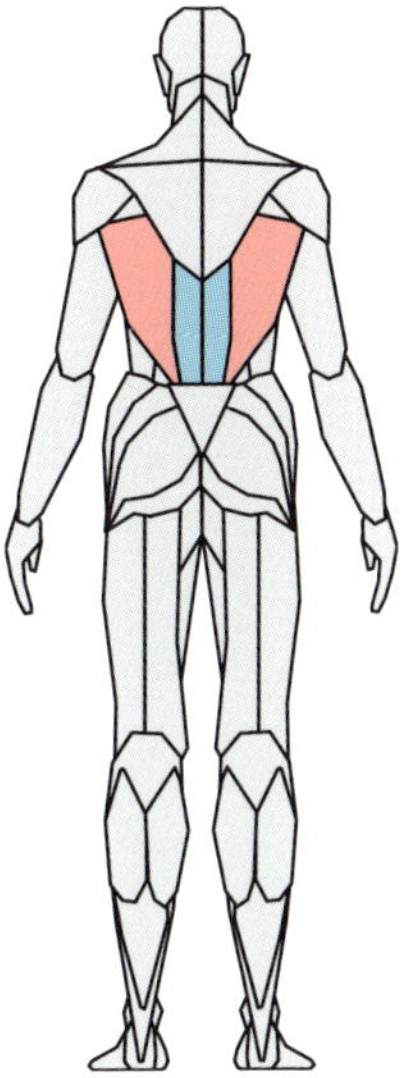

下腿三頭筋

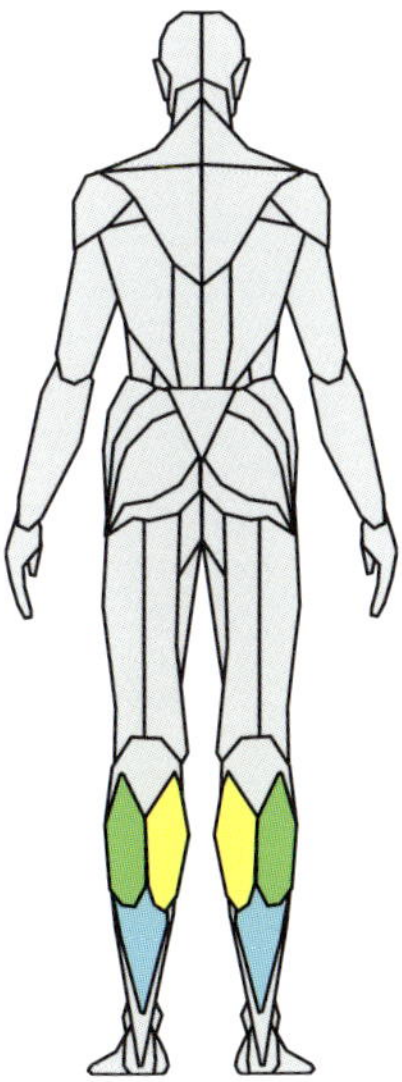

ハムストリングス

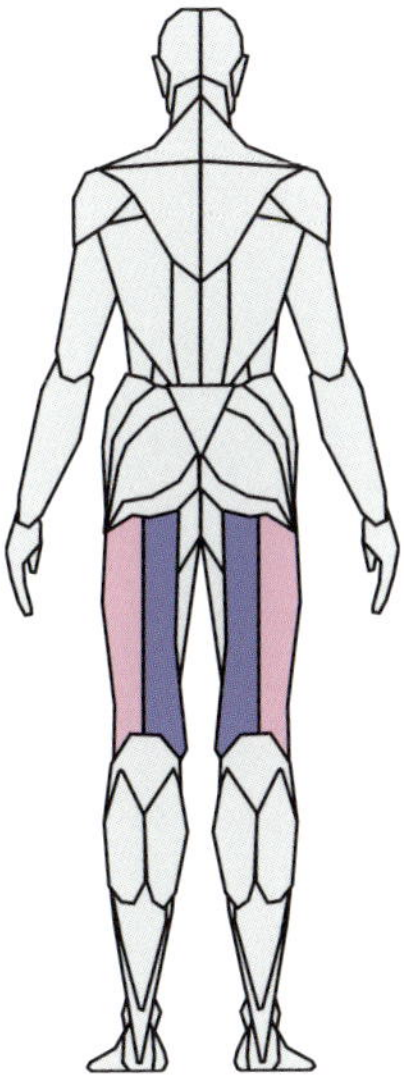

中・小殿筋

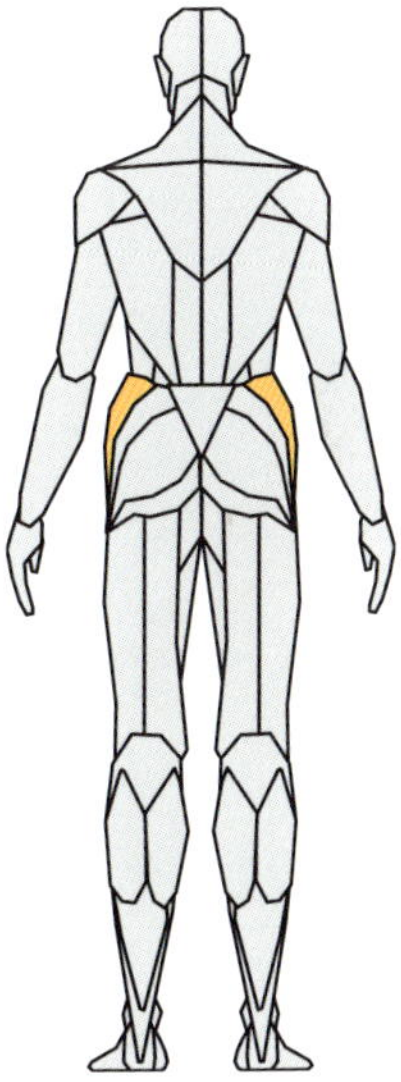

エクササイズの取り組み方

グループによってエクササイズの頻度や取り組み方が異なってきます。

◆前後バランス不安定グループの場合

目標は「硬い筋肉の改善」です。これを念頭に毎日エクササイズに取り組みましょう。

◆左右アンバランスグループの場合

左右の違いや骨盤の傾きを意識して、毎日エクササイズを行い、日常生活動作や姿勢から改善させることが大切です。

◆複合型の場合

毎日ストレッチを3回以上行い、姿勢や動作にも注意して生活しましょう。

ツール紹介

お薦め、エクササイズツール

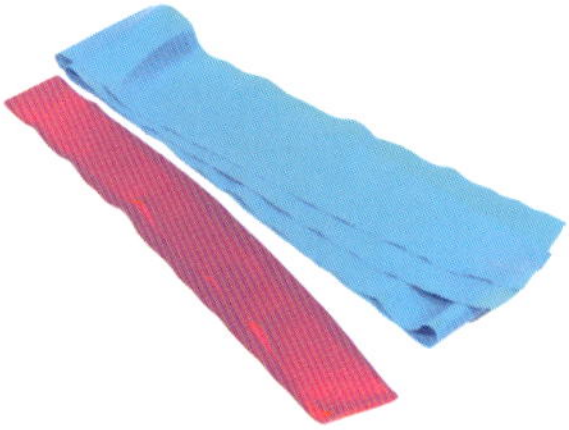

バンド
D&M製　セラバンド
イエロー～ブラック

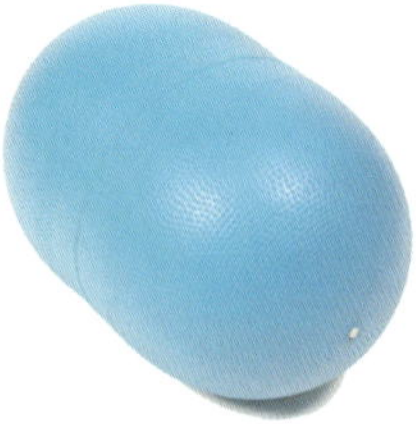

フィジィオロール
ギムニク製
フィジオロール
30～40

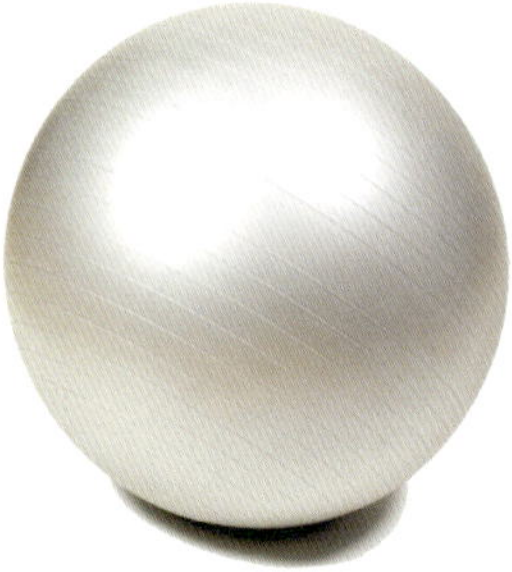

バランスボール
ギムニク PLUS65
大きめサイズを、空気圧低めで使用がお勧めです。

Part 3
手術療法と手術のタイミング

痛みの強さは、「痛みの感じかた」によって決まります。
同じ痛みでも、強く感じたり軽く感じたり。
我慢できないと感じる痛みは、日常活動や
社会活動を低下させますので、手術療法を考えましょう。

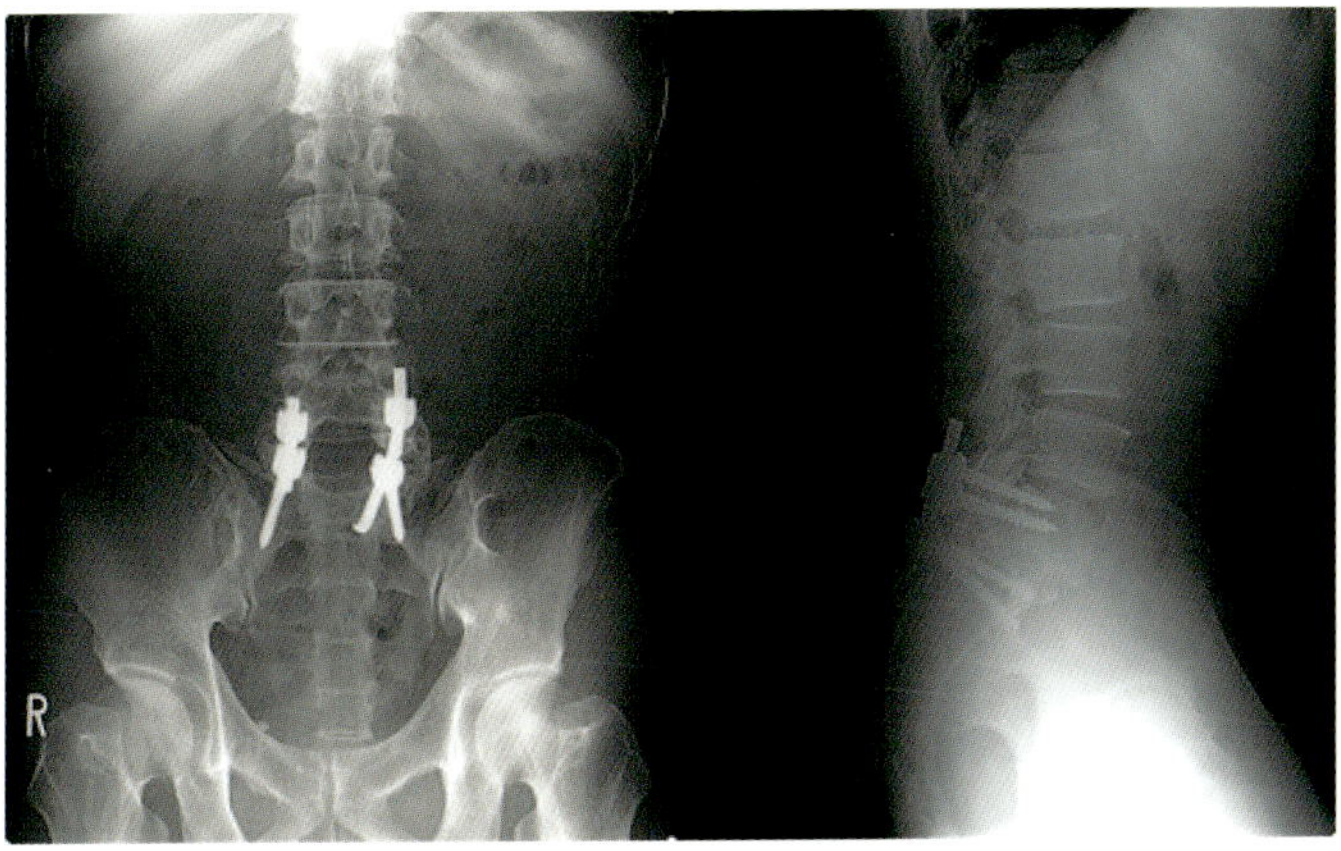

PART 3

手術療法と手術のタイミング

腰椎椎間板ヘルニア

一般的に、腰椎椎間板《ようついついかんばん》ヘルニアには自然縮小することもあり、大半は保存療法によって改善します。

急激に発症した腰椎椎間板ヘルニア、小児や高齢者に発症した椎間板ヘルニアの場合には、積極的に手術療法を考慮します。

◆およその治療の目安

①主に下肢痛《かしつう》→約3週間の保存療法

②主に腰部痛→約3か月の保存療法

③痛み、シビレ、麻痺→排尿障害の出現では緊急手術

◆手術の絶対適応

①急激に起きた排尿障害、下肢麻痺の場合

②排尿障害がなくても、麻痺が進行している場合

腰椎椎間板ヘルニアの症状には、痛み、シビレ、麻痺があります。

このうち、排尿が急激にできなくなった場合（膀胱直腸《ぼうこうちょくちょう》障害《しょうがい》）、急激に下肢に麻痺が起きた場合には、発症から24時間以内に緊急の手術を実施することで、障害から回復することが可能です。緊急の手術方法は、神経を圧迫している椎間板ヘルニアを摘出する「除圧《じょあつ》手術」が行われます。

また、麻痺が進行している場合は、排尿障害（膀胱障害）がないときでも、急性の痛みがしだいに軽快するときでも、積極的に手術を行います。

急激に麻痺が進行した場合は、排尿障害（膀胱障害）が完全に回復しない場合が多いので、タイミングには注意が必要です。

◆手術の相対適応

①保存治療に抵抗する場合

❷早期社会復帰を希望する場合
❸早急に疼痛《とうつう》改善を望む場合

一部の手術の絶対適応を除くと、ほとんどは相対適応になります。痛みの強さは自身の評価（痛みの感じかた）によって決まります。

同じ痛みでも、強く感じる方・やんわりと軽く感じる方がいますが、我慢できないと感じる痛みは日常活動や社会活動を低下させますので、手術療法を考えます。

年齢、性別、職種を考慮して痛みのレベルを判断した上で、⑴3週間以上の保存療法（安静を含めて）を行っても痛みが軽快しない場合は手術に踏みきります。⑵ある程度痛みが軽くなっても就業の内容や日常生活の状況によっては社会復帰が困難な場合、手術に踏みきります。

◆小児（15歳以下）の手術適応

小児の腰椎椎間板ヘルニアは成人とは異なっているので、手術タイミングの判断は難しくなります。

小児の腰椎椎間板ヘルニアの特徴は次のように考えられます。

❶神経麻痺が少ない
❷椎間板と神経管の間にある後縦靱帯《こうじゅうじんたい》を破ることが少ない
❸タイトハムストリング（ハムストリングの柔軟性が低下してお辞儀ができなくなる）
❹保存療法の効果がなかなか現れない
❺麻痺の出現が少ない

手術を行っても、タイトハムストリング、スポーツ活動の支障、座って授業を受けることが困難など、回復に時間がかかる場合も多いので、保存療法を2ヶ月以上行っても軽快しないときは手術療法を考慮します。

◆高齢者の適応

椎間板や椎体《ついたい》の変性が強く脊柱管狭窄症《せきちゅうかんきょうさくしょう》との合併が多く、ヘルニアには髄核《ずいかく》のほかに線維輪《せんいりん》などが含まれることもあって、自然縮小の可能性は薄く、保存療法に抵抗する場合が多くなります。

長期の安静によってさまざまな全身合併症を発症することが多く、加齢によって神経組織が脆弱《ぜいじゃく》性しているため麻痺が出現しやすく、術後の回復も遅いので、手術は早めに行うことが望ましいといえます。

痛みのコントロールには、消炎鎮痛薬《しょうえんちんつうやく》（坐剤《ざざい》、内服、貼付《ちょうふ》など）にあわせて神経ブロック療法を積極的に行います。
1～2週間で症状の改善が得られない場合は手術療法を考慮します。

◆その他

腰椎椎間板《ようついついかんばん》ヘルニアの多くは、神経ブロック療法によって下肢痛《かしつう》と腰痛を同時に軽快します。消炎鎮痛剤の内服や坐剤、理学療法などで疼痛《とうつう》コントロールが困難で難渋する場合、神経ブロック療法を積極的に行います。

しかしながら、神経ブロック療法や手術療法（ヘルニア摘出術）を行い下肢痛は軽快しても、腰痛は解消しないことがあります。

腰痛と下肢痛の原因が、腰椎椎間板ヘルニア、椎間関節炎や変形症、椎間板の変性などの場合は、ヘルニア摘出術と脊椎《せきつい》の固定術の実施を考慮します。

◆長期に経過している場合

❶シビレが主体の多くは、手術によっても軽快しない場合があります。

❷慢性に経過している場合、症状が増悪《ぞうあく》したときの手術療法は有効なこともあります。

手術方法の選択

(1) 減圧術　経皮的髄核摘出術《けいひてきずいかくてきしゅつじゅつ》、レーザー蒸散法《じょうさんほう》			
G1 ○	G2 ○	G3 △	G4 ×
(2) 摘出術　内視鏡による摘出術、直視による摘出手術（一般的な手術法）			
G1 ○	G2 ○	G3 ○	G4 ○
(3) 固定術　後側方固定術、前方固定術 高度な腰痛、再発ヘルニア、重労働者に行うが、社会復帰に時間を要します。			
G1 ○	G2 ○	G3 ○	G4 △

○：適応　△：相対適応　×：適応なし

腰椎椎間板ヘルニアの分類（24ページのイラストを参照）

G1：線維輪に亀裂がある。靭帯の断裂はない。髄核の脱出はない。
G2：線維輪に亀裂がある。靭帯の断裂はない。髄核は脱出。
G3：線維輪に亀裂がある。靭帯は断裂。髄核は脱出。
G4：線維輪に亀裂がある。靭帯は断裂。髄核は脱出し分離散乱する。

PART 3
手術療法と手術のタイミング

腰椎椎間板ヘルニアの主な手術手技

直視下椎間板ヘルニア摘出術

腰椎椎間板ヘルニアは、通常、保存療法が選択されます。保存療法が無効な場合や緊急手術が必要な症状のときに手術が行われます。

一般的に摘出術は、腰部を切開し、脊椎の一部を削り、黄靱帯《おうじんたい》を切開して、神経や脱出した椎間板を直接観察します。神経を圧迫しているヘルニア塊（髄核《ずいかく》や線維輪《せんいりん》）を取り除く方法で、「ラブ法」（直視下椎間板《ちょくしかついかんばん》ヘルニア摘出術）といいます。

ラブ法の場合には、切開は、やや大きい筋肉を剥離《はくり》するので、多少出血が多いといった点を含みますが、術者自身が神経やヘルニアを立体視しながら行える手術なので、治療成績は安定しています。

内視鏡視下除圧術

内視鏡手術は、手術用具が進化改良され内視鏡や顕微鏡がラブ法（直視下椎間板ヘルニア摘出術）に使用されるようになり、1997年から本格的にはじまりました。約2cm程度の小さな切開から内視鏡と手術器具を挿入してヘルニアを摘出します。

手術操作は、ラブ法と同様に脊椎の一部を削り、黄靱帯を切開、神経やヘルニアを内視鏡で観察し、ヘルニア塊を取り除きます。

内視鏡椎間板ヘルニア摘出術の特徴は、出血量が少ない、筋肉などの障害が軽度、手術後の痛みは軽く後療法が短縮できます。

内視鏡に換えて手術顕微鏡を使用して拡大しながら行う手技を「顕微鏡視下除圧術《けんびきょうしかじょあつじゅつ》」と呼びます。

経皮的髄核摘出術

摘出手術のほかに、椎間板《ついかんばん》の内圧を減少させて神経の圧迫を除く手術法に「減圧術」があります。減圧術には、経《けい》皮《ひ》的髄核摘出術《てきずいかくてきしゅつじゅつ》とレーザー蒸散《じょうさん》法があり、保存療法と摘出手術の中間に位置する治療法です。

手術適応にしたがって経皮的髄核摘出術が選択されます。手術は、レントゲン透視装置を使用しながら手術室で行います。局所麻酔なので応答が可能です。

専用のパンチを腰部から挿入してヘルニアを摘出します。髄核の摘出量は、湿性重量として約1gです。手術創は小さく約5㎜くらいです。筋肉の障害は少ないので、1日入院手術、あるいは日帰り手術になります。手術成績は良好です。

手術後3ヶ月くらいで、スポーツ活動、重量運搬作業、長時間の自動車運転などに復帰します。

◆手術の適応

❶40歳以下
❷保存療法を3か月以上行っても無効な場合
❸後縦靱帯《こうじゅうじんたい》は破れていない
❹腰部脊柱管狭窄症《ようぶせきちゅうかんきょうさくしょう》がない
❺筋力低下が軽度
❻解剖学的に神経根《しんけいこん》の異常がない

経皮的レーザー手術

レーザー蒸散法（鏡視下《きょうしか》経皮的レーザー手術）は、超早期に社会復帰したい場合、日帰り手術で、できるだけ筋損傷を少なくしたいスポーツマンや若年者などの場合に選択されます。

レーザー蒸散法が可能な椎間板ヘルニアのタイプは限られているので、十分検討した上で選択します。

◆手術の適応

❶MRI画像から、髄核が脱出していないタイプ
❷6ヶ月間、十分な保存療法（消炎鎮痛剤《しょうえんちんつうざい》、運動療法、ストレッチング、筋強化など）を行っても軽快しない場合
❸数回の神経ブロック療法の効果が薄い場合
❹下肢痛《かしつう》が主体の場合

◆手術の適応がない場合

❶MRI画像から、髄核が脱出しているタイプ

❷エックス線写真から、腰椎変性すべり症、分離すべり症、変性側弯《そくわん》、後弯《こうわん》変形などを確認した場合

❸CT画像から、黄色靭帯骨化《おうしょくじんたいこつか》、後縦靭帯骨化《こうじゅうじんたいこつか》などを確認した場合

❹腰部脊柱管狭窄症の合併

❺下肢痛はない、あるいは軽度、腰痛が主体の場合

レーザー手術と内視鏡手術の比較

	レーザー	内視鏡
成功率	80～90%	85～95%
再発率	5～15%	5%
麻酔	局所麻酔	全身麻酔
時間	30分	60分
入院期間	0日～1日	7～14日

腰部脊柱管狭窄症

腰部脊柱管狭窄症《ようぶせきちゅうかんきょうさくしょう》は、老化をはじめ、椎間板《ついかんばん》トラブル、靭帯肥厚《じんたいひこう》、椎体の不安定性など多岐にわたる原因から発症します。以下のように分類されています。

❶先天性・発育性狭窄
- ・特発性
- ・軟骨形成不全症

❷後天性狭窄

ⓐ変性性
- ・中心性、外側性
- ・変性すべり症

ⓑ混合性
- ・先天性・発育性狭窄、変性性狭窄、椎間板ヘルニアの合併

ⓒ腰椎すべり症、分離すべり症

ⓓ医原性
- ・椎弓切除術《ついきゅうせつじょじゅつ》後
- ・固定術後
- ・化学的髄核融解術後

ⓔ外傷性

ⓕその他

腰部脊柱管狭窄症はシニアやシルバーに多く、一般的な治療は、保存療法（日常生活指導、薬物療法、装具療法、物理療法、ブロック療法など）が選択されます。長期の保存療法や自然経過の結果は、症状改善：38％、不変：31％、悪化：31％になっています。

自然に経過した場合であっても悪化は31％で、意外に少ないと感じます。

これは、加齢に伴い活動性が低下したり、痛みの感じ方が変化したり、日常生活動作を症状にあわせることが要因

と考えられています。

主たる困った症状は、間欠跛行《かんけつはこう》、腰部痛、下肢《かし》の痛み、下肢のシビレ、脱力、怠《だる》い、冷え感、火照《ほて》り感などですが、ほとんどの症状は安静時には安定しています。

しかしながら、重症になると安静時にも強い症状が出現して難渋し、手術療法を検討します。

◆手術の適応

ⓐ高度な歩行障害
ⓑ安静時のシビレ
ⓒ下肢筋力低下、筋萎縮《いしゅく》
ⓓ膀胱直腸障害《ぼうこうちょくちょうしょうがい》
ⓔ保存療法が無効

❶神経障害の程度によって症状出現の歩行距離が異なり、重症になればなるほど距離は短くなります。およそ300m歩行で症状が出現する間欠跛行の場合が、手術に踏み切る目安になります。
❷活動性に乏しい高齢者であっても、間欠跛行が100m以下の場合
❸日常生活の支障の要因である筋力低下（下垂足《かすいそく》、スリッパが脱げる、つまずきやすい）の場合
❹経過が長い場合は、術後の回復が悪いので、中程度の筋力低下以下の場合
❺保存療法を3か月くらい行っても症状が改善しない場合
❻神経障害が進行して安静時にシビレが出現する場合
❼進行する筋力低下と膀胱障害がある場合
❽日常生活、就業、スポーツ活動に支障がある場合

◆手術法の選択

❶一般的には、狭窄した脊柱管を拡大する手術法（開窓《かいそう》術《じゅつ》、椎弓《ついきゅう》切除術）を選択します。
❷症状が腰痛のみ（下肢痛がない）の場合は、固定術を選択します。
❸すべり症、後弯《こうわん》変形、側弯《そくわん》変形がある場合は、固定術を選択します。

◆腰部脊柱管の手術法

腰部《ようぶ》脊柱管《せきちゅうかん》の手術は、神経の圧迫をとる方法（神経除圧《しんけいじょあつ》術《じゅつ》）と、変形や不安定性のある椎体を固定する方法（脊椎固定術）があります。

神経除圧術は、脊柱管の一部を削って馬尾神経《ばびしんけい》や神経根《しんけいこん》の圧迫を取り除きます。椎体の一部である椎弓や棘突起《きょくとっき》を切除するので腰椎が不安定になることもあります。脊椎固定術は、腰椎すべり症などを合併して腰椎が不安定になっている場合に行います。まず、脊柱管の一部を切除して神経の圧迫を取り除きます。続いて金属のスクリューやロッドを埋め込みしっかり固定するので安定性は良く、術後の安静期間を短縮できます。

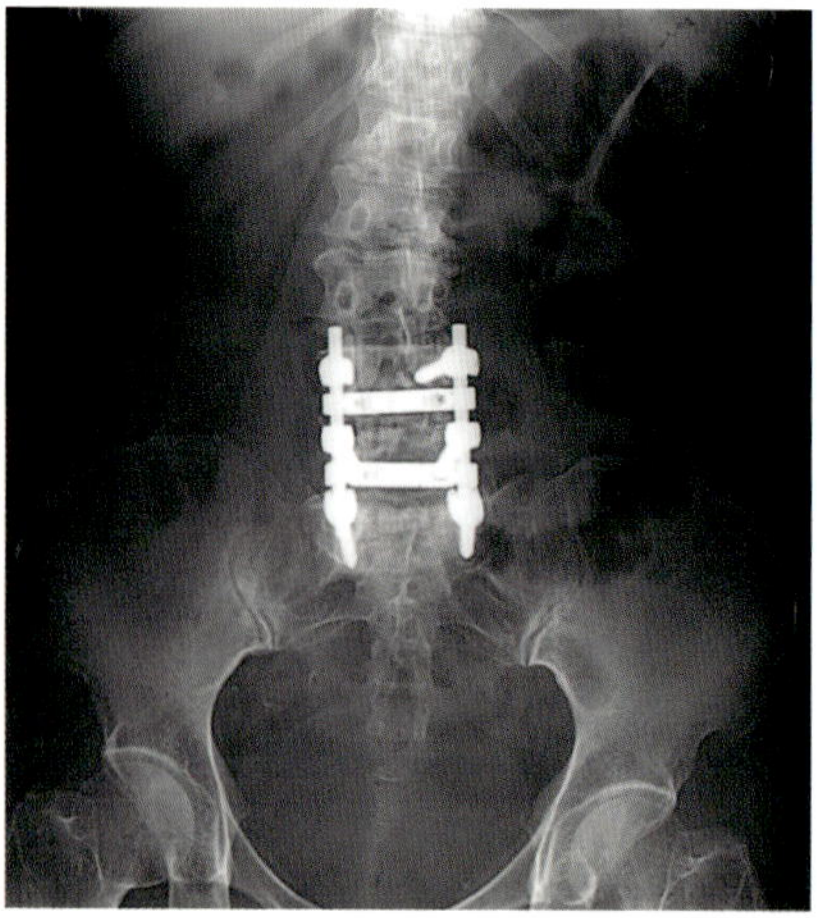

脊椎固定術（正面像）

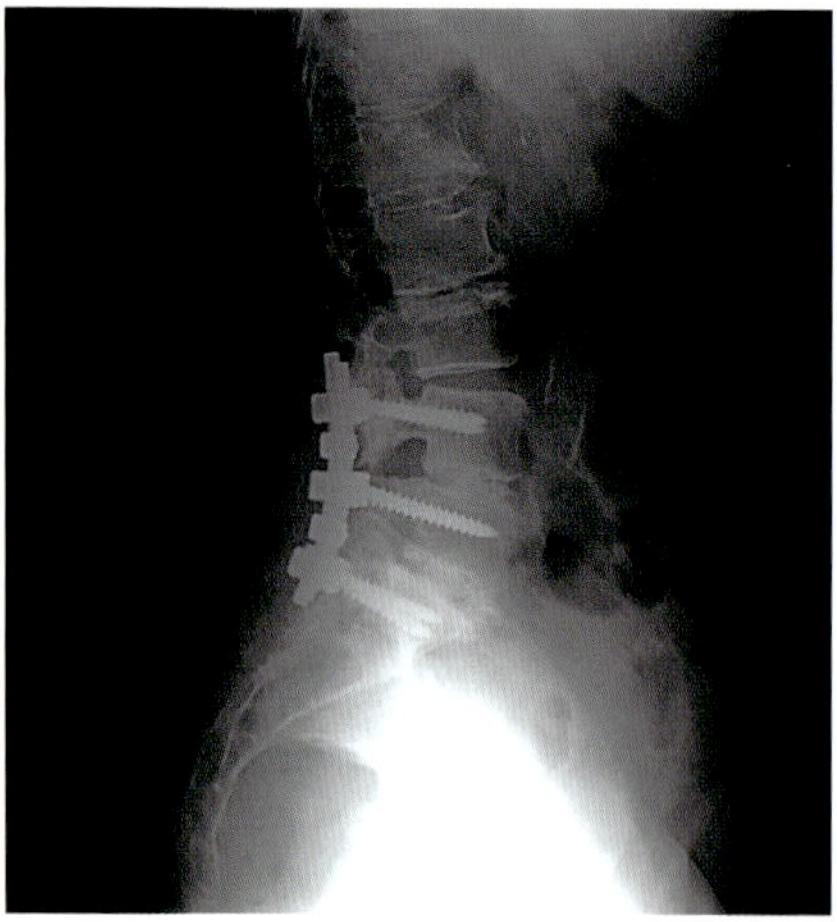

脊椎固定術（側面像）

PART 3

手術療法と手術のタイミング

腰椎変性すべり症

女性の第4腰椎に発症することが多く、軽度では腰痛が主な症状です。治療は、消炎鎮痛剤《しょうえんちんつうざい》や経口プロスタグランジンE1などの薬物療法、運動療法、温熱療法、装具療法、神経ブロックなどの保存療法を行います。

腰椎の安定性はしだいに失われ、前後方向の不安定性、体軸の回旋《かいせん》不安定性、変性側弯も起きてきます。椎間板の変化や椎体や靭帯《じんたい》の変性などもしだいに進行していくと、腰部脊柱管狭窄症《ようぶせきちゅうかんきょうさくしょう》と同様の状態になります（腰部脊柱管狭窄症＞後天性狭窄＞変性性＞変性すべり症）。

不安定性の進行度は3レベルに分類され、治療選択の判断になっています。

レベル1

エックス線写真やCTでは明らかな変化はないが、軽度な症状がある。

・機能の障害レベル → 運動療法や装具療法を選択します。

レベル2

腰椎の不安定性が大きくなる。エックス線写真やCTで変形を観察する。

・不安定レベル → 対応した手術療法を選択します。

レベル3

変形が進行すると骨棘《こつきょく》形成などでしだいに安定化する。

・安定化レベル → 除圧術《じょあつじゅつ》を選択します。

◆手術療法の適応

腰部脊柱管狭窄症に準じた手術適応になります。

ⓐ膀胱直腸障害《ぼうこうちょくちょうしょうがい》、性機能障害
ⓑ会陰部《えいんぶ》の感覚異常
ⓒ間欠跛行《かんけつはこう》（300m以下）
ⓓ日常生活動作の支障
ⓔ社会活動の支障
ⓕ保存療法に抵抗する

手術は、後方除圧術と不安定性に対して脊椎《せきつい》固定術（主に後方固定術）を行います。

骨粗鬆症性椎体骨折

骨粗鬆症《こつそしょうしょう》による椎体骨折《ついたいこっせつ》のタイプには、圧迫骨折と破裂骨折があります。初期の場合、多くは、安静臥床《がしょう》、コルセット装着、ギプス固定などの保存療法が行われます。

圧迫骨折は、椎体後壁の破壊はなく、脊柱管狭窄《せきちゅうかんきょうさく》はなく、神経障害はないので、早期離床を目的にギプス固定、コルセット装着などの治療を行います。また、圧迫した椎体内へ人工骨材料を注入する椎体内注入療法を行う場合もあります。

破裂骨折は、椎体後壁の破壊があって骨片は脊柱管内へ陥入します。骨折の程度によって軽い神経障害から重篤《じゅうとく》な麻痺までさまざまな症状が起きます。神経障害が軽度な場合でも、座位、立位《りつい》で麻痺が出現したり悪化したりするので、早期離床を目的に積極的に手術を行います。また、破裂骨折の多くは、受傷時には麻痺がなくても、しだいに麻痺が出現し進行する遅発性麻痺が起こりやすくなります。

受傷時は、圧迫骨折であっても、その後、椎体はしだいに破壊して破裂骨折に進行した場合、圧迫骨折によって起きる不安定性、黄色靭帯肥厚《おうしょくじんたいひこう》、脊柱管狭窄、椎体の変形によって遅発性麻痺が出現することがあります。

◆手術の適応

❶起立や歩行によって悪化する麻痺がある場合、除圧術《じょあつじゅつ》＋固定術を行います。

❷圧迫骨折では、癒合《ゆごう》に時間がかかったり、癒合できなかったりして強い痛みで難渋することがあります。保存療法を3か月以上行っても強い痛みがコントロールできない場合、固定術を行います。

文献一覧

・アクティブ・ライフシリーズ　腰痛よさようなら（社団法人日本家族計画協会）

・健康手帳 28 号（保健会館刊）

・Chad Starky, Jeff Ryan：Orthopedic & Athletic Injury Evaluation Handbook（F.A, DAVIS, 2003）

・戸山芳昭（編）：図説腰椎の臨床（メジカルビュー社、2001）

・四宮謙一（監）：腰部脊柱管狭窄症のはなし（大日本住友製薬、2010）

・日本整形外科学会、日本腰痛学会（監）：腰痛診療ガイドライン（南江堂、2011）

・日本整形外科学会、日本脊椎脊髄病学会（監）：腰部脊柱管狭窄症診療ガイドライン（南江堂、2011）

・日本ペインクリニック学会（編）：神経障害性疼痛薬物療法ガイドライン（真興交易医書出版部、2011）

・岩本幸英（編）：神中整形外科（南山堂、2013）

・安藤邦彦・佐藤拓矢：トータル・バランス・コンディショニングで動いて良くなる！腰痛―「どうしていいかわからない」人のための腰痛改善法（山海堂、2006）

著者紹介

安藤邦彦　あんどう・くにひこ

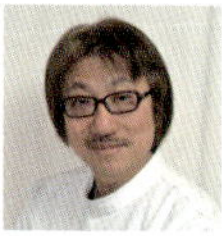

長野市生まれ。1978 年 杏林大学医学部を卒業し整形外科学教室へ入局。同大学医学部専任講師（整形外科学）を経て、1994 年 信州松代に整形外科専門クリニックを開設した。難解な医学をわかりやすく解説しながら患者様が求める医療を提供している。医学博士、運動器リハビリテーション医、リウマチ医、公認スポーツドクター、整形外科専門医。

安藤整形外科松代クリニック：長野市松代町松代 152-2　TEL 026-278-1080

佐藤拓矢　さとう・たくや

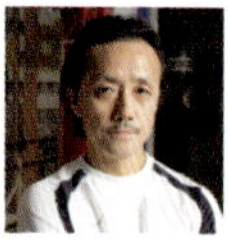

1963 年、福島県生まれ。フィットネス業界にて現場指導、指導者育成、資格認定事業を手がける。安藤邦彦医師に師事し、一般の方からアスリートに向け幅広くトレーニング指導を実践している。日本トータル・バランス・コンディショニング協会理事長、(有)TMC 代表取締役、ゴールドジム公認パーソナルトレーナー、AFAA CE プロバイダー。

〒 338-0003　埼玉県さいたま市中央区本町東 7-8-1-102
TEL&FAX　048-859-1633　080-6559-6690　email: official@jtbca.or.jp　http://jtbca.or.jp

STAFF

DVD ナレーション　恵中　瞳　えなか・ひとみ

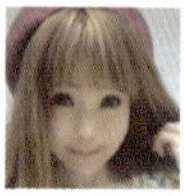

仙台出身の歌手。ナレーター、モデル、タレントとしても活躍中。1988 年生まれ。

編集……加藤　敦
本文デザイン・レイアウト……柴崎　利恵
カバーデザイン……銀月堂
本文イラスト……星山　佳那子
撮影（写真・DVD 映像）……松蔭　浩之
撮影協力……㈱THINKフィットネス ゴールドジムウエスト東京

トータル・バランス・コンディショニングで動いて良くなる教科書
腰部脊柱管狭窄症　[1-535]

2016 年 1 月 15 日　第 1 刷発行

■著者　安藤邦彦　佐藤拓矢
■発行者　南雲　一範　Kazunori Nagumo
■発行所　株式会社　南雲堂
■電話　03-3268-2311（代表）／ FAX：03-3269-2486
■振替口座　00160-0-46863
■印刷・製本所　木元省美堂・松村製本

ISBN978-4-523-26535-1　C2075
http://www.nanun-do.co.jp/